A SOLUÇÃO DEFINITIVA PARA DORMIR BEM

Dr. W. Chris Winter

A SOLUÇÃO DEFINITIVA PARA DORMIR BEM

Dicas e Técnicas para Ter um
Sono Perfeito e Restaurador

Tradução
Claudia Gerpe Duarte
Eduardo Gerpe Duarte

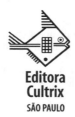

Editora
Cultrix
SÃO PAULO

Título do original: *The Sleep Solution*.
Copyright © 2017 CNSM Consulting LLC.

Publicado mediante acordo com The Berkley Publishing Group, um selo da Penguin Publishing Group, uma divisão da Penguin Random House LLC.

Copyright da edição brasileira © 2019 Editora Pensamento-Cultrix Ltda.

Texto de acordo com as novas regras ortográficas da língua portuguesa.

1ª edição 2019.

Todos os direitos reservados. Nenhuma parte desta obra pode ser reproduzida ou usada de qualquer forma ou por qualquer meio, eletrônico ou mecânico, inclusive fotocópias, gravações ou sistema de armazenamento em banco de dados, sem permissão por escrito, exceto nos casos de trechos curtos citados em resenhas críticas ou artigos de revistas.

A Editora Cultrix não se responsabiliza por eventuais mudanças ocorridas nos endereços convencionais ou eletrônicos citados neste livro.

Obs.: Este livro não pode ser exportado para Portugal, Angola e Moçambique.

Editor: Adilson Silva Ramachandra
Editora de texto: Denise de Carvalho Rocha
Gerente editorial: Roseli de S. Ferraz
Preparação de originais: Danilo Di Giorgi
Produção editorial: Indiara Faria Kayo
Auxiliar de produção editorial: Daniel Lima
Editoração eletrônica: Join Bureau
Revisão: Vivian Miwa Matsushita

Dados Internacionais de Catalogação na Publicação (CIP)
(Câmara Brasileira do Livro, SP, Brasil)

Winter, W. Chris
  A solução definitiva para dormir bem: dicas e técnicas para ter um sono perfeito e restaurador / W. Chris Winter; tradução Claudia Gerpe Duarte, Eduardo Gerpe Duarte. – 1. ed. – São Paulo: Cultrix, 2019.

  Título original: The sleep solution.
  Bibliografia.
  ISBN 978-85-316-1482-8

  1. Autoajuda 2. Saúde 3. Sono 4. Sono – Distúrbios 5. Sono – Obras de divulgação I. Título.

18-22198   CDD-616.8498
  NLM-WM 188

Índices para catálogo sistemático:
1. Sono: Distúrbios: Medicina 616.8498
Iolanda Rodrigues Biode – Bibliotecária – CRB-8/10014

Direitos de tradução para o Brasil adquiridos com exclusividade pela
EDITORA PENSAMENTO-CULTRIX LTDA., que se reserva a
propriedade literária desta tradução.
Rua Dr. Mário Vicente, 368 — 04270-000 — São Paulo, SP
Fone: (11) 2066-9000 — Fax: (11) 2066-9008
http://www.editoracultrix.com.br
E-mail: atendimento@editoracultrix.com.br
Foi feito o depósito legal.

Aos meus pacientes, tanto os que tentei ajudar
quanto aqueles que ainda não conheci,
humildemente escrevi este livro para vocês.

À minha esposa, Ames, você é meu amor e minha inspiração.
Escrevi este livro por sua causa.

Sumário

Prólogo   11

Introdução à medicina do sono   15

  1 O sono é bom para quê? Para tudo!   19

  2 Impulsos primários: por que adoramos bacon, café e um cochilo no fim de semana   35

  3 Sonolência *versus* fadiga: cansado demais para sua aula de *body pump* ou adormecendo na esteira?   49

  4 Estágios do sono: que profundidade você pode alcançar?   69

  5 Vigilância e excitação (desculpe, mas não é aquele tipo de excitação)   89

  6 Percepção errada do estado de sono: como esta baba veio parar na minha camisa?   105

  7 Ritmos circadianos: o relógio que não precisa de corda   113

      INTERVALO   123

  8 Higiene do sono: uma cama limpa promove o sono   129

  9 Insônia: não durmo há anos, no entanto, estranhamente, ainda estou vivo   157

 10 Insônia persistente: por favor não me odeie quando ler isto   175

11 Remédios para dormir: a promessa do sono perfeito
em um pequeno frasco — 199

12 Programações de sono: eu adoraria ficar e bater um papo,
mas estou atrasado para dormir — 223

13 O cochilo: o melhor amigo ou o pior inimigo? — 241

14 O ronco e a apneia: não é apenas um som horrível — 257

15 Outros problemas de sono tão estranhos que
devem ser sérios — 269

16 Hora de um estudo do sono — 285

Conclusão — 299

Nota do autor — 301

Agradecimentos — 303

Bibliografia — 305

A SOLUÇÃO DEFINITIVA PARA DORMIR BEM

Prólogo

Sempre adorei dormir, e o sono sempre foi importante para mim. Lembro-me, quando criança, de perceber como era incrível poder dormir até mais tarde nos fins de semana. Tenho lembranças muito claras de acordar para ir à escola nos dias de neve e ficar ansiosamente esperando ouvir no rádio notícias sobre o cancelamento das aulas. Descobrir que as escolas estariam fechadas significava voltar para a cama para dormir mais! Como tanto meu pai quanto minha mãe eram professores de escolas públicas, isso sempre se transformava em um evento em família.

Quando eu tinha 7 anos, o médico me receitou um medicamento para uma gripe forte. Ele tinha que ser tomado durante o dia e também à noite, e por isso em algum momento durante a noite minha mãe me acordava para tomar um antibiótico líquido com sabor forte. O despertar noturno e o sono subsequente sempre faziam com que a noite parecesse mais longa. Eu adorava aquilo.

Decidi ser médico quando estava na terceira série, porque gostava de desenhar órgãos do corpo humano e decorar o nome dos músculos em latim. Minha família e amigos sempre me incentivavam muito quando eu falava dos meus planos, de modo que estou certo de que isso solidificou ainda mais minha intenção. À medida que o tempo foi passando, passei por fases em que quis me especializar em dermatologia, pediatria e até mesmo ortopedia, mas as decisões da vida e a sorte me conduziram à área do sono.

Comecei a aprender a respeito do sono e a estudá-lo muito antes de me tornar médico, até mesmo antes de entrar para a faculdade de medicina. Eu era fascinado pelo tema, conduzindo estudos sobre o sono e dando tudo de mim quando realizava alguma pesquisa. Estudei a fundo a apneia do sono nos microporcos de Iucatã quando estava na faculdade. Os porcos são um modelo fantástico para o sono, e podem roncar tão alto quanto qualquer paciente humano que sofra de apneia do sono. Para aqueles que não estão familiarizados com o microporco de Iucatã, há poucas coisas "micro" a respeito deles, a não ser por sua paciência quando um adolescente tenta raspar a sua pequena cauda e colocar nela uma agulha de sonda. Quando se trata do sono, feder à chiqueiro era um preço baixo a se pagar.

Minha curiosidade continua sendo excepcionalmente aguçada. Como médico, gosto de saber o máximo possível o que meus pacientes estão vivenciando. Com esse intuito, ao longo dos anos, doei sangue como voluntário e me submeti a uma bateria de testes neuropsicológicos com três horas de duração. Tive um tubo nasogástrico introduzido no nariz, meus músculos eletrocutados, lidocaína injetada no meu pneu abdominal, fazendo com que ele ficasse entorpecido. Tive até mesmo um poderoso eletroímã colocado na minha cabeça, o que casou espasmos incontroláveis no meu braço.

Meu experimento médico atingiu o auge quando, durante uma enfadonha noite de plantão, perguntei ao técnico se eu poderia entrar no aparelho de ressonância magnética para tirar algumas fotos do meu cérebro e ver como seria a experiência e o que estava acontecendo lá dentro. Todos os meus pacientes diziam que o barulho era alto, que induzia à claustrofobia e que a experiência era, de um modo geral, muito ruim. Não fiquei muito impressionado. O que me impressionou foi o tamanho do meu cerebelo, estranhamente pequeno. Na manhã seguinte, afixei minha ressonância magnética na sala de leitura dos médicos residentes de neurologia. Era uma tradição afixar imagens incomuns ou dilemas de diagnóstico para que outros residentes pudessem escrever seus palpites e teorias ao lado das imagens. Praticamente todos os que não repararam no meu nome nas imagens escreveram "hipertrofia cerebelar" o que significa um cerebelo excepcionalmente pequeno. Inesperadamente, meu cerebelo (a parte do cérebro responsável pela coordenação muscular, indicado por uma seta na foto) é um pouco miúdo, como você pode ver na imagem. Entre aqueles que repararam no meu nome, o palpite esmagador foi "atrofia testicular". Engraçadinhos.

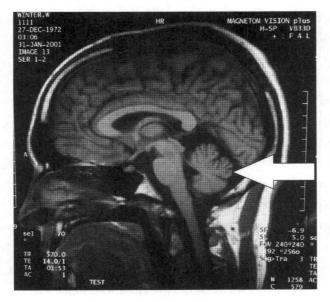

Meu cérebro, por volta de 2001.

A moral da história é a seguinte: apesar de algumas informações ocasionais indesejáveis, gosto de experimentar o que meus pacientes experimentam. Isso gera confiança e um denominador comum a partir do qual trabalhar. Quero ajudar meus pacientes com seus problemas e compreender o máximo possível o que eles estão passando.

Na condição de especialista em sono, ajudo diariamente pacientes com problemas nessa área. Também tenho a sorte de trabalhar com muitos atletas profissionais e ajudá-los a resolver seus problemas de sono. Isso significa ajudar uma equipe a planejar o melhor horário para fazer uma longa viagem ou ajudar um atleta e sua família a se organizarem para a chegada de um bebê em casa. Não raro os atletas têm dificuldade para dormir antes de jogos importantes ou depois de um mau desempenho. Independentemente da situação, procuro ajudar os jogadores a melhorar seu desempenho melhorando seu sono.

O notável a respeito do sono é que ele abrange muitos diferentes grupos de pessoas. Tive ao longo dos anos a sorte de trabalhar com membros da elite das Forças Armadas dos Estados Unidos e de grandes empresas de tecnologia, e também com estudantes em todo o país, ajudando-os a alcançar um melhor desempenho por meio de um sono de mais qualidade. Essas experiências fizeram com que eu me tornasse um médico melhor para meus pacientes.

É uma ocupação gratificante. Este livro nasceu do meu desejo de ajudar meus pacientes e meus clientes. Eu desejava algo tangível, algo que eu pudesse dar às pessoas que enfrentavam dificuldades com o sono e colocá-las de volta no controle da situação, transmitindo a elas o que aprendi durante os mais de vinte anos em que trabalho na área.

Este livro deve ser lido como um romance arrebatador. Não é um livro de consulta. Não quero que você salte para a frente e vá para a parte do livro que julga ser mais importante para você. *Tudo* é importante! Pense neste livro como um processo completo para que você entenda e reformule tanto o seu sono quanto a maneira como pensa a respeito do sono. Se você fizer isso, vai terminar o livro com um recém--descoberto sentimento do significado de um sono saudável.

Introdução à Medicina do Sono

A insônia familiar fatal é um distúrbio muito raro – porém real – relacionado com a doença da vaca louca. A pessoa afetada desenvolve uma dificuldade progressiva para dormir acompanhada por alucinações, ataques de pânico e uma rápida perda de peso. Uma grave deficiência cognitiva tem início e, com o tempo, a pessoa torna-se incapaz de falar. No final, ela acaba morrendo devido a uma incapacidade implacavelmente progressiva de dormir.

Relaxe. Você não tem isso.

Embora esse distúrbio seja muito raro, a maioria das pessoas que têm dificuldade para dormir sente que sua situação não tem esperança. Existem poucos problemas de saúde que causam mais estresse e ansiedade do que os problemas de sono e poucos que sejam tão inócuos e tratáveis. Como neurologista, lidei com distúrbios graves e devastadores. A esclerose lateral amiotrófica, ou doença de Lou Gehrig, provoca a perda do controle muscular, causando uma lenta e dolorosa marcha em direção à morte. Um acidente vascular cerebral (AVC) que deixe a pessoa incapaz de falar é um problema terrível e, em geral, permanente, o qual temos poucas condições de tratar depois que ocorre. As complicações do sono podem causar graves problemas de saúde, mas, ao contrário de muitos distúrbios neurológicos, são tratáveis. É possível corrigi-los.

É claro que não estou dizendo isso para diminuir a importância dos distúrbios do sono. Problemas como a apneia, na qual o paciente muitas vezes para de respirar à noite, causam hipertensão, diabetes e insuficiência cardíaca. Em 2007, o extraordinário pesquisador do sono Tom Roth descobriu que a insônia pode afetar um terço da população norte-americana. A pesquisa de Maurice Ohayon demonstrou que a síndrome das pernas inquietas pode ser responsável pela má qualidade de sono em 5% ou mais da população adulta. Os distúrbios do sono podem contribuir para vários problemas, como a doença do refluxo gastroesofágico, distúrbios do humor, problemas de memória e aumento de peso. Esses problemas são graves e afetam um grande número de pessoas.

Portanto, se você precisa de tratamento, por que está lendo este livro em vez de estar deitado na maca do seu clínico geral, vestindo um avental descartável e procurando corrigir o seu problema? Talvez porque menos de 10% das pessoas já tenham se consultado com o clínico geral para tratar de um problema relacionado ao sono. Ademais, de acordo com a Fundação Nacional do Sono (National Sleep Foundation), além do fato de as pessoas não trazerem o assunto à baila, apenas 30% dos clínicos gerais fazem perguntas aos pacientes a respeito do sono. Isso é surpreendente, porque passamos cerca de um terço da nossa vida dormindo. Até a presente data, nunca tive mudanças repentinas na visão ou sangramentos retais significativos, mas todas as vezes que vou ao médico ele me pergunta se tenho esses sintomas. Não tenha dúvida de que se eu visse sangue saindo desse orifício, meu médico saberia imediatamente. Ele não teria que me perguntar.

E por falar em médicos, vou levá-lo aos bastidores de uma típica faculdade de medicina. Independentemente da futura especialidade de um médico, os alunos de medicina estudam de tudo. Esses estudantes passam anos assistindo a diversas palestras sobre todos os ramos da medicina. É por isso que essa parte do treinamento médico não serviria de base para séries fascinantes de televisão. Quando eu cursava o segundo ano da faculdade, um neurologista que lecionava medicina do sono veio até o nosso auditório e nos disse que nos 50 minutos seguintes iríamos aprender a respeito de distúrbios do sono.

Eu me lembro bem da palestra. Ela começou com o vídeo de um casal idoso sendo entrevistado. A esposa estava em prantos enquanto o marido, emocionado, contava a história de quando havia sonhado que estava perseguindo um veado pelo celeiro. Ele se lembrava de ter conseguido pegar o veado, e quando estava se preparando para bater com a cabeça do animal na parede do celeiro, acordou com a cabeça da esposa entre as mãos.

Esse foi um exemplo do distúrbio de comportamento do sono REM, um problema que prejudica a paralisia que em geral acompanha os sonhos. O neurologista também falou sobre a apneia do sono, mas não me lembro dessa parte porque, como a maioria dos outros alunos, eu estava aterrorizado demais com o vídeo para conseguir prestar atenção a qualquer outra coisa.

A palestra terminou com a mesma rapidez com que havia começado. E essa palestra foi tudo o que recebemos de treinamento em sono, e talvez tenha sido todo o treinamento que o seu clínico geral também teve. De acordo com o pesquisador Raymond Rosen, a maioria dos médicos recebeu menos de *duas horas* de treinamento a respeito de toda a área do sono nos seus quatro anos de formação em medicina. Uma pesquisa de 2007, do doutor Mihai Teodorescu e do especialista em sono Ronald Chervin, revelou que o sono está substancialmente sub-representado nos livros usados nas faculdades de medicina. O fato de a nossa palestra de psiquiatria sobre homens que têm fantasias com os calçados de suas esposas ter durado 30 minutos, deixa clara a baixa representatividade da medicina do sono no programa do nosso curso.

Apesar disso, os distúrbios nessa área estão entre os problemas que são levados com mais frequência aos consultórios médicos. No entanto, tratar de um problema de sono que envolva qualquer coisa que não seja um idoso atacando um animal selvagem pode ser difícil para o seu médico. Esse não é um ataque aos clínicos gerais do mundo inteiro. À medida que a remuneração que esses profissionais recebem dos planos de saúde declina e o prêmio do seguro por erro médico aumenta, eles passam a atender mais pacientes em menos tempo. Esses pacientes não raro têm muitos diagnósticos que requerem atenção, o que torna os problemas relacionados com o sono algo secundário. Por conseguinte, criticar um clínico geral por deixar de tratar das dificuldades do sono é como ficar aborrecido com uma patologista por um trabalho de parto difícil; essa não é a área de atuação dela.

Então, o que você pode fazer? Ficar esperto e parar de buscar informações sobre o sono nas revistas sobre moda e beleza, em livros sobre o sono que complicam um tema simples e com o seu vizinho. Está na hora de parar de se queixar da sua péssima noite de sono e jogar pela janela seus conceitos errados sobre o sono. Você *pode* entender o sono e as razões pelas quais o seu não está funcionando. Portanto, pegue os seus remédios contra insônia de venda livre e jogue-os no lixo. As aulas estão prestes a começar.

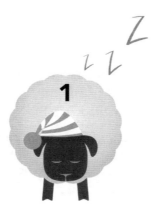

O Sono É Bom Para Quê? Para Tudo!

Eu gostava muito dos livros Mad Libs quando era criança. Eu adorava receber aquele bloquinho de papel junto com meus livros escolares do Clube de Leitura quando estava nos últimos anos do ensino fundamental. O bloco vinha cheio de histórias que as crianças deveriam completar se soubessem as classes gramaticais. Depois de escrever alguns adjetivos, verbos e nomes dos seus amigos, você tinha uma história levemente ilógica, porém hilária.

Sempre pensei no sono e no relacionamento dele com outros estados clínicos como um jogo Mad Libs.* Quando tratamos da conexão entre o sono e as muitas outras coisas que acontecem no nosso corpo, não há praticamente nenhuma doença ou sistema de órgãos com os quais você não consiga encontrar algum tipo de relacionamento. Não acredita em mim? Experimente fazer o exercício a seguir e você entenderá o que estou querendo dizer.

---

* Mad Libs é um jogo de substituição de palavras inventado nos anos 1950. Após a criação de uma lista de palavras, esta é inserida em uma história já escrita. O resultado é uma história maluca e hilariante, que diverte e rende ótimas risadas. (N. T.)

LIBS¹ DE SONO

Preencha os espaços em branco:

Por que um sono de qualidade é importante

À noite, quando são _____ (a hora no relógio), eu gosto de me deitar na minha _____ (adjetivo) cama. Não demoro nem um pouco a _____ (verbo) em um sono _____ (adjetivo). Este é um bom sono porque o sono de má qualidade pode causar _____ (um problema de saúde). Cientistas mostraram em um recente _____ (adjetivo) estudo dos _____ (parte do corpo, plural) humanos que dormir menos de _____ (número) horas de sono à noite pode provocar um _____ (adjetivo) caso de _____ (problema de saúde).

Hilário, certo? O incrível a respeito desse "libs de sono" do Mad Libs é que existem poucas maneiras de preenchê-lo fazendo com que a história seja falsa. No caso do "problema de saúde" você poderia ter escrito hipertensão, ataque do coração, acidente vascular cerebral, obesidade, diabetes, câncer, insuficiência cardíaca, enxaqueca, fibrilação atrial, depressão, urinar na cama ou transtornos neurodegenerativos, e distúrbios de memória como a doença de Alzheimer. A lista prossegue, e todas as respostas fazem perfeito sentido!

À medida que você for lendo este livro, pense no sono como um dos processos básicos de seu corpo que você pode de fato mudar. Para mim, os três principais pilares da boa saúde sobre os quais podemos exercer algum controle são a nutrição, o exercício e o sono. O sono é um processo fisiológico superimportante. Se você assimilar uma única coisa neste livro, por favor compreenda que o sono não é a ausência da

---

[1] Mad Libs® é uma marca registrada da Random House LLC, usada mediante autorização.

vigília (ou estado desperto). Em outras palavras, o sono não é um interruptor dentro do seu cérebro que ou está ligado (você lendo este livro, bebericando um café) ou está desligado (você dormindo). Seu corpo faz coisas espantosas enquanto você dorme.

Quanto ao funcionamento do cérebro, além de ser especialista em sono, sou neurologista por formação. Os especialistas em sono são muitas vezes neurologistas, mas podem ser psiquiatras, pneumologistas, clínicos gerais/profissionais da medicina de família e até mesmo pediatras. Por que um pneumologista se especializaria em sono? Não tenho a menor ideia. Parece-me que o sono tem tanto a ver com os pulmões quanto com os rins ou o baço![2] Embora praticamente todos os sistemas e órgãos do corpo sejam de alguma maneira afetados pelo sono, o sono reside no cérebro. É onde o sono tem origem e é controlado. O sono é uma condição neurológica, e por isso o cérebro será o local onde começaremos a examinar o impacto do sono de má qualidade no nosso corpo. Se você acha que as noites que você passa em claro ou a sua louca agenda de trabalho não importam, talvez seja interessante você se sentar antes de continuar a leitura. No longo prazo, o sono de má qualidade é como uma cirurgia plástica de má qualidade: arriscada, dispendiosa e nada bonita.

O sono e o cérebro

Lembro-me vividamente de algumas coisas da faculdade de medicina. Lembro-me do cheiro inconfundível do agente conservante dos cadáveres e de como era difícil remover a gordura dos órgãos que estávamos dissecando.[3] Lembro-me de ter feito um teste no qual me mostraram

---

[2] Ainda estou esperando a reportagem de capa da revista *Time* com a manchete "Cientistas Revelam os Mistérios do Baço".

[3] Lembro-me também de que um colega de turma descobriu que poderia usar um secador de cabelo para aquecer a gordura, e fazer com que ela se soltasse do corpo com mais facilidade. Isso criou um cheiro horrível. Lamentavelmente, nosso cérebro memoriza os odores de forma muito eficiente.

uma foto fascinante de pedras da vesícula, e de ter pensado como elas eram estranhamente belas. Imaginei que as pedras vesiculares, se polidas, seriam lindas contas para um colar.

Lembro-me também de ter falado a respeito do sistema linfático, um sistema de passagem de fluidos no nosso corpo responsável por recolher e fazer circular os resíduos para que sejam removidos. Na qualidade de neurologista iniciante, fiquei muito surpreso quando nosso professor disse que o sistema nervoso era desprovido desse sistema. *O sistema mais importante do nosso corpo não tem uma maneira de expulsar nossos resíduos, mas o baço tem?* Isso não fazia sentido.

Avancemos rapidamente para 2015, quando dois pesquisadores independentes, Antoine Louveau e Aleksanteri Aspelund, descobriram que o cérebro tem sim um sistema para a remoção dos resíduos: o sistema glinfático. Embora hoje a maior parte dos cientistas concorde com a sua existência, foi outro aspecto do sistema glinfático que realmente ganhou as manchetes. Os cientistas descobriram que o principal resíduo que o sistema glinfático remove é a beta-amiloide (Aβ), a proteína que se acumula no cérebro dos pacientes de Alzheimer. Embora esse fato em si já seja fascinante, há muito mais:

O sistema glinfático é 60% mais eficiente quando dormimos do que quando estamos acordados!

Isso não é extraordinário? De acordo com o trabalho da pesquisadora Maiken Nedergaard e seus colegas, não apenas temos um sistema para remover resíduos do nosso cérebro, como ele funciona muito melhor quando estamos dormindo.

Ciente disso, pense nas consequências a longo prazo de não dormir bem. Decidir permanecer acordado até tarde prejudica a capacidade do seu cérebro de se livrar dos resíduos tóxicos acumulados durante o dia. Imagine seu cérebro como um imenso navio-tanque. O sistema glinfático é a bomba no porão do navio que remove a água acumulada no casco. Se a bomba do porão tiver uma avaria ou não funcionar de maneira eficaz, a água se acumula e o navio afunda.[4] Embora isso não explique por completo a gênese da doença de Alzheimer, é possível que desempenhe um papel importante nessa enfermidade. Um artigo de 2013, publicado no *Journal of the American Medical Association Neurology*, reforça essa relação. Esse estudo com setenta idosos revelou que os voluntários que dormiam menos ou que tinham mais interrupções no sono tinham maior acúmulo de Aβ.

 CIÊNCIA DE VANGUARDA

A maioria das pessoas pensa na genética como algo sobre o qual têm pouco controle. Se você tem genes para olhos verdes, não há quase nada que você possa fazer para mudar isso além de usar lentes de contato coloridas. Foi demonstrado que possuir o gene da apolipoproteína E ε4 aumenta entre dez e trinta vezes o risco do portador desenvolver a doença de Alzheimer. Poucos anos atrás, se você descobrisse que tinha esse gene, seria considerada uma pessoa de pouquíssima sorte. No entanto, essa ideia foi seriamente contestada em um estudo publicado no *Journal of the American Medical Association*. Nele, 698 pacientes idosos foram acompanhados em uma grande pesquisa de base comunitária que incluiu a avaliação da qualidade do sono. Durante o período do estudo, 98 desses pacientes desenvolveram a doença de Alzheimer. Os resultados indicaram que uma melhor qualidade do sono podia reduzir o impacto da apoliproteína E ε4 sobre a gravidade da doença. Os pacientes com uma predisposição genética para a doença de Alzheimer foram capazes de retardar e/ou reduzir significativamente o risco de desenvolver a enfermidade pelo simples fato de dormir melhor. Pense a respeito disso: tendências genéticas sendo influenciadas por um sono melhor. Temos a tendência de pensar nas nossas características genéticas como inevitáveis, incontestáveis. Esse estudo demonstrou que nossas escolhas e comportamentos podem influenciar nosso corpo no nível genético. Observem esse poder!

---

[4] Por falar em navios que afundam, a investigação do naufrágio/vazamento de combustível do *Exxon Valdez* revelou que a privação de sono estava no cerne do acidente. Outras informações sobre esse assunto mais à frente.

Uma última informação sobre o sistema glinfático. Ele parece funcionar melhor quando dormimos de lado. Ao estudar roedores, os pesquisadores Hedok Lee e seus colegas da Universidade de Stony Brook descobriram que o sistema glinfático funcionava de modo mais eficiente quando o roedor era colocado de lado. Uma mudança de comportamento que você pode implementar neste exato momento, e que pode reduzir seu risco de desenvolver a doença de Alzheimer, é simplesmente dormir de lado.

A doença de Alzheimer não é o único distúrbio neurológico associado à má qualidade do sono. Um estudo de 2011 mostrou uma relação entre um sono ruim e a doença de Parkinson. De acordo com um estudo de 2014,[5] outros estados neurodegenerativos e a perda da memória também foram associados em geral à má qualidade do sono.

O sono e a obesidade

Este não é um livro sobre emagrecimento. Você não encontrará dietas da moda ou receitas de *smoothies* com sementes de chia no final. Apesar disso, faz bastante sentido abordar a relação entre o sono e a obesidade porque até recentemente essa conexão era em ampla medida ignorada. A análise de décadas de pesquisas mostra já estar há muito tempo evidente que o aumento de peso corporal pode causar um sono de má qualidade, devido, em grande medida, à questões respiratórias. Isso era chamado de síndrome de Pickwick, em alusão ao romance de Charles Dickens *As Aventuras do Sr. Pickwick*. Na obra, Joe é um personagem com excesso de peso que tende a pegar com frequência no sono durante o dia, o que acontece com muitas pessoas que têm apneia do sono. Embora há mais de cinquenta anos já sejam realizados estudos que associam o aumento de peso ao sono de má qualidade, pesquisas que associam o sono de má qualidade ao aumento de peso são muito mais recentes. Nos últimos anos

---

[5] Me deu um branco com relação ao comentário que eu queria fazer aqui. Nossa, é tão frustrante... alguma coisa a ver com o sono e... você sabe, aquela coisa... mas eu vou me lembrar. Apenas continue a ler.

foram realizados muitos estudos que demonstram que o sono de má qualidade provoca aumento de peso. Os mecanismos usados para essas análises variam muito, mas existem alguns pontos a serem destacados:

- Diversos estudos demonstraram que dormir menos de seis horas, e o hábito de ficar acordado depois da meia-noite podem estar associados à obesidade. Em um estudo de 2015 que examinou os hábitos de mais de um milhão de voluntários chineses, o pesquisador de saúde pública Jinwen Zhang verificou níveis mais elevados de obesidade em pessoas que dormiam menos de sete horas por noite. Outro estudo de 2015, publicado pelo psicólogo clínico Randall Jorgensen na revista *Sleep*, mostrou com muita clareza que à medida que a duração do sono diminuía, o tamanho da cintura aumentava. A evidência de que o sono irrequieto causa o aumento de peso provavelmente tornou-se assim incontestável. Esse é um excelente estudo para mencionar quando você decidir dormir até mais tarde e não for encontrar seu amigo na academia.
- De acordo com um estudo realizado em 2008 pela pesquisadora do ritmo circadiano/sistema endócrino Eve Van Cauter, crianças em idade escolar que não dormem de maneira adequada (menos de nove horas por noite) e/ou de forma irregular, têm maior tendência à obesidade. Quando vejo meus filhos mais velhos ficarem acordados até de madrugada, não raro fico tentado a levar estudos como esse até a escola deles e perguntar se a ridícula quantidade de dever de casa que eles precisam fazer vale uma vida inteira de dietas da moda e roupas íntimas concebidas para esconder gordurinhas da cintura.
- A grelina é um hormônio que atua no cérebro para criar a sensação de fome, mas que também pode desempenhar um papel importante no prazer associado ao ato de comer. A grelina nos faz ansiar por todos os alimentos processados que ficam em exibição nas lojas de conveniência que funcionam 24

horas por dia. O estudo de 2004 do pesquisador clínico Shahrad Taheri mostrou que à medida que a duração do sono diminui, a produção de grelina cresce, aumentando a probabilidade da comilança e da obesidade.

- A má qualidade do sono pode afetar os níveis da substância química leptina no nosso corpo. A leptina, produzida por nossas células adiposas, induz a sensação de plena satisfação e diminui o apetite. De acordo com um estudo de 2015 do pesquisador Fahed Hakim, os níveis de leptina diminuem quando dormimos mal, o que nos faz querer comer mais.
- Um estudo realizado em 2015 pelos pesquisadores Alyssa Lundahl e Timothy Nelson demonstrou que nossos níveis de energia caem depois de uma má noite de sono. Um dos mecanismos compensatórios é comer mais, na tentativa de repor essa energia.
- O sono insatisfatório é acompanhado por menor controle dos impulsos e maiores chances de adotar comportamentos arriscados. De acordo com o estudo de William Killgore, pesquisador de Harvard, publicado em 2006, esses fatores poderiam conduzir a uma má alimentação durante os períodos de sono irrequieto ou inadequado.

 CIÊNCIA DE VANGUARDA

Um estudo de 2015 com 3.300 jovens e adultos chegou a uma conclusão muito preocupante a respeito do sono e do peso. Lauren Asarnow e seu grupo de Berkeley estudaram os efeitos da perda de sono crônica no peso das pessoas. Eles mostraram que para cada hora de sono que uma pessoa perdia, ela ganhava 2,1 pontos no seu índice de massa corporal (IMC).[6]

---

[6] Dormir cedo: sono de beleza. Ficar acordado até tarde: sono gostoso depois do sexo.

O sono, seu coração e a pressão arterial

Os efeitos do sono de má qualidade são provavelmente mais prejudiciais para o coração e o sistema circulatório. Zilhões[7] de estudos mostraram que o sono de má qualidade aumenta o risco de ataques do coração, pressão alta, insuficiência cardíaca e acidentes vasculares cerebrais (AVC). Embora a maioria desses estudos se refira à apneia do sono, um distúrbio que faz com que o trato respiratório superior sofra um colapso e impossibilite que a pessoa que está dormindo respire, nem todos se concentram nessa disfunção. Pesquisas recentes demonstraram que qualquer distúrbio que fragmente o sono (e não apenas a apneia do sono) tem o potencial de elevar a pressão arterial.

A fibrilação atrial é um problema que faz o coração bater em um ritmo não sincronizado, o que não é bom, já que um batimento cardíaco coordenado assegura que o sangue se desloque com rapidez e eficiência. A fibrilação atrial prejudica o trabalho coordenado das várias câmaras do coração, fazendo com que o sangue se concentre nesse órgão. O movimento rápido do sangue é um dos mecanismos que impedem a coagulação. Quando o sangue fica parado por longos períodos, coágulos podem se formar.[8] Quando isso acontece, coisas ruins como tromboses e embolias pulmonares podem ocorrer. Essas não são questões de saúde que você queira vivenciar.

Adivinhe. Seu sono pode colaborar para alterações no seu ritmo cardíaco e para a formação de um grande coágulo na sua perna! Estudos demonstraram que pessoas propensas à fibrilação atrial podem reduzir a chance de reincidência após o tratamento do problema se tratarem também a apneia do sono, caso sofram desse mal. As pesquisas mostraram que o tratamento da apneia reduziu as chances de reincidência da fibrilação atrial de 82% para 42%!

---

[7] Aproximadamente.
[8] É por esse motivo que você tem vontade de se levantar e fazer a postura de yoga do cachorro olhando para baixo no corredor do avião, enquanto você viaja.

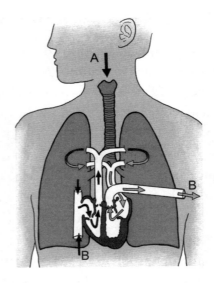

Figura 1.1. Por que a sufocação perturba o coração.

Vamos refletir um pouco sobre o coração. Onde o coração mora? No tórax. Quem são seus vizinhos? Os pulmões. Vamos examinar a simples imagem acima.[9]

Esta é uma imagem do coração e dos pulmões. Observe como o coração está posicionado exatamente entre os pulmões e como tudo está lacrado dentro da cavidade torácica. O coração precisa estar aí porque sua principal função é bombear o sangue que não tem mais oxigênio (o sangue azul: o sangue fica azul-escuro quando não tem oxigênio) para os pulmões, onde ele pode repor o oxigênio, tornando-se vermelho vivo. Nessa disposição, a cavidade torácica atua como um fole.

Para os pulmões, isso é uma coisa boa. Quando expandimos nosso tórax, criamos uma pressão negativa, ou um vácuo, exatamente como em um fole. Dizem que a natureza abomina o vácuo, e isso é verdade; o ar fora dos nossos pulmões se apressa a preencher o espaço criado,

---

[9] Uau, você percebe que deve haver uma relação séria entre o sono e o coração quando o autor pede para que o departamento de arte produza um diagrama sobre essa questão.

fazendo com que nós o inalemos. Quando a respiração funciona bem, tudo fica ótimo. Quando uma pessoa tem dificuldades para respirar, surgem problemas. Examine novamente o diagrama e imagine uma pessoa se esforçando para respirar a noite inteira. Para não sufocar, ela vai tentar sugar o ar ("A") para os pulmões com cada vez mais força.

Lamentavelmente, devido ao espaço que o coração ocupa dentro desse fole na cavidade torácica, qualquer sucção que seja produzida para puxar o ar para os pulmões tem o efeito de sugar o sangue de volta para o coração (o "B" à direita).

Se o coração tiver dificuldade em bombear o sangue para fora, o sangue que estiver voltando para o coração (o "B" na parte de baixo do diagrama) não terá para onde ir. Ele não poderá entrar no coração, porque o sangue não está saindo de maneira eficiente, nem dar meia-volta e recuar. Então, qual é a solução natural do corpo?

Há duas consequências, e ambas são ruins. A primeira é que os fluidos são empurrados para fora dos vasos sanguíneos e para dentro do tecido do nosso corpo, geralmente nas pernas. Esse é o mecanismo por trás do inchaço nas pernas ou edema.

A segunda consequência é que o coração trabalha mais intensamente para bombear o sangue para fora. O que acontece quando um músculo, como é o caso do coração, trabalha mais? Ele se dilata. Esse é o início da insuficiência cardíaca.

Para as pessoas que não tratam os distúrbios respiratórios relacionados com o sono, no longo prazo, as consequências para o coração são devastadoras. A insuficiência cardíaca é um resultado inevitável.

O sono e o humor

Toda essa conversa sobre má qualidade do sono, insuficiência cardíaca, doença de Alzheimer, e sobre você não entrar na sua calça jeans predileta é muito deprimente. Você quer algo que ajude a melhorar seu humor? Experimente dormir. É sério! Dormir mal pode causar depressão e ter consequências negativas sobre o humor. Essa seria uma excelente ocasião para você tocar seu álbum predileto dos Smiths.[10]

- A má qualidade do sono pode, por si só, piorar substancialmente o humor e tem sido associada à piora da depressão e da ansiedade. Alguns profissionais da área da saúde mental consideram a relação entre depressão e insônia tão forte que não diagnosticam depressão em alguém que não mostre sinais de distúrbios do sono.
- Acordar muitas vezes durante a noite, independentemente da causa, pode contribuir de modo significativo para a manifestação de emoções negativas e piora do humor. Em um estudo de 2015, o pesquisador Patrick Finan, da escola de medicina da Universidade Johns Hopkins, descobriu que os efeitos da interrupção do sono sobre o humor podem ser mais poderosos do que os efeitos da sua redução.
- Os distúrbios do ritmo circadiano são muitas vezes associados à depressão e a outros transtornos do humor. À medida que os pacientes passam mais tempo na cama e se distanciam das atividades habituais, sua programação e os ciclos de sono-vigília se transformam em uma grande confusão. Assim como nos episódios de *Law & Order* vendidos para várias estações de televisão independentes, eles comem, se exercitam e dormem nas mais diferentes horas do dia e da noite.
- A depressão é um problema comum em pacientes com apneia obstrutiva do sono. Em um estudo realizado em 2015, David R. Hillman e outros pesquisadores da Universidade de Western Australia descobriram que o tratamento da apneia do sono pode reduzir de modo signifíco a incidência da depressão, fazendo com que ela caia de 73% para 4%.

---

[10] *Heavens knows you're miserable now* [Só Deus sabe como você está infeliz agora, trocadilho com o título da canção dos Smiths "Heavens knows I'm miserable now". – N. T.].

- Pacientes bipolares podem ter problemas significativos com o sono. Os episódios maníacos podem durar muito tempo, períodos durante os quais o paciente é incapaz de dormir. Um estudo de 2015 mostrou que episódios depressivos acarretam o risco da má qualidade do sono, dormir demais e problemas na programação do sono.

O sono e o câncer

Quem dera eu estivesse inventando essa parte do livro. Como um profissional que trabalha na área do sono há tanto tempo, considero ainda muito perturbadora a associação que está surgindo entre a disfunção do sono e o câncer. Embora haja evidências de que a má qualidade do sono possa estar associada a vários tipos de câncer (da próstata, da boca, do nariz e colorretal, bem como o câncer do sistema nervoso primário), parece ser mais forte a associação com o câncer de mama. Os distúrbios do sono causados por fatores como o trabalho em turnos e a privação do sono não apenas representam fatores de risco potencial para o desenvolvimento do câncer de mama como podem preparar o terreno para vários tipos de câncer, segundo constatou a epidemiologista Amanda Phipps.

Em 2007, a Organização Mundial da Saúde (OMS) publicou uma monografia intitulada "Carcinogenicity of Shift-Work, Painting, and Fire-Fighting" [Carcinogenicidade do trabalho em turnos, das tintas e do combate a incêndios]. Deixe que isso entre na sua mente. A OMS não apenas está colocando o trabalho em turnos na mesma categoria da inalação dos vapores de tinta e de fumaça de casas pegando fogo sob a óptica de causar câncer, como também está colocando o trabalho em turnos em primeiro lugar na lista! Nessa primeira pesquisa, os pesquisadores encontraram uma relação entre o trabalho em turnos e o câncer de mama e também com um declínio do funcionamento do sistema imunológico. Pesquisas subsequentes sobre trabalho em turnos levaram a Agência Internacional de Pesquisa sobre o Câncer (IARC, International Agency for Research on Cancer), uma agência da Organização Mundial da Saúde, a classificar o trabalho em turnos como um provável carcinógeno (grupo 2A).

O sono e o sistema imunológico

"Vá dormir, senão você vai ficar doente." Quantas vezes as crianças não ouvem essa orientação favorita dos pais? Quando eu era criança, essas palavras não produziam nenhum efeito sobre a minha disposição de ficar acordado a noite inteira assistindo a programas na televisão ou classificando minhas figurinhas de jogadores de futebol americano.[11] Na época, essa relação entre minha hora de dormir e minha saúde fazia pouco sentido para mim, mas, na faculdade, a combinação do estresse com o fato de ficar acordado a noite inteira às vezes devastava o meu corpo. Estou quase certo de que caí doente com a peste depois de uma semana exaustiva de provas finais.

Por que é que ficar acordado até tarde estudando ou ficar de sobreaviso no hospital quase sempre fazia com que eu ficasse doente ou pegasse um forte resfriado? O funcionamento do nosso sistema imunológico está intimamente associado à quantidade e à qualidade de sono.

- Em um estudo de 2015 dirigido por Aric Prather, da Universidade da Califórnia, em São Francisco, os participantes receberam voluntariamente o rinovírus. As pessoas que tinham dormido seis horas ou menos ficaram mais propensas a desenvolver o resfriado do que aquelas que tinham dormido mais de sete horas.
- Outro estudo recente realizado por uma equipe de pesquisadores de Taipei, em Taiwan, mostrou que o distúrbio do sono é um fator de risco para o desenvolvimento de distúrbios do sistema autoimunológico. Esses distúrbios podem produzir

---

[11] Isso foi em uma época em que os Raiders eram incríveis e os Patriots eram horríveis, se você conseguir acreditar que essa época existiu!

diversos sintomas incapacitantes, como dores e deformações nas articulações (artrite reumatoide), fusão lenta da coluna vertebral (espondilite anquilosante); ressecamento dos olhos, da boca e de outras partes do corpo (síndrome de Sjögren); crescimento anormal do tecido conjuntivo em todo o corpo (esclerose sistêmica); e um distúrbio que pode causar danos a praticamente qualquer parte do corpo (lúpus eritematoso sistêmico).

- Em um estudo de 2013, foi pedido a um grupo de membros de uma fraternidade universitária que usassem o mesmo copo de plástico vermelho dia e noite, durante um fim de semana inteiro de farra e bebedeira. Depois de três dias e duas noites de contínua diversão, os pesquisadores ficaram chocados ao descobrir...

- Preciso continuar? Eu poderia ir de órgão em órgão por todo o corpo e mostrar como a falta de sono é nociva. Quero dizer, nem mesmo chegamos ainda na parte em que vou lhe contar como um sono perturbado pode devastar a capacidade do seu corpo de regular o açúcar no sangue, gerando um enorme fator de risco para o diabetes![12] Preciso dizer alguma coisa além de que os problemas do sono danificam seu cérebro e podem levar à doença de Alzheimer? O cérebro é o órgão mais importante do seu corpo. Ponto final. Qualquer conversa a respeito dos órgãos menos importantes só estará desperdiçando seu tempo e o meu. Vamos seguir em frente.[13]

---

[12] Se você está se sentindo enganado com relação à questão do diabetes, dê uma olhada no artigo "Impact of Sleep and Circadian Disruption on Energy Balance and Diabetes: A Summary of Workshop Discussions" [O impacto do sono e do distúrbio circadiano no equilíbrio da energia e no diabetes] na revista *Sleep*, volume 38, número 12, 2015. Depois que você ler, observe quanto você fica motivado para ficar acordado até tarde comendo M&M's.

[13] Se você precisa ser mais bem convencido, (1) uau e (2) saia para comprar o livro de Arianna Huffington, *The Sleep Revolution*. Ele vai martelar na sua cabeça quanto a sua falta de sono está matando você de mil maneiras diferentes.

> **REVISÃO DO CAPÍTULO 1**
>
> **1.** Quando o sono não funciona adequadamente, você não funciona adequadamente.
> **2.** As pessoas estão erradas quando dizem que os cientistas não sabem por que nós dormimos. Nós dormimos para continuarmos vivos.
>
> Por que comemos casquinha de siri? Por que bebemos um copo de suco de laranja? Porque na verdade não temos escolha. Precisamos comer para viver. No caso do sono, nossa margem de escolha é ainda mais reduzida, porque quando o impulso de dormir é muito forte, ele nos domina e nos obriga a dormir. Meu lema é o seguinte: "O sono sempre ganha".[14] O sono é um poderoso determinante do comportamento humano. O que mais nos motiva? Continue a ler e descubra.

---

[14] Meu lema quando entrei para a faculdade era o seguinte: "O sono é para os perdedores". Isso mudou quando, depois de passar semanas dormindo muito tarde, eu inadvertidamente peguei no sono antes de uma festa da associação de alunas da faculdade e perdi toda a farra.

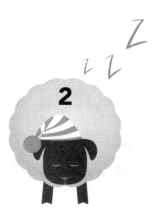

Impulsos Primários
Por que adoramos bacon, café e um cochilo no fim de semana

Nós provavelmente não nos conhecemos. Você pode ser qualquer pessoa folheando as páginas deste livro – um estudante universitário cansado esperando na fila da biblioteca da universidade, uma mãe de três crianças tomando chá na livraria enquanto seus filhos estão na escola, uma apresentadora de um programa multibilionário de entrevistas da televisão, transmitido por diversos canais, decidindo que este é o livro que seus milhões de telespectadores precisam ler. Apesar de não ter a menor ideia de quem você é, vou fazer várias declarações a seu respeito que sei, com absoluta certeza, serem verdadeiras.

1. Você comeu alguma coisa nos últimos dias.
2. Você bebeu alguma coisa nos últimos dias.
3. Você pensou em sexo nos últimos ~~minutos~~ dias.
4. Você dormiu pelo menos um pouco nos últimos dois dias (se você é o estudante de arquitetura que está trabalhando sem parar há três dias e duas noites para terminar seu projeto urbano de espaço recombinante, você não conta).

Antes de comprar este livro, avalie as quatro declarações anteriores. Se você achar que qualquer uma delas não corresponde ao seu caso, deixe este livro de lado e compre outra coisa.

Comida, água, sono e sexo
(Não necessariamente nessa ordem)

Na verdade, eu não tenho poderes especiais. Meu segredo psíquico consiste nos impulsos primários. Em 1943, o psicólogo americano Clark Hull apresentou uma ideia que chamou de Teoria da Redução do Impulso. Ele achava que o comportamento de todos os organismos era governado pelo objetivo de manter a homeostase, ou equilíbrio, em certos impulsos primários. Temos a necessidade ou o impulso primário de obter comida e água para nutrir nosso corpo. Temos o impulso primário de nos reproduzirmos. E adivinhe o quê? Temos o impulso primário de dormir. Por esse motivo, quanto menos dormirmos, mais determinado nosso cérebro fica em consegui-lo, chegando por fim ao ponto em que isso deixa de ser uma escolha. Em outras palavras, o sono é inevitável.[15]

Muitos dos meus pacientes me procuram insistindo que o problema é que eles "não dormem". Eles nunca dormem, ou acordam e não conseguem voltar a dormir. Qualquer pessoa que diga isso está na verdade sofrendo, pelo menos em parte, de um problema mais fundamental: ela está dormindo, mas não percebe seu sono de maneira eficaz. Em outras palavras, a afirmação de que não está dormindo é falsa. O fato médico é que todos nós dormimos. É um impulso primário. O corpo persiste nisso. Assim, a primeira coisa que preciso lhe dizer caso você seja uma dessas pessoas que "nunca dormem" é o seguinte: você precisa aceitar esse fato simples, ou ficará condenado para sempre a ter dificuldades com o seu sono.

---

[15] É possível adormecer durante o nosso casamento, durante o parto do nosso filho ou durante o ato sexual... todas essas são histórias verídicas relatadas por pacientes.

VOCÊ DORME

Diga isso em voz alta. Não importa onde você esteja. Você está na biblioteca? Então sussurre. "Eu durmo." Duas palavras, sete letras. Repita: "Eu durmo". Você dorme bem? Talvez sim, talvez não, mas *você dorme*. Diga: "Eu durmo". Você olha para o relógio de hora em hora? Talvez sim, talvez não, mas *você dorme*. Não tenho como enfatizar o bastante esse ponto, já que geralmente é a primeira regra que preciso estabelecer com meus pacientes novos. Se seu sono é uma aula de geometria com muitos axiomas, postulados, propriedades e provas, pense na seguinte ideia como a Primeira Regra: *você dorme*.

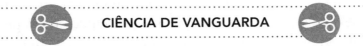

CIÊNCIA DE VANGUARDA

Consigo sentir. Você ainda não está acreditando que dorme ou pensa que tem apenas duas ou três horas de sono, ou menos, por noite. Ok, estou ouvindo você, mas pense no seguinte. Os pesquisadores do sono, realmente talentosos e competentes, que escreveram os livros que usei durante minha pós-graduação em sono realizaram estudos examinando a capacidade dos seres humanos de funcionar dormindo pouco. David Dinges e Hans Van Dongen distribuíram os participantes de um estudo em grupos que dormiam quatro, seis e oito horas todas as noites. Eles foram cuidadosamente monitorados para garantir que nenhum deles estava entrando disfarçadamente em despensas para tirar cochilos. O estudo durou apenas duas semanas. Apenas duas semanas! Todo dia ouço pessoas me dizendo que não dormem há anos. O projeto de sono durou catorze dias – isso é tudo.

Os participantes tiveram seu nível de atenção monitorado por meio de uma série de tarefas de vigilância psicomotora. No final do estudo, um quarto dos membros do grupo que estava dormindo *seis* horas diárias estava caindo no sono durante as tarefas! O grupo de quatro horas diárias estava se saindo ainda pior. O interessante é que, quando perguntados, os sujeitos com privação de sono não achavam que estivessem prejudicados. Em outras palavras, apesar de adormecer no computador, essas pessoas estavam enviando e-mails para seus amigos e dizendo: "Acabo de fazer esse experimento louco de privação do sono. Acho que arrasei!".

Caro leitor, eu gostaria de incluir aqui um excelente estudo recente no qual sujeitos de uma pesquisa de privação do sono tenham dormido apenas cerca de duas horas por dia, semanas a fio, e não tenham demonstrado qualquer limitação discernível. Eu de fato gostaria. Mas preciso informar com certa relutância que tal pesquisa não existe. As pessoas simplesmente não conseguem. Elas ficam sonolentas demais. Pegam no sono durante os estudos. Basicamente, resumindo a opinião dos mais conceituados cientistas do sono do mundo na atualidade, eis a verdade absoluta: há provavelmente um percentual muito pequeno da população que pode dormir seis horas ou menos durante um período relativamente prolongado e que é capaz de manter seu desempenho, mas a deterioração desse desempenho por certo irá ocorrer em algum momento. A ideia de que existem pessoas que dormem de duas a três horas por dia por longos períodos e ainda assim são capazes de andar, mastigar a própria comida, programar seu DVR e formar frases coerentes simplesmente não é verdadeira.[16]

No entanto, se você for o escolhido, quero ser eu a descobri-lo e receber todo o mérito e os prêmios pela descoberta. Desse modo, por favor, faça uma pausa e responda às seguintes perguntas:

- Você é humano? _____

- Você garante que não foi diagnosticado com nenhum distúrbio psicológico? _____

---

[16] Isso é algo que eu vejo o tempo todo. Meu exemplo favorito é o de uma advogada bem-sucedida que sentia que era capaz de dormir apenas seis horas *por semana*! Não obstante sua afirmação, ela estava completamente acordada e não sentia nenhuma sonolência.

- Você dormiu, *sem exceção*, uma média de apenas três horas ou menos por dia durante o último ano? _____
- Você está disposto a comprar um Fitbit e usá-lo para provar que você não dorme? _____
- Você está disposto a ser estudado, fotografado e daria permissão ao doutor Winter para exibi-lo para outros pesquisadores do sono para que ele possa alcançar grande fama e fortuna? _____

Se você respondeu sim a todas essas perguntas, eu adoraria conhecer você.

Adoro meu trabalho. Converso o dia inteiro com pessoas a respeito do sono delas. Mais ou menos uma vez a cada duas semanas, me vejo diante de um paciente assustado implorando minha ajuda porque simplesmente não consegue dormir ou porque dormiu um número ridiculamente reduzido de horas nas duas semanas anteriores.

"*Você precisa me ajudar. Dormi apenas duas horas nos últimos catorze dias!*"

O que torna esse tipo de paciente tão fascinante é que muitas vezes ele finaliza essa declaração com o seguinte comentário sagaz: "Eu queria conseguir cochilar, mas me deito durante o dia e não consigo pegar no sono". Uau, uma pessoa que, além de não conseguir dormir durante a noite, por alguma razão, apesar das suas 336 horas de vigília, não é capaz de dormir durante o dia. Telefone para o *Guinness*! Isso é melhor do que o arrepiante cara das unhas compridas![17]

"Então o que você faz quando se deita na cama?", eu pergunto.

"Apenas fico deitado pensando em uma porção de coisas... Não consigo desligar a minha mente."

"Você fica deitado a noite inteira sem fazer nada?"

"Isso mesmo. A melhor oportunidade para eu dormir ocorre entre 23 horas e meia-noite. Se não adormeço nesse horário, perco a chance e fico acordado a noite inteira."

---

[17] Na verdade, não é. Nada supera o cara arrepiante das unhas compridas.

Ahn?

E por falar no *Guinness World Records,* embora eles mantenham registros de praticamente todos os tipos de façanhas imagináveis, eles não reconhecem mais os registros de privação do sono. O atual detentor do recorde, Randy Gardner, estabeleceu a marca de onze dias e 24 minutos em 1964. Durante a experiência, Gardner foi tendo cada vez mais dificuldade em permanecer acordado. Seu cérebro se envolveu em microssonos (breves períodos de um sono incontrolável que em geral duram menos de 30 segundos) e ele sofreu alucinações, graves deficiências cognitivas e até mesmo paranoia. Essa paranoia tem sido notada em vários experimentos de privação de sono, tendo sido o mais infeliz deles o caso do locutor de rádio Peter Tripp, cujo golpe publicitário de privação do sono por 201 horas pareceu causar efeitos psicológicos muito duradouros (tendo sido um dos mais importantes a convicção de que ele era um impostor de si mesmo).

A moral da história é que a privação do sono autêntica e genuína é difícil. Em situações de pesquisa, pode ser quase impossível manter os voluntários despertos até mesmo por breves períodos. Esse tipo de privação do sono não é desprovido de consequências de curto prazo, entre elas um impulso incontrolável de dormir. Em outras palavras, ninguém que tenta essas façanhas descreve dificuldade para pegar no sono. É um fato aceito que a verdadeira privação de sono (em outras palavras, uma situação na qual nenhum sono é permitido[18]) sempre conduz ao sono ou à intrusão do sono (períodos de sono incontroláveis) e ao declínio no desempenho. Melhor dizendo, se você estiver com privação de sono, você e todos à sua volta saberão disso! No entanto, se você acha que tem privação de sono, mas não exibe nenhuma tendência de cochilar quando está estendido no sofá, faz sentido para você, sabendo o que você sabe agora, que você de fato esteja com privação de sono?

---

[18] Nos protocolos de pesquisa, as pessoas que estavam realmente com privação de sono precisavam muitas vezes ser tocadas com um bastão elétrico para gado a fim de não dormir.

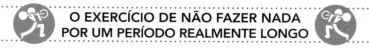

O EXERCÍCIO DE NÃO FAZER NADA POR UM PERÍODO REALMENTE LONGO

Se você acredita que está sofrendo de privação de sono de longo prazo e não consegue dormir por mais que tente, faça este pequeno exercício.

5. Coma alguma coisa e tente ir ao banheiro. O Exercício de Sono 1 vai demorar um pouco.
6. Desligue seu celular e o telefone fixo e peça à sua família para não incomodá-lo até o fim do experimento.
7. Exija privacidade total, porque a situação com a qual você está lidando é "muito séria". Diga exatamente isso e ninguém o incomodará.
8. Escolha um local confortável, privado, em sua casa ou fora dela.
9. Tire os sapatos, apague as luzes e deite-se.
10. *Não durma!* Fique apenas deitado durante as próximas sete horas.
11. Reflita sobre a sua experiência.

O Exercício de Não Fazer Nada por um Período Realmente Longo é muito difícil, não é mesmo? Não fazer nada durante uma hora é, de fato, tedioso. Não fazer nada durante sete horas é terrivelmente difícil,[19] e, no entanto, muitas pessoas afirmam fazer isso todas as noites quando se queixam de que não dormiram na noite anterior.

Para que a ideia fique mais clara, deixar de dormir durante quatro dias e, posteriormente, não sentir sono equivale a uma pessoa entrar no meu consultório dizendo que não come há quatro dias, que não está com fome *e* está ganhando peso. Tudo bem, eu sei que em casos

---

[19] Eu tive um desempenho incrível em não fazer nada durante horas enquanto minha mulher estava em trabalho de parto. Acho que isso não é totalmente verdadeiro, já que em algum momento eu cortei um cordão umbilical, de modo que esse fato mais ou menos nivelou as coisas.

de inanição terminal o corpo sente pouca ou até mesmo nenhuma dor, mas você entendeu o que estou querendo dizer.

Deixar de dormir e, ao mesmo tempo, não sentir sono, choca-se com a ideia do sono como uma força biológica primária. A propósito, já tive pacientes que me disseram que quanto mais tempo eles ou seus filhos ficam acordados, *menos* sonolentos eles ficam. Isso faz algum sentido quando consideramos o processo do cérebro para manter a vigília ou a vigilância como um processo separado daquele que inicia e mantém o sono. Apesar disso, uma pessoa *sempre* ficará mais sonolenta quanto mais tempo permanecer acordada. Esse impulso pode ser temporariamente superado pela crescente vigilância ou ansiedade.[20] Isso não significa que a pessoa não consiga dormir. Pode significar que há outros fatores em jogo que a estão mantendo acordada *naquele momento*. Deitar-se na cama e sentir cheiro de fumaça pode aumentar a ansiedade e manter a pessoa acordada. Escutar alguma coisa se mexendo debaixo da cama pode mantê-la acordada. O fato de a pessoa ficar muito preocupada com a possibilidade de não conseguir dormir também pode ser uma causa.

Cliff Saper, pesquisador do sono de Harvard, realizou um estudo sobre a sonolência de ratos. Os animais foram colocados em duas gaiolas: uma limpa e outra suja. A bioquímica do sono e do cérebro foi medida. Os ratos dormiram? Com certeza. Eles dormiram da mesma maneira? Não. Os ratos que estavam na gaiola suja exibiram mais sinais de hiperexcitação e não dormiram tão bem quanto os ratos que estavam na gaiola limpa. Sua pequena ansiedade de rato a respeito da gaiola suja em que se encontravam foi um fator inibidor da sua capacidade de pegar no sono. Eles desenvolveram a sonolência assim como seus parceiros da gaiola limpa, mas sua maior ansiedade atrapalhou o modo como adormeceram.

---

[20] Abrir o vidro do carro, ligar o rádio e cantar a música mais recente de Taylor Swift também pode ter esse efeito.

Você dorme bem? Provavelmente não, caso contrário não estaria lendo este livro. Isso é aceitável. É diferente de não dormir. A queixa "não consigo dormir" é inexata e equivocada, de modo que, por favor, pare de recitar esse mantra e reforçá-lo na sua mente. Não tenho escrúpulos para interromper meus pacientes e corrigir esse tipo de linguagem na minha clínica depois de eu ter explicado esse fato.

"Eu não durmo. Não se trata apenas de mim. Minha mãe nunca dormia. Ela costumava..." "Não. Pare bem aí e tente de novo."

"Ahn, tenho dificuldade para dormir e minha mãe também tinha."

"Melhorou muito. Continue."

Todo paciente que entra no meu consultório e responde à minha pergunta "como posso ajudá-lo?" com "por favor, me ajude a dormir" leva automaticamente um "soco na cara" desde o primeiro contato. Pare de dizer para si mesmo (e para os outros) que você não dorme ou que não consegue dormir. Não importa quanto sua gaiola esteja suja, por assim dizer, seu corpo não impedirá você de dormir. Se você não puder comer ou beber nada, você morrerá. Se você realmente não puder dormir, você também morrerá, provavelmente dentro de algumas semanas. Aposto que seus problemas de sono vêm acontecendo há mais tempo do que isso e você não está morto. O que isso lhe diz?

Acho interessante a maneira como os pacientes lidam com as dificuldades do sono em comparação com as dificuldades com a alimentação. Muitas pessoas já chegaram em casa na hora do jantar, sentaram-se, olharam para o prato de frango sobre a mesa e perceberam que não estavam com fome. Outras poderão beliscar o escalope de frango e a salada de *microgreens* antes de decidir pular a refeição. Quase todas as pessoas (que não sofrem de anorexia) não dariam atenção a essa decisão porque sabem, inconscientemente, que seu apetite voltará e que elas continuarão a comer e depois vicejar. Troquemos essa flutuação na fome por uma trégua temporária no impulso de dormir. Uma pessoa se deita na cama e simplesmente sente que não está com vontade de fazer isso. Muitas ficam imediatamente preocupadas a respeito desse evento, e o estresse que isso causa poderá impedir que elas durmam mais tarde na mesma noite ou até mesmo mais adiante nessa semana. Para muitas pessoas, a segurança de que o navio se endireitará sozinho quando se trata do *sono* simplesmente não existe.

Embora muitas vezes eu compare o impulso do cérebro para dormir com o impulso para comer, existem diferenças sutis entre os dois. Nosso cérebro não tem tecnicamente a capacidade de nos fazer comer. Podemos ficar terrivelmente famintos e ter um forte impulso para comer, mas em casos extremos de anorexia ou de greve de fome uma pessoa consegue superar esse impulso e morrer de fome. No caso do sono, contudo, o cérebro detém a palavra final e tem de fato o poder de impor o sono a todos nós. Vamos torcer para que isso não aconteça quando estivermos no carro voltando do trabalho para casa.

Quanto precisamos dormir?

O suficiente. Essa é a resposta. Precisamos dormir o suficiente. Não muito pouco, caso contrário você pegará no sono na mesa do jantar. Não demasiado, caso contrário você poderá ficar na cama sem fazer nada, girando os polegares, esperando para adormecer. Nenhuma dessas atividades é divertida.

Os repórteres que escrevem sobre o sono em geral focam as reportagens em três perguntas: como podemos dormir melhor? Cochilar é uma coisa boa? E, por fim, quanto precisamos dormir?

Vou prefaciar esta parte do livro com algumas ressalvas. Não quero incluir de fato esta parte, mas sinto que ela deve ser abordada.[21] Também quero deixar claro que essas são apenas diretrizes e não necessariamente metas. Enquanto você estiver lendo isso, tenha em mente que o sono é tão individualizado quando a necessidade calórica. Se você dorme bem, se sente bem e não tem sintomas de sonolência excessiva, sua quantidade de sono provavelmente é boa.

---

[21] Seria o mesmo que Neil Armstrong escrever um livro sobre ir à Lua e deixar de escrever a respeito de como ele e Buzz Aldrin brigavam sobre quem sempre tomava todo o Tang.

As necessidades de sono mudam ao longo da vida, mas você provavelmente já sabe disso se passou algum tempo perto de bebês. Os bebês são pequenos dorminhocos e não parecem saber fazer muito mais do que dormir, comer e se alvoroçar com as coisas – geralmente os resíduos nas fraldas, a fome, a dor da dentição ou gases. À medida que o tempo passa, e a criança começa a se dedicar a coisas mais avançadas como cálculo ou o envio de *Snapchats*, observe os seus padrões de sono. É bastante provável que ela esteja dormindo bem menos e que não cochile mais. Não se preocupe; isso é normal.

De acordo com o estudo de 2004 do pesquisador do sono Maurice Ohayon, de Stanford, nossa necessidade de sono declina ao longo da vida. Às vezes ela declina rapidamente, como quando uma criança avança para a idade em que começa a engatinhar e além dela. Às vezes, a necessidade de sono é relativamente estável. Com isso em mente, podemos discutir as necessidades de sono relacionadas com grupos etários específicos. Uma vez mais, essas são apenas diretrizes, então nada de ficar angustiado se você não for perfeito.

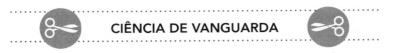

CIÊNCIA DE VANGUARDA

Em 2014, a Fundação Nacional do Sono (National Sleep Foundation) reuniu uma equipe de dezoito especialistas em sono. A missão deles era examinar nove diferentes grupos etários e determinar, com base nas evidências disponíveis, a quantidade de sono que eles precisavam.[22] Essas recomendações, publicadas em 2015, diferiram em muitos casos do período de tempo anteriormente recomendado pela fundação.

Para o grupo dos recém-nascidos (até três meses de idade) foi recomendado de catorze a dezessete horas de sono por dia. Anteriormente, um

---

[22] A tradição determina que os pesquisadores se encerrem em um arcaico laboratório de sono e deliberem incessantemente até que cheguem a um consenso. Os espectadores curiosos sabem que os doutores tomaram uma decisão sobre o tempo de sono adequado para uma determinada faixa etária quando veem a fumaça branca reveladora subir da chaminé.

período de doze a dezoito horas era admissível. Não mais do que isso. Ora, se seu bebê estiver dormindo de doze a treze horas por dia, você está sendo um fracasso como pai ou mãe.[23]

Duas horas são retiradas dos bebês entre quatro e onze meses. O período de doze a quinze horas representa uma expansão em comparação com a recomendação anterior de catorze a quinze horas.

É retirada uma hora das crianças de 1 a 2 anos, de modo que a amplitude delas é de onze a catorze horas.

É removida mais uma hora das crianças com idade pré-escolar (3 a 5 anos), e a recomendação para elas é de dez a treze horas de sono. Tanto as crianças de 1 a 2 anos quanto aquelas em idade pré-escolar ganharam uma hora em comparação com as recomendações anteriores.

O mesmo acontece com as crianças em idade escolar (de 6 a 13 anos). Elas devem dormir de nove a onze horas antes de acordar, ir para a escola e não serem esquecidas lá.

Os adolescentes (de 14 a 17 anos) perdem uma hora em comparação com seus irritantes irmãozinhos e passam apenas de oito a dez horas na cama.

Por fim, os jovens adultos e os adultos (de 18 a 25 e de 26 a 64 anos) perdem uma hora e caem para sete a nove horas.

Em uma cruel e sarcástica ironia do destino, os idosos que finalmente chegaram à aposentadoria e a uma casa sem crianças precisam apenas de sete a oito horas de sono por dia, o que os leva a sempre perguntar: "O que vou fazer com as outras dezesseis horas do meu dia? Não passa mais nada interessante na televisão".

....

Antes de concluir este capítulo, é importante abordar como nosso sono mudou, não ao longo da vida, mas ao longo das gerações. Em outras palavras, quando eram jovens, o vovô e a vovó dormiam muito mais do que dormimos hoje? Tendo em vista a quantidade de tempo que eles gastavam subindo ladeiras na neve, com a vida sendo muito mais difícil do que a da juventude de hoje, e economizando todas as suas moedas

---

[23] Brincadeirinha. Vocês são pais fantásticos.

para comprar balas na mercearia, poderia parecer que eles não tinham muito tempo para dormir.

Embora seja fácil acreditar na ideia de que estamos longe de dormir o suficiente hoje em dia e que estamos dormindo muito menos do que nossos ancestrais, várias pesquisas sugerem o contrário. Em um estudo de 2010, Kristen Knutson analisou mapas de horas de participantes da pesquisa, entre 1975 e 2006, e concluiu que não estamos dormindo menos, embora as pessoas aparentemente estejam trabalhando mais. Esse estudo não pareceu confirmar a impressão de que membros da sociedade moderna estejam dormindo muito menos do que seus congêneres da geração anterior.

Outro estudo, que parece lançar dúvidas quanto à ideia de que estamos dormindo menos do que dormíamos no passado, foi dirigido a culturas de caçadores-coletores e analisou seus padrões de sono. Em uma pesquisa comandada por Gandhi Yetish, 94 adultos das tribos dos tsimane (Bolívia), dos hadza (Tanzânia) e dos san (Namíbia) foram observados durante 1.165 dias, considerando os três grupos. Os resultados indicaram que essas pessoas tinham, em média, apenas 6h25 de sono por noite. Esse número é inferior à média atual nas sociedades industriais ocidentais. Embora o relatório tenha indicado que os participantes do estudo estavam descansando bastante nas suas cabanas, a quantidade reduzida de sono foi um fato inesperado.

Então, é isso aí. Parabéns. Você está entre os que dormem. Espero que, com base na sua idade e no seu ambiente cultural, você esteja dormindo a quantidade certa, mas não se preocupe muito se não estiver. É para isso que serve este livro. Se você conseguir admitir sinceramente para si mesmo que você dorme um pouco, estamos bem. Faça uma pausa para assimilar e digerir o que acabou de ler. Assim como o nhoque, este capítulo pode ser pesado para algumas pessoas. Se precisar, reflita algum tempo a respeito dessa ideia antes de se aventurar nos mundos da sonolência e da fadiga.

> **REVISÃO DO CAPÍTULO 2**
>
> 1. Os impulsos primários animalísticos incluem a fome, a sede, o sexo e o sono. Se você não satisfizer essas necessidades, você morrerá (com exceção do sexo, cuja falta resultaria no desaparecimento de toda a população).
> 2. Você dorme. Você pode não dormir bem, mas *você dorme*.
> 3. A necessidade de dormir varia de pessoa para pessoa e, na verdade, tende a diminuir quando envelhecemos.
> 4. Alguma coisa a respeito de ratos dormindo em gaiolas sujas.
>
> Bem, é maravilhoso que os ratos durmam em gaiolas, mas às vezes você não consegue pegar no sono na sua cama confortável, mesmo em noites nas quais você está simplesmente exausto. Como é possível que alguém esteja tão cansado e mesmo assim não consiga dormir? Vamos falar a respeito do que significa sofrer de sonolência. Se você está sonolento demais para virar a página e já está pegando no sono, então eu acho que, de qualquer modo, tivemos sucesso!

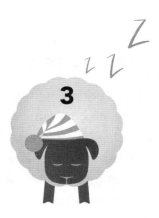

Sonolência *versus* Fadiga

Cansado demais para sua aula de *body pump* ou adormecendo na esteira?

Estou cansado. Estou com sono. Estou exausto. Estou fatigado, esgotado, debilitado, enfraquecido, sonolento, com os olhos fechando, exaurido, consumido, abatido, *morto*. Esses termos são tão comuns no meu consultório quanto pacientes profundamente adormecidos na minha aconchegante sala de espera.

Para entender seu problema de sono, você precisa examinar a natureza dele e determinar se dizer que você está "sofrendo de sonolência" é uma boa maneira de começar. Neste livro, quando uso a expressão *sofrer de sonolência*, estou me referindo a uma pessoa que é propensa a adormecer ou que tem uma forte tendência para cochilar. Essa é uma definição importante porque as pessoas muitas vezes usam os termos *sonolento* e *fatigado* como sinônimo, mas eles na verdade não significam a mesma coisa. A pessoa que descreve a si mesma como alguém que sofre de sonolência, mas me diz que leva quatro horas para pegar no sono não é, com base na minha definição, particularmente sonolenta. O impulso para dormir é fraco, não forte. Compreender as diferenças entre a sonolência e a fadiga farão você entender melhor seus problemas de sono e do que você precisa para lidar com eles.

Fadiga: "Estou cansado de estar cansado"

Imagine um jogador de futebol quando sai do campo depois de um jogo. Ele está com calor, suado e bastante cansado por causa da surra que levou do outro time. Ele está cabisbaixo e um pouco cambaleante enquanto claudica em direção à linha lateral. No vestiário, ele pode esbarrar em um repórter que quer fazer algumas perguntas sobre o jogo e saber por que ele deu tantos passes errados. Quando o repórter o questiona, o jogador provavelmente não vai responder o seguinte: "Sem dúvida cometemos muitos erros. Quando o segundo tempo começou, alguns jogadores e eu começamos a ficar muito sonolentos. Na verdade, eu errei aquele passe no início do segundo tempo porque cochilei durante alguns segundos quando me abaixei para amarrar o cadarço da chuteira e não fiz o que o treinador queria que eu fizesse. Devo ter cochilado também quando o juiz interrompeu o jogo para dar um cartão vermelho ao jogador do outro time. [*Bocejo.*] Com licença – vou tirar um cochilo antes da entrevista coletiva".

A maioria das pessoas nessa situação não estaria sonolenta, como neste exemplo. Elas estariam *fatigadas* – descreveriam o nível de energia do corpo delas como baixo. Você pode ir para a cama quando está fatigado, mas não necessariamente sonolento. Você vai para a cama cedo, sentindo que toda a sua força se esgotou. No entanto, apesar da sua fadiga, você tem dificuldade para pegar no sono porque não está sonolento. Essa é uma receita para a insônia.[24]

Os celulares têm um pequeno e maravilhoso ícone que nos informa a quantidade de carga disponível. O meu até fica vermelho e exibe um ponto de exclamação quando a carga está ficando criticamente baixa. Infelizmente, as pessoas não dispõem de indicadores tão claros de baixa energia, de modo que temos que procurar outros indícios de que está na hora de recarregar. Você está tendo dificuldade em encontrar

---

[24] Para um estímulo adicional, acrescente duas xícaras de café, meia barra de chocolate amargo e um cachorrinho com incontinência urinária. Misture bem e sirva quente enquanto assiste a *O Iluminado*.

motivação para ir para a aula de *spin*? Está tendo problemas para terminar alguns relatórios no trabalho? Está carecendo de estímulo para tirar as peças de roupa da secadora e dobrá-las? Essas ocorrências podem ser a luz vermelha do seu corpo indicando que você está se sentindo fatigado.

 MEÇA SUA PRÓPRIA FADIGA

A Escala de Severidade da Fadiga (ESF) é a avaliação da fadiga de uma pessoa. Responda às seguintes declarações a respeito da fadiga para saber qual o papel da baixa energia na sua vida.[25] Durante a semana passada, descobri que:

Discordo totalmente ↔ Concordo totalmente

Minha motivação é menor quando estou fatigado.	1 2 3 4 5 6 7
O exercício provoca minha fadiga.	1 2 3 4 5 6 7
Fico facilmente fatigado.	1 2 3 4 5 6 7
A fadiga interfere no meu estado físico.	1 2 3 4 5 6 7
A fadiga me causa problemas frequentes.	1 2 3 4 5 6 7
Minha fadiga impede que eu tenha um desempenho prolongado.	1 2 3 4 5 6 7
A fadiga interfere no meu desempenho em certos deveres e responsabilidades.	1 2 3 4 5 6 7
A fadiga está entre meus três sintomas mais incapacitantes.	1 2 3 4 5 6 7

---

[25] Se você está simplesmente fatigado demais para fazer este exercício, vá em frente, dê uma nota 7 para si mesmo e descanse um pouco.

A fadiga interfere no meu trabalho, na minha
família ou na minha vida social.   1 2 3 4 5 6 7

Calcule a média da sua pontuação. Se for 4 ou mais, sua bateria não está recarregando. Descanse um pouco (você não precisa necessariamente dormir, mas descanse um pouco)!

Sempre digo para meus pacientes para descansarem um pouco quando estiverem fatigados. Para que durmam um pouco quando estiverem caindo de sono. O que você deve fazer então se estiver caindo de sono enquanto lê este capítulo? Vá dormir um pouco, volte mais tarde e retome a leitura.

Um último comentário a respeito da fadiga. É muito fácil se debater o dia inteiro com a fadiga e apontar o dedo para o sono e dizer: "Se eu pudesse simplesmente dormir mais ou dormir melhor, eu me sentiria melhor durante o dia". Talvez.

A relação de coisas que causam fadiga é interminável. Eis uma pequena lista que fiz, para começar:

Hipotireoidismo	Doença de Parkinson
Deficiência de vitamina B_{12}	Efeitos colaterais de medicamentos
Deficiência de ferro	Má nutrição
Anemia	Gravidez
Baixa testosterona	Infecções do trato urinário
Depressão	Diabetes
Esclerose múltipla	Doenças do coração
Doença de Lyme	Febre glandular

Eu poderia continuar indefinidamente, e ter acrescentado muitos itens à lista, entre eles problemas como a síndrome da fadiga crônica. A questão é a seguinte: um distúrbio do sono pode ser a razão que faz você acordar se sentindo um trapo todas as manhãs, mas isso também pode estar relacionado com algo que não tem nada a ver com seu sono. Não fique obcecado demais pela ideia que "se ao menos eu pudesse dormir melhor, eu me sentiria melhor". Você pode se sentir cansado por algo que não tem relação com a falta de sono ou com o sono de má qualidade. Entender seu sono e resolver qualquer problema que você possa ter são os primeiros passos para descobrir a causa da sua fadiga. Se você conseguir melhorar seu sono com este livro e ainda assim continuar o tempo todo cansado, isso é algo que o seu médico vai querer saber.

Como você descobre se está com sono? Engraçado você perguntar isso...

Sonolência: "Não estou dormindo; estou apenas descansando os olhos" e outras mentiras

A sonolência é um grande problema nos Estados Unidos. Pequenos exemplos são encontrados por todo lado: frequentadores de igrejas que adormecem durante o serviço dominical, o porteiro dormitando no *lobby* de um hotel e um estudante de geologia que dorme durante uma fascinante apresentação de *slides* de rochas ígneas. Embora esses exemplos sejam relativamente triviais, avalie o seguinte exemplo:

> Por volta das 00h09, no dia 24 de março de 1989, o petroleiro americano *Exxon Valdez*, carregado com cerca de 1.263.000 barris de petróleo bruto, encalhou no Recife Bligh, em Prince William Sound, perto de Valdez, no Alasca. Na ocasião do encalhe, o controle de navegação era do terceiro imediato. Ninguém ficou ferido, mas cerca de 258 mil barris do carregamento foram derramados quando oito tanques de carga se romperam, resultando em um dano catastrófico ao meio ambiente.
>
> O Conselho de Segurança conclui que o terceiro imediato talvez tenha dormido apenas quatro horas antes do início do seu turno de trabalho no dia 23 de março e cochilado apenas

durante uma a duas horas à tarde. Desse modo, no momento do encalhe, ele pode ter dormido apenas de cinco a seis horas nas 24 horas anteriores. De qualquer modo, seu dia havia sido fisicamente extenuante e estressante, e ele estava trabalhando além do seu período de vigia normal.

Esse é um trecho do relatório de 4 de março de 1990 do Departamento Nacional da Segurança dos Transportes (National Transportation Safety Board) sobre o acidente marítimo do encalhe do petroleiro americano *Exxon Valdez* (a causa do maior desastre ecológico nos Estados Unidos desde o acidente nuclear em Three Mile Island).[26] Esse relatório relacionou a privação do sono e a fadiga como elementos causadores do acidente.

A história do *Exxon Valdez* não é um incidente isolado. Acidentes estão acontecendo o tempo todo tanto em grande escala (o desastre do *Challenger*) quanto em pequena escala (dormir enquanto joga boliche com os colegas de trabalho e acordar com um criativo bigode feito com caneta permanente).

O que faz você ficar sonolento? No meu caso, é o musical *Cats*.[27] Eu me sentei para assistir ao espetáculo e peguei no sono tão rápido que achei que minha mulher tinha me drogado. No mundo real, existem três causas claras para a sonolência. Certas drogas podem deixá-lo sonolento. Além das drogas, a privação do sono e a disfunção do sono

---

[26] O relatório sobre o acidente nuclear em Three Mile Island também relaciona a privação de sono como uma causa provável.

[27] Para fazer justiça ao maravilhoso e talentoso elenco e equipe de *Cats*, eu era um estudante do terceiro ano de medicina com privação de sono na ocasião em que assisti ao espetáculo no fabuloso Fox Theatre em Atlanta, na Georgia. O fato de eu ter ficado acordado a noite inteira na véspera durante meu plantão de obstetrícia provavelmente causou meu desfalecimento durante a introdução de Rum Tum Tugger. Talvez se eu gostasse mais de gatos, tivesse dado um jeito de permanecer acordado, mas a poltrona era tão confortável e o ombro da minha mulher um travesseiro tão agradável que eu não consegui resistir.

são as causas mais comuns de sonolência. Eis um guia passo a passo para você ter privação do sono:

1. Compre a primeira temporada de *Breaking Bad*.
2. Fique acordado a noite inteira assistindo a Walt White transformar-se lentamente de um amável professor de química do ensino médio no implacável chefe das drogas Heisenberg.
3. Entre em pânico quando o relógio mostrar que faltam três horas para você acordar para trabalhar na segunda-feira.
4. Vá dormir.
5. Sinta-se um merda na segunda-feira enquanto caminha aos trancos e barrancos censurando-se por ter deixado de dormir para assistir à televisão.
6. Jure que vai se deitar cedo essa noite.
7. Repita os passos de 1 a 6 até terminar a temporada de *Breaking Bad* e depois substitua a série por *Mad Men*.

É realmente fácil assim. Há outros métodos, como ter mais de um emprego, estar num campo de treinamento militar, acordar à noite para alimentar seu filho recém-nascido, ficar acordado a noite inteira estudando para as provas finais da faculdade, completar a residência em neurologia ou se preocupar a respeito de como vai conseguir fazer tudo o que precisa fazer na sua vida atarefada no dia seguinte. As possibilidades são infinitas, e os resultados são sempre os mesmos. Você não está dormindo uma média de sono suficiente para que seu cérebro funcione corretamente durante o dia; portanto, como se faz com um adolescente bêbado, seu cérebro toma a chave do carro do seu livre-arbítrio e diz: "Você é ridículo. Quem vai dirigir agora sou eu e você não controla mais quando dormimos". Com isso, seu cérebro começa a agir como um completo idiota, insistindo em dormir o tempo todo. Agora você está pegando no sono em salas de espera, enquanto dirige, enquanto faz sexo e nos mais diferentes tipos de situações interessantes.

Por que você está pegando no sono o tempo todo? Porque dormir é um impulso primário, e seu cérebro fará todo o possível para garantir que esse impulso seja satisfeito. A falta de sono cria um impulso mais forte de dormir (sonolência), assim como a falta de comida cria um impulso mais forte de comer (fome). Segue-se, portanto, que se a falta de sono pode deixá-lo sonolento, o sono disfuncional também pode. Continuando com a analogia da comida, se a falta de sono for a inanição, o sono disfuncional é tentar viver de cerveja, salgadinhos e balas.

Os buracos no seu sono

Imagine que você desenvolveu um buraco do tamanho de uma moeda de 25 centavos na parte de baixo do queixo que se conecta com a parte interna da sua boca. Em seguida, imagine que você está sentado em um restaurante comendo. Enquanto você mastiga a comida, em vez de deslizar pela sua garganta em direção ao seu estômago, onde poderia ser digerida e depois absorvida, a comida cai no chão. Talvez os clientes do outro lado do salão não tenham notado o buraco e só veem você comer sem parar, hora após hora. Com o tempo, um cliente observador talvez crie coragem e lhe pergunte por que você não para de comer, e você responde: "Porque estou morrendo de fome!". Você está em uma situação de quem está comendo, mas o ato não é completo. É assim que o distúrbio do sono funciona. Do outro lado do salão pode parecer que a pessoa está dormindo bem, mas se chegarmos mais perto veremos os buracos.

A apneia do sono, por exemplo, é um distúrbio que faz a pessoa adormecida acordar repetidamente devido a dificuldades para respirar. Ela pode acordar por um instante incrivelmente breve, tão breve que seu cérebro não tem consciência de que ela acordou. Mas esses momentos de despertar podem fragmentar o sono de uma maneira tão terrível que quase anulam os efeitos restauradores do sono – deixando a pessoa tão sonolenta pela manhã quanto estava quando foi se deitar.

Desse modo, tem início a espiral descendente: o sono fragmentado deixa você sonolento e precisando dormir (impulso primário, lembre-se) – uma exigência que você não consegue satisfazer porque sua qualidade de sono é muito insatisfatória.

Inicialmente, no caso de uma disfunção moderada do sono, você pode compensar a qualidade reduzida do sono aumentando sua quantidade. Dormir algumas horas a mais ou tirar um cochilo durante o almoço pode ser suficiente para satisfazer aquele incômodo impulso de dormir e permitir que você consiga atravessar o dia com sucesso. Mas se esse sono adicional se tornar disfuncional, dormir mais não fará diferença. Por fim, seu sono fica tão sofrível que você sente que poderia dormir durante uma semana e mesmo assim não se sentiria descansado.[28] Você pode colocar quanta água quiser no tanque de gasolina, mas isso não significa que seu carro vá sair do lugar.

Uma palavra de consolo: estudos científicos constataram que se um adulto dormir bem, geralmente de seis a sete horas de sono serão suficientes. Muitos dos meus pacientes com problemas de sono sentem que precisam de nove horas ou mais para se sentirem bem. Imagine perguntar a cem adultos quantas horas de sono eles precisam para se sentirem em sua melhor forma. A maioria dos adultos que não sabe que têm problemas de sono responde com um número de horas excepcionalmente elevado. Esse é um dos fatores que podem levar analistas de estudos a concluir que todos nós precisamos em média de oito horas de sono. De seis a sete horas é, sem dúvida, excelente para algumas pessoas. No caso de adultos com mais de 65 anos, apenas cinco horas podem ser apropriadas, de acordo com o trabalho de Nathaniel Watson e seus colegas. As culturas caçadoras-coletoras mencionadas no capítulo anterior dormiam uma média de apenas seis

---

[28] Tenho muitos pacientes na minha clínica que admitem que usam o fim de semana todo para dormir, na tentativa de acumular energia suficiente para atravessar a semana de trabalho seguinte. Em alguns casos, essas pessoas usam o período de férias para dormir mais. Com todo esse tempo passado na cama, você pode imaginar o estado da casa deles. Esse é um convite para jantar a ser evitado.

horas e meia por noite e, no entanto, as pessoas pareciam bastante saudáveis e bem ajustadas.

Ao que tudo indica, existem nos Estados Unidos cerca de 40 milhões de pessoas cronicamente doentes com distúrbios do sono. Moral da história: existe uma quantidade tremenda de sono disfuncional por aí causando sonolência excessiva, e as pessoas nem sempre podem "dormir mais" para corrigir o problema.

Essa é a diferença entre sonolência e fadiga. Agora é um momento bom para descobrir se você tem de fato sonolência ou não. Esta é uma pergunta fácil de ser feita, mas que pode ser um pouco ardilosa para ser respondida. Compreender e quantificar seu nível de sonolência são fatores essenciais para melhorar seu sono e a maneira como você aborda essa melhora.

 AUTOAVALIAÇÃO DA SONOLÊNCIA

- Você está dormindo no momento? Dê 3 pontos a si mesmo se estiver![29]
- Você está tendo dificuldade para permanecer acordado enquanto lê este livro? Incluído nesta pergunta está reler repetidamente esse parágrafo ou ler duas ou três páginas e se dar conta de que não tem nenhuma ideia do que acaba de ler. Dê a si mesmo 1 ponto caso esteja fazendo isso!
- Piada horrível.
- Você está assistindo à sua série favorita, *CSI*, e perdendo a emocionante conclusão porque está adormecendo antes que a equipe consiga descobrir quem é o culpado? Dê a si mesmo 1 ponto se isso estiver acontecendo!
- Você está adormecendo enquanto faz sexo? Dê a si mesmo 1 ponto, e 2 pontos se estiver com um parceiro!

---

[29] Meu livro funcionou! Fiz você dormir! Seja bem-vindo! Cuidado para não misturá-lo com álcool no futuro, já que parece que você é muito sensível aos efeitos deste livro.

- Você está adormecendo em público? Dê a si mesmo 1 ponto se estiver!
- Você está pegando no sono enquanto come? Se for esse o caso, receba 1 ponto, mas esqueça os pontos, faça um vídeo de si mesmo e envie para *America's Funniest Home Videos*; eles *adoram* coisas desse tipo, e você talvez ganhe algum dinheiro!
- Você está adormecendo enquanto conversa? Se estiver conversando com seu cônjuge, você não recebe nenhum ponto, mas se for com outras pessoas, receba 5 pontos!
- Você está tendo dificuldades para permanecer acordado no carro? Dê a si mesmo 1 ponto se estiver! Você é o motorista? Você ganha! Receba 20 pontos e vá diretamente para Boardwalk,* que você poderá comprar se ainda não tiver um dono.

Muitas vezes, os especialistas em sono fazem perguntas desse tipo aos seus pacientes para ter uma ideia da sonolência deles. Os pacientes não raro mentem durante essa indagação. Isso é aceitável. Estou acostumado a acordar pessoas na minha sala de espera e 7 minutos depois perguntar a elas: "Você já adormeceu em público?". Com uma expressão séria, elas respondem que não. É por esse motivo que sugiro enfaticamente que os cônjuges acompanhem os pacientes para injetar um pouco de realidade nessas consultas.

A Escala de Sonolência de Epworth é um estudo estatístico com oito perguntas que têm como objetivo avaliar a sonolência de uma pessoa e classificá-la em uma escala de 0 a 24. Quanto maior sua probabilidade de adormecer, maior a pontuação total; a maioria dos médicos considera um resultado de 9 ou 10 ou mais elevado como sinal de sonolência excessiva.

---

* O autor está se referindo ao jogo Monopoly, ou Banco Imobiliário. (N. T.)

ESCALA DE SONOLÊNCIA DE EPWORTH

Probabilidade de adormecer:
Situação **Pontos**

Nenhuma (0)   Fraca (1)   Moderada (2)   Forte (3)

Deitando-se para descansar quando as circunstâncias permitem. _____

Enquanto conversa com alguém. _____

Enquanto lê um livro, revista, jornal. _____

Enquanto assiste à televisão. _____

Enquanto está sentado quieto em um local público.[30] _____

Enquanto está sentado quieto depois do almoço sem ter tomado álcool. _____

Enquanto é passageiro em um carro durante uma hora sem interrupção. _____

Enquanto dirige e o carro está parado em um sinal vermelho ou no trânsito. _____

TOTAL _____

Determinar seu grau de sonolência permite que você comece a considerar se os seus problemas de sono estão relacionados com a qualidade do seu sono ou com o quanto você dorme. Se você tem uma pontuação elevada nas avaliações da sonolência, isso precisa ser abordado. No entanto, o eventual fato de você não sentir sonolência não significa que você não tenha um problema de sono; significa simplesmente

---

[30] Você se lembra dos pacientes profundamente adormecidos na minha sala de espera? Adoro quando eles respondem a essa pergunta com um zero depois de eu tê-los acordado para trazê-los de volta para a sala de exames!

que precisamos concentrar nossos esforços em outras direções, o que inclui questões que envolvem a qualidade do sono – a programação do sono, a higiene do sono e a percepção do sono, bem como a estrutura do seu sono. Outras influências externas como distúrbios de humor (ansiedade, depressão), alimentação, medicamentos e outros estados clínicos também precisam ser considerados.

 CIÊNCIA DE VANGUARDA

Imagine que você e sua parceira estão em uma festa e uma conhecida sensual puxa conversa com vocês. Enquanto você conversa educadamente com ela, sua parceira lhe lança "aquele olhar", que basicamente significa "acabe com isso ou se prepare para o que vai acontecer no carro quando voltarmos para casa". Um estudo de 2015 publicado no *Journal of Neuroscience* descobriu que a privação de sono pode prejudicar sua capacidade de interpretar expressões faciais de maneira adequada. Em outras palavras, não dormir o suficiente pode levá-lo a interpretar erroneamente olhares ameaçadores e fazer com que você passe uma noite desagradável no sofá da sala.[31]

O cenário do sofá fica pior. A falta de sono aliada à frustração de dormir no desconfortável sofá pode conduzir à perda do controle emocional. Em outro estudo de 2015, Talma Hendler, professora de psiquiatria e neurociência, assinalou que a falta de sono estava associada a um limite mais baixo para a "ativação emocional". Em outras palavras, em vez de simplesmente pedir desculpas, arcar com as consequências e dormir no sofá, a perda de sono cria um pavio curto no seu cérebro, que agora pensa que é uma boa ideia discutir ruidosamente com a sua parceira e dizer que você deveria estar na cama e ela no sofá. A conclusão desse conflito é realista demais para este texto. Durma hoje à noite. Salve seu relacionamento.

---

[31] Você foi avisado.

Por que e *como* dormimos: os sistemas homeostático e circadiano

Agora que você se tornou especialista em sonolência, nas suas causas e na maneira como isso afeta as pessoas, faz sentido entender como seu corpo cria a sonolência e os fatores químicos que a influenciam.

Há dois principais sistemas no nosso corpo que atuam para produzir sonolência: o sistema homeostático e o sistema circadiano. Na verdade, esses sistemas trabalham em sincronia para produzir a sonolência de uma maneira que promova um sono saudável e satisfatório.

A *homeostase* envolve trazer equilíbrio a um sistema; ela é responsável por fazer repousar um sistema que não está em repouso. Quanto mais tempo você fica sem dormir, mais poderoso é o impulso de dormir e devolver o equilíbrio ao seu sistema. Da mesma maneira, quanto mais tempo você ficar lendo este fascinante capítulo e não der atenção ao anseio de urinar, mais forte se tornará o impulso de fazer xixi, e ele se tornará opressivo a ponto de você não conseguir se concentrar em nada do que está lendo – novamente, o impulso do equilíbrio.

Uma substância química chamada adenosina atua como mediadora no sistema homeostático do sono.

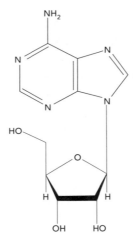

Figura 3.1. Imagem da estrutura química da adenosina.

À medida que você se mantém acordado por períodos cada vez mais longos, mais adenosina se acumula no seu cérebro. Como a adenosina induz à sonolência, quanto mais tempo você ficar acordado mais propenso ficará à sonolência. Esse é o processo químico que faz com que o sono seja um impulso primário.[32]

A cafeína bloqueia a adenosina. Você já se perguntou por que a bebida energética Red Bull faz com que você se sinta tão alerta? Cafeína, meu bem, muita cafeína (cerca de 80 miligramas por lata ou 9,64 miligramas por 30 ml). Você precisa de mais? Experimente a dose dupla da Starbucks com 20 miligramas por 30 ml ou um expresso com 50 miligramas por 30 ml. Algumas das bebidas mais recentes e radicais podem atingir níveis de mais de 100 miligramas por 30 ml.

Por que todas essas bebidas são tão incríveis e eficazes? Você entenderá como essa pergunta é absurda quando estiver acordado às 4h30 da manhã organizando o seu trabalho final ou conferindo seu talão de cheques sem ter à mão uma bebida energética poderosa.[33] Essas bebidas bloqueiam temporariamente o efeito de toda a adenosina acumulada no seu cérebro que está gritando para que você largue o controle remoto e vá para a cama. Novas pesquisas revelam que uma xícara de café também pode perturbar a capacidade do seu cérebro de medir o tempo. A cafeína pode atuar de maneira a convencer o cérebro de que não é tão tarde quanto na verdade é, o que torna a pessoa menos sonolenta quando vai se deitar. Mais informações em breve a respeito da medição do sono.

A atividade física também aumenta a adenosina, de modo que quanto mais ativo você estiver, maior a probabilidade de que fique sonolento. O exercício é uma parte fundamental de qualquer programa de sono, com o trabalho pesado sendo uma ferramenta incrível para

---

[32] Há muito tempo, fizeram um experimento retirando líquido raquidiano repleto de adenosina de um cachorro sonolento e o colocaram em um cachorro bem descansado. A infusão fez com que o cachorro alerta se sentisse sonolento.

[33] Que faça você ficar acordado a noite inteira.

combater uma dificuldade ocasional de dormir. Vamos falar mais a respeito disso no Capítulo 6.

A adenosina e os impulsos homeostáticos são apenas parte do quadro. Não é por acaso que a maioria de nós adora dormir à noite e prefere ficar acordado durante o dia. A luz (na maioria das vezes a luz solar) desempenha um papel fundamental no nosso sono. Você já se perguntou por quê? Você acha que estamos genética e evolucionariamente projetados para procurar um bronzeado excepcional? Não exatamente.

Pense no acúmulo de adenosina no cérebro. Se a adenosina pudesse se acumular ilimitadamente, estaríamos muito sonolentos na hora do almoço e seríamos um desastre total às quatro da tarde. Esse impulso de dormir às vezes é chamado de pressão homeostática.

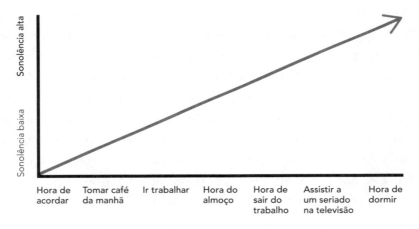

Figura 3.2. Aumento da sonolência.

Não é assim que a sonolência funciona. Na realidade, em geral nosso nível de sonolência não é consideravelmente diferente às 9 horas e às 21 horas. Como isso funciona? Que outros fatores ajudam a manter nossos níveis de sonolência baixos ao longo do dia?

A sobrevivência das espécies depende de muitas coisas, e uma das mais importantes é encontrar comida. Imagine que você é uma flor. Que flor você seria? Acho que você seria uma papoula. Aí está você, agitando-se ao vento em um campo com as outras papoulas. Quando o sol nasce, suas pétalas se abrem, absorvendo o sol e a ocasional polinização de uma abelha. Quando o sol de põe, você se fecha para se proteger durante a noite. Dia após dia, ano após ano, século após século, pouco muda. Essas adaptações que os organismos vivos fizeram com relação à passagem do tempo não são apenas cruciais para a sobrevivência; elas são conservadas de geração em geração. Você já se perguntou quanto elas são importantes? Pegue uma papoula e coloque-a em uma estufa isolada da luz externa. Institua um ciclo em que a luz fique ligada durante doze horas e desligada durante doze horas. A flor vicejará. De repente, comece a ligar e desligar a luz em momentos aleatórios, mantendo tudo mais como está. Mesmo que a quantidade de luz permaneça estável, o ligar e desligar aleatório da luz perturbará de modo significativo os ritmos naturais da flor, e ela morrerá. A ligação da luz do sol e do seu ciclo dia-noite com um ritmo biológico é a base dos ritmos circadianos.

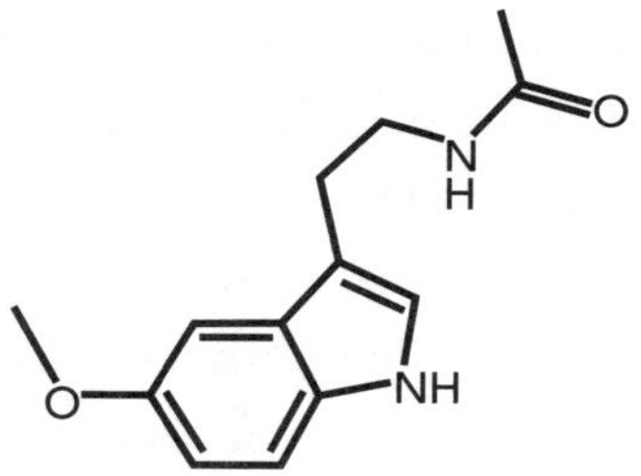

Figura 3.3. Melatonina. Observe o esplêndido anel de benzeno dela.

Nos seres humanos, esse ritmo é promovido por uma substância química diferente da adenosina. Ela se chama melatonina, e estou certo de que muitos de vocês que estão lendo este livro estão tomando essa substância ou já a tomaram em algum momento para ajudá-los a dormir.

A melatonina é produzida na escuridão. Quando seus olhos (retina) percebem a escuridão, células chamadas células ganglionares retinianas intrinsecamente fotossensíveis (ipRGCs)[34] recebem o sinal e enviam-no para o núcleo supraquiasmático (NSQ), o cronometrista do cérebro. É o núcleo supraquiasmático que instiga a glândula pineal, uma pequena glândula localizada no cérebro e que tem o tamanho de uma ervilha, a liberar melatonina. Como a melatonina nos faz ficar sonolentos, temos a tendência de sentir mais sono à noite e de ficarmos mais alertas durante o dia. É interessante que os guaxinins tenham uma reação oposta à melatonina, o que é útil porque a sobrevivência deles depende de se esgueirarem furtivamente à noite para procurar comida nas lixeiras.

Localizados dentro do NSQ, os marca-passos circadianos do cérebro atuam para neutralizar o acúmulo da pressão de sono homeostática que ocorre durante o dia. Esse sistema modifica a curva da pressão homeostática e faz com que ela fique como está apresentada na Figura 3.4 da página 67.

O implacável impulso homeostático de dormir é mantido sob controle mais tarde durante o dia para que você possa continuar a fazer algumas coisas. No entanto, à medida que a hora de dormir se aproxima, o NSQ não consegue mais controlar as coisas, e ocorre então a grande liberação de melatonina que produz o sono, o qual logo depois se sucede. No entanto, repare no pequeno pico de sonolência depois do almoço que acontece imediatamente antes do resgate circadiano. Esse aumento repentino da sonolência é o motivo pelo qual é tão tentador dar um pequeno cochilo depois do almoço. De fato, em algumas culturas, a sesta após o almoço é a norma, não a exceção.

Essas culturas estão certas ao ceder a esse impulso de cochilar todos os dias? Alguns cientistas acham que estão. Creio que um cochilo à tarde é aceitável, desde que isso não afete sua capacidade de dormir à noite. Talvez também seja interessante você verificar com seu chefe se está ok tirar um cochilo.

---

[34] Não me culpe. Não fui eu que dei o nome às células. Eu as teria chamado de células sonolentas.

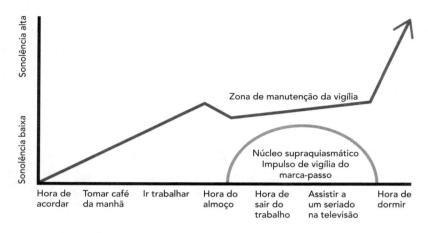

Figura 3.4. Os marca-passos circadianos resolvem o problema!

Dois sistemas, homeostático e circadiano, são a base do nosso sono. Essas reações químicas são responsáveis pelos comportamentos que associamos ao sono e à sonolência. São sistemas muito sofisticados e altamente preservados tanto nos seres humanos quanto nos animais.

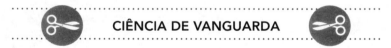

O "interruptor" humano que ativa o sono pode ter sido descoberto em uma drosófila, ou a mosquinha-das-frutas. O trabalho realizado em 2001 por Ravi Allada na Universidade Northwestern pode estar no centro do que ativa e desativa o sono no núcleo supraquiasmático do cérebro. Ele descobriu que quando um grupo de neurônios exibia uma atividade elevada nos canais de sódio, as células eram ativadas, causando a vigília. Quando esses mesmos neurônios exibiam uma atividade elevada de potássio, as células eram desativadas, possibilitando o sono. Esse mecanismo de "pedal de bicicleta" pode encerrar uma promessa futura para ajudar a desvendar um maior entendimento do sono.

Com esses sistemas fabulosos ativos e presumivelmente funcionando bem, o que poderia estar errado com o seu sono? O mais provável é que esses sistemas estejam funcionando bem, mas que você os esteja perturbando de alguma maneira. Vamos aprender mais a respeito do que é o sono e você poderá descobrir como dormir melhor.

> **REVISÃO DO CAPÍTULO 3**
>
> 1. *Fadiga* tem a ver com falta de energia, e não com o desejo de dormir.
> 2. Você pode estar sentindo fadiga, sonolência ou as duas coisas. Você pode não estar sentindo nenhuma das duas. Se for esse o caso, por que você está lendo este livro? O que você realmente precisa é de um livro que o ajude a compreender por que todo mundo odeia você e a sua vida vigorosa e dinâmica.
> 3. A verdadeira sonolência é causada por uma de três coisas: medicamentos, privação do sono ou uma disfunção do sono.
> 4. Nosso sono se baseia em dois sistemas, o homeostático e o circadiano.
> 5. Você sofre ou não de sonolência. Se você foi corajoso o bastante para fazer algumas avaliações de sonolência, você deve agora ter uma ideia se sofre ou não de sonolência.
>
> Parabéns. Você está fazendo progresso. Espero que esteja aprendendo mais a respeito do seu sono e, ao mesmo tempo, se libertando de todas as informações erradas sobre o tema que você acumulou ao longo dos anos. Sinta-se abandonando a ideia de que há algo terrivelmente errado com seu cérebro que está impedindo que você tenha uma boa noite de sono.
>
> Você é uma boa pessoa.
>
> E decididamente você *pode* dormir.
>
> Vou ajudá-lo.

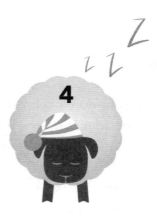

Estágios do Sono
Que profundidade você pode alcançar?

Inspire profundamente antes de começar a ler este capítulo. As pessoas têm tantas ideias esquisitas a respeito dos estágios do sono que essa parte pode chocá-las. Elas usam o tempo todo termos como *sono profundo* e *sono REM* sem ter a menor ideia do que estão falando. Este capítulo tem a intenção de ensinar o que é o sono para que você nunca entre no consultório do seu médico e faça a seguinte declaração: "Estou tendo problemas com enxaquecas ultimamente e acho que é porque não tenho sonhado o bastante durante o meu sono profundo. O senhor pode me ajudar?". Na verdade, quando você terminar a leitura deste capítulo, entenderá por que dizer isso é uma tolice.

Por que será que quando você fala sobre a(s) noite(s) em que você não dorme para seu cônjuge durante o café da manhã, ele olha para você de uma maneira esquisita? Vejo isso o tempo todo quando um paciente vem ao meu consultório com o cônjuge. (Na verdade, muitas vezes eu peço ao parceiro do paciente que também entre na sala para ter outra perspectiva da situação.)

O paciente me diz: "Não dormi nem um pouco nos últimos quatro dias".

Quando observo o rosto do parceiro de cama, não raro detecto uma expressão engraçada, muitas vezes um meio sorriso confuso. Quando vejo isso, geralmente pergunto algo como: "Por que você fez essa cara?".

O referido parceiro responde (se for corajoso o bastante e estiver prestando atenção) com algo como: "Tive a impressão de que você estava dormindo quando me deitei", ou "você estava apenas fingindo que estava roncando para que eu pensasse que você estava dormindo?".

Segue-se geralmente um silêncio embaraçoso e olhares confusos da parte de ambos. Uma discussão educada pode vir acontecer em seguida, na qual o paciente descreve eventos ocorridos durante a noite, acrescidos da hora exata em que aconteceram como uma espécie de prova da ausência de sono.

Esse discurso é muitas vezes contra-atacado por algo como: "Bem, você estava roncando alto nas duas vezes em que me levantei para ir ao banheiro ontem à noite e você dormiu o tempo todo enquanto eu me vestia para trabalhar essa manhã. Isso é tudo o que eu sei". Braços cruzados.

A percepção do sono e a realidade do sono nem sempre andam juntas. Até certo ponto, os estágios do sono e a percepção do sono de um indivíduo muitas vezes estabelecem se ele se considera uma pessoa que dorme bem, uma pessoa que tem o sono leve ou, em muitos casos, uma pessoa que dorme mal. Essas percepções estão muitas vezes ligadas aos estágios do sono. Esses estágios do sono e a maneira como a pessoa passa por eles são importantes; vamos então aprender um pouco sobre isso.

CIÊNCIA DE VANGUARDA

O modo como os pacientes descrevem a si mesmos ao definir se dormem bem ou mal, não é algo insignificante. Na verdade, Iris Alapin e outros demonstraram que a forma como encaramos a maneira como dormimos e as descrições que fazemos de nós mesmos podem indicar melhor uma disfunção que ocorra durante o dia do que a nossa qualidade de sono efetiva. Em outras palavras, se você dormir mal, mas se considerar uma pessoa que normalmente dorme bem, você poderá funcionar tão bem durante o dia quanto uma pessoa com uma qualidade de sono muito melhor que a sua.

Fico perplexo com a quantidade de falsas informações que são aceitas pelos pacientes que buscam ajuda para problemas de sono. Termos como *sono profundo* e *sono de sonhos* são muitas vezes utilizados com pouco entendimento do seu real significado e da sua função fisiológica. Na verdade, a maioria das pessoas acha que são a mesma coisa.

Para esclarecer por que equiparar o sono profundo ao sono de sonhos é um equívoco, dê uma olhada nas figuras a seguir.

Pessoas vivas estão acordadas ou dormindo.[35]

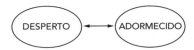

Figura 4.1. Escolha um dos estados, qualquer um deles.

---

[35] Uma terceira categoria, de "zumbis", poderia ser incluída, já que eles não estão tecnicamente completamente vivos nem completamente mortos. Embora os zumbis estejam além do escopo deste livro, vale a pena mencionar que existe muito debate na comunidade zumbiófila a respeito de se os zumbis dormem ou não. O consenso é que é bem provável que eles não durmam, mas que provavelmente permaneçam em um estado inativo de baixa energia quando não estão perseguindo seres humanos.

O sono propriamente dito tem três fases importantes. O estado básico é o *sono leve*. Repare que o sono leve atua como o corredor entre o estado desperto e o sono profundo. O *sono profundo* é nosso sono mais reparador, mas temos que passar pelo sono leve para chegar até ele.

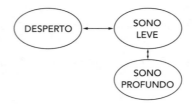

Figura 4.2. A divisão do sono.

O terceiro tipo de sono é o *sono de sonhos* (sono REM). É quando ocorre a grande maioria dos sonhos (alguns sonhos podem ocorrer em outros momentos, o que será discutido mais adiante neste capítulo). Alguns exemplos clássicos de sonhos REM são relacionados na Figura 4.3, na página 73.

Repare que o sono leve é o portal tanto para o sono profundo quanto para o sono de sonhos. Não é comum que se vá diretamente do estado desperto para o sono de sonhos ou do estado desperto para o sono profundo. Além disso, é incomum a transição direta do sono profundo para o sono de sonhos, e a ocorrência disso pode ser uma pista para determinar o que está errado com o sono de alguém. Vamos falar sobre isso mais adiante. Por ora, estou tentando manter as coisas simples, e quero apenas que você compreenda que o sono tem três fases distintas. Se você entender isso, estará bem à frente da maior parte das pessoas.

As pessoas percorrem os estágios do sono de forma muito previsível durante o sono normal. Às vezes, representamos as transições entre os estágios durante a noite por meio de um gráfico chamado hipnograma. Um hipnograma (Figura 4.4) representa muitas vezes uma noite ideal de sono (em outras palavras, nunca acontece de modo tão perfeito).

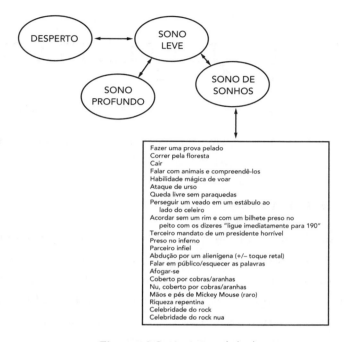

Figura 4.3. A visão global
(com uma lista dos sonhos favoritos do autor de bônus!).

Vamos acompanhar o gráfico da Figura 4.4. Neste exemplo, a pessoa fica acordada durante algum tempo antes de entrar no sono leve por um breve período. Embora a linha passe pelo sono de sonhos a caminho do sono leve, a pessoa não está no sono de sonhos porque a linha não se desloca horizontalmente nesse ponto.

Esse gráfico é a convenção que os cientistas usam para traçar o trajeto do sono ao longo da noite. Desse modo, é fácil ver como o sono se baseia no sono leve, e geralmente avança para o sonho de sonhos (para cima) ou para o sono profundo (para baixo). A continuidade desses ciclos é muito importante para que o sono funcione e para que você permaneça acordado durante sua próxima reunião de trabalho. Cada um desses estágios do sono tem funções específicas e, portanto, consequências específicas se forem perturbados.

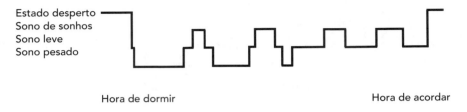

Figura 4.4. Um hipnograma simples, que traça os ciclos de sono de uma pessoa durante uma noite.

Sono de sonhos

No início da década de 1950, Eugene Aserinsky, um aluno de pós-graduação da Universidade de Chicago, notou movimentos de olhos peculiares nas crianças adormecidas que estava observando. Ele compartilhou o fato com seu orientador Nathaniel Kleitman, que confirmou a presença desses movimentos observando a própria filha. Ao contrário de James Watson e Francis Crick, que ficaram com grande parte do mérito pela descoberta do DNA feita pela sua colega Rosalind Franklin, Kleitman foi um exemplo de excelência e não sacaneou Aserisnky. Ele concedeu todo o crédito ao seu aluno por ser o primeiro a notar os movimentos dos olhos que caracterizam o REM. Esses movimentos e o estágio de sono que eles marcavam seriam chamados de sono do movimento rápido dos olhos, ou sono REM.[36]

Usando eletrodos para medir a atividade cerebral, os movimentos dos olhos e a atividade muscular, Kleitman e Aserinsky investigaram o sono REM por meio de técnicas que formariam mais tarde a base da polissonografia, o moderno estudo do sono. Usando esses recursos, os pesquisadores demonstraram que a atividade do cérebro durante o sono REM espelhava a do estado desperto.

---

[36] As pessoas muitas vezes me fazem perguntas a respeito da relação entre REM (sono de sonhos) e R.E.M., a clássica banda de rock alternativo. Michael Stipe, seu vocalista, escolheu o nome em um dicionário e decidiu colocar um ponto depois de cada letra. Quando se trata do estágio do sono, REM é escrito sem os pontos.

Estudos adicionais demonstraram que a atividade muscular durante o sono REM era mínima, o que diferenciava claramente esse estado do estado desperto, quando a atividade muscular está no auge.

Estudos posteriores de Aserinsky e Kleitman envolveram acordar voluntários durante o sono REM. Aproximadamente 70% dos participantes que acordaram durante essa fase do sono relataram estar sonhando. Embora novas teorias do sono sugiram que o sonho pode ocorrer durante o sono profundo, o sono REM é, para todos os efeitos, o sono dos sonhos.

Em geral as pessoas passam cerca de um quarto da noite no sono REM, que acontece em ciclos de 20 a 45 minutos, geralmente de quatro a cinco vezes por noite. A duração dos ciclos normalmente aumenta à medida que a noite avança, de modo que os ciclos mais longos ocorrem durante a segunda metade da noite. O ciclo mais longo geralmente termina por volta da hora em que a pessoa acorda pela manhã. É por isso que sonhar é mais comum imediatamente antes de você se arrastar para fora da cama; é a hora do seu ciclo de sonho mais longo da noite.

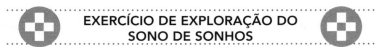

EXERCÍCIO DE EXPLORAÇÃO DO SONO DE SONHOS

Se você é uma pessoa com uma programação de sono relativamente regular (ou seja, você vai para a cama mais ou menos na mesma hora todas as noites e acorda mais ou menos na mesma hora todas as manhãs – o ideal é que faça isso nos fins de semana também), este exercício é para você. Se não for, desfrute sua programação livre enquanto ela durar. Meu capítulo sobre a programação de sono está algumas páginas à frente.

Para este exercício, você vai precisar de papel e lápis. Se você for mais "tecnológico", deixe sua página no Facebook preparada. Você vai ter muito a acrescentar à sua linha de tempo.

1. Ajuste o despertador para 45 minutos mais cedo do que a hora que você normalmente acorda.
2. Vá dormir.

3. Quando o alarme o acordou, você estava no meio de um sonho? Se seu sono segue uma progressão típica, é bem provável que esse despertar antecipado vá ocorrer no seu maior ciclo REM da noite. Além disso, quando as pessoas são despertadas durante um sonho, em geral elas lembram dele. Isso ilustra um ponto importante: quando uma pessoa afirma que não sonha, uma de duas coisas está acontecendo: ou ela de fato não sonha, ou sonha mas não se lembra de ter sonhado.
4. Espero que depois de fazer este exercício por um ou dois dias, você acorde durante algum sonho estranho no qual um amigo em quem você não pensa há mais ou menos dez anos está ajudando você a trocar um pneu furado. É aí que entra sua conta no Facebook. Procure a pessoa... e dê uma cutucada nela. Compartilhe com ela seu sonho bizarro e suas fotos com seus filhos visitando o parque temático de Harry Potter no último verão.

Crédito adicional: mantenha o despertador ajustado para esse horário mais cedo durante as próximas semanas. Você está notando que, com o tempo, passa a acordar cada vez menos durante um sonho? Isso é o seu cérebro se ajustando ao seu pequeno jogo e adiantando seus ciclos REM para compensar isso. O cérebro não gosta de acordar durante o sono REM, de modo que tomou medidas para evitar isso. Uma que vez que isso aconteça, você pode dar a si mesmo uma nota dez com estrelinha por ter completado este exercício e pode ajustar seu despertador novamente para a hora original. Você precisa do seu sono... e quantas vezes você pode sonhar que está encontrando o Leonardo DiCaprio na seção hortifruti do supermercado?

O sono de sonhos em geral começa 90 minutos depois que a pessoa adormece, após uma breve permanência no sono leve e de um ciclo de sono profundo. O intervalo de tempo entre o início do sono e o início do REM é chamado de latência do sono REM. Medir a latência do sono REM durante um estudo do sono pode ser útil. Uma latência do sono REM reduzida pode ser observada em pessoas que sofrem de privação de sono, de depressão clínica ou que têm narcolepsia – um distúrbio raro que causa sonolência diurna excessiva e, em algumas pessoas, episódios dramáticos de fraqueza chamados de cataplexia. Uma latência prolongada é vista com frequência em pessoas que consomem álcool ou outros medicamentos que suprimem o REM.

O propósito do sono REM é mal compreendido. Durante muitos anos, acreditou-se que essa fase do sono era essencial para o processamento da memória. Isso talvez explique por que o pesquisador Andrew Tilley descobriu, em 1978, que pode ser difícil recordar os sonhos se eles não forem anotados. Mais tarde, pesquisadores demonstrariam que perturbações no sono REM podem levar a outras dificuldades além das relacionadas com a memória, entre elas problemas de atenção, má concentração e distúrbios de humor. A sonolência não é classicamente associada a perturbações do REM.

Uma das funções mais incomuns do sono REM pode ser a regulação da percepção da dor. No passado, a maioria das pessoas associava a dor ao sono insatisfatório.

Dor → Sono insatisfatório

A relação, quando formulada nessa direção, não deveria ser muito surpreendente. Quando sentimos dor, dormimos mal.[37]

Estudos examinaram a relação inversa na tentativa de verificar se o sono insatisfatório poderia de fato conduzir à dor.

---

[37] A frase "preciso que a senhora acorde e empurre com força. O bebê está quase nascendo" está quase no topo da lista de coisas que raramente são ouvidas em uma sala de parto.

Sono insatisfatório → Dor

Nesses estudos, os pacientes tiveram permissão para dormir em diferentes situações, e vários desses estudos demonstraram que as condições de sono que envolviam a privação do sono REM aumentavam os níveis de dor em voluntários saudáveis e isentos de dores antes de participarem das análises. Os voluntários foram monitorados para determinar em que estágio do sono estavam em qualquer momento considerado durante a noite. Quando entravam em um claro e distinto sono REM, eram acordados e recebiam uma tarefa de vigilância para ser realizada antes de voltarem a dormir. Com esse protocolo, seu sono REM foi seletiva e significantemente reduzido. Depois desses testes, foi medida a capacidade dos participantes de tolerar a dor (o calor de uma lâmpada). Os estudos realizados por Timothy Roehrs demonstraram que os participantes privados do sono REM foram mais intolerantes à dor. Mais impressionante ainda foi o fato de que esses efeitos puderam ser observados depois de um período relativamente breve de privação do sono REM, de apenas quatro horas. Além da contribuição dos distúrbios do sono para a percepção da dor aguda, os pesquisadores também associaram esses distúrbios ao desenvolvimento de estados de dor crônica. Em um estudo de 2015, ratos que dormiram pouco antes de uma lesão mostraram-se mais propensos a sofrer de dor crônica do que ratos bem descansados.

Os mais diferentes tipos de coisas loucas acontecem às pessoas quando entram no sono REM, e conhecê-las pode proporcionar algumas histórias realmente engraçadas para você contar nas festas. Por exemplo, os seres humanos são uma espécie eutérmica, o que significa que temos o sangue quente. Somos capazes, até certo ponto, de regular a temperatura do nosso corpo em diferentes condições ambientais. Podemos transpirar quando está quente e ter calafrios quando está frio. Os animais como as cobras são ectodérmicos (ou pecilotérmicos), o que quer dizer que têm sangue frio e dependem da temperatura ambiente para aquecer o corpo. É por isso que eles precisam ficar deitados em pedras quentes ao sol para aumentar sua temperatura. O interessante é que você não é melhor do que uma cobra venenosa quando sonha à noite, porque durante o sono REM você para de regular a temperatura do corpo. Pense nisso. Enquanto você sonha, seu cérebro suspende a função fundamental e complexa da regulação da temperatura.[38]

O sono leve

Toda grande criação precisa de uma base sólida e, no caso do nosso sono noturno, o sono leve fornece o alicerce para a nossa noite de sono dinâmico. O sono leve representa o estado entre estar plenamente consciente e estar no sono profundo ou sonhando. No sono leve, muitas vezes estamos inconscientes, mas algumas pessoas conseguem conservar durante esse estágio uma espécie de consciência. Em geral, não é difícil despertar desse sono, e por causa disso o estado é relativamente frágil.

O sono leve pode ser subdividido no sono do estágio N1 e no sono do estágio N2. O sono N1 representa a transição do estado desperto para o sono. Em uma noite normal de sono de um adulto, apenas 5% do tempo é passado nesse estágio. Durante o sono N1, as ondas cerebrais começam a ficar mais lentas e os movimentos rápidos e bruscos dos olhos que caracterizam o estado desperto tornam-se lentos e ondulantes. A atividade muscular começa a diminuir.

Essas mudanças continuam durante o sono N2, que representa um estágio mais profundo do sono leve.[39]

Padrões de onda singulares chamados fusos do sono e complexos K são observados durante o sono N2 e ajudam a diferenciar entre o sono N1 e o sono N2 nos estudos do sono.

---

[38] Seus amigos em festas ficarão muito mais interessados nesse fato divertido do que em como as coisas têm estado um pouco tensas entre você e seus sogros ultimamente.

[39] Esse é o sono leve mais profundo, e não o sono profundo mais leve. Uma enorme distinção.

Quase metade da noite de uma pessoa é passada no sono N2. Todos os outros estágios fluem através do N2 (consulte a Figura 4.6). Isso é importante do ponto de vista do diagnóstico. Se as transições para o sono profundo e para o sono REM forem perturbadas, a pessoa passará mais tempo do que o normal no sono do estágio N2. Como o sono leve não é muito restaurador, essas pessoas sentirão que seu sono é insatisfatório e não reparador, e em alguns casos podem ter a impressão de que simplesmente não dormiram. Agora você sabe por quê! É crucial que aqueles que acham que nunca dormem entendam isto: você está dormindo, mas pode estar passando um tempo desproporcional no sono leve.

O sono profundo

O sono profundo é aparentemente o estágio menos compreendido pelos pacientes. Parece que há um grupo de avós por aí dizendo aos seus netos as seguintes pérolas:

"O sono que você tem depois da meia-noite não beneficia seu corpo."

"Uma hora de sono antes da meia-noite equivale a duas horas depois da meia-noite."

Embora esses conselhos na verdade sejam falsos, as origens desses fragmentos de sabedoria provavelmente têm tudo a ver com a função e o *timing* do sono profundo, que é chamado de sono N3 pelos especialistas em sono.

O sono do estágio N3 constitui o sono profundo, às vezes chamado de sono de ondas lentas ou sono delta devido à baixa velocidade das ondas cerebrais observadas durante esse estágio (as ondas delta são as mais lentas do eletroencefalograma, EEG). Os textos mais antigos dividiam o sono profundo em dois estágios separados – os estágios 3 e 4. Essa divisão baseava-se na quantidade de ondas lentas vistas durante uma parcela de sono de 30 segundos (chamada de época), com o estágio 4 tendo uma maior atividade de ondas lentas do que o estágio 3. Não subdividimos mais o sono profundo. Tudo agora é N3.

Muitas vezes os adultos passam cerca de 25% da noite no sono profundo, com a maior parte da atividade desse estágio ocorrendo durante a primeira metade da noite. Esse sono é reparador e faz com que as pessoas se sintam descansadas (não sonolentas) no dia seguinte. Ao que tudo indica, foi daí que a vovó extraiu o conselho dela sobre o sono.

Por que o sono profundo é reparador? Acima de tudo, porque o tempo que você passa no sono profundo é também a ocasião de maior produção do hormônio do crescimento (GH). Eu sei, eu sei... você já parou de crescer, por isso está se perguntando por que o hormônio do crescimento é importante. Basicamente, ele faz tantas coisas para ajudar o corpo a permanecer jovem e saudável e a ter um desempenho melhor que é um milagre que as pessoas não tentem adquiri-lo por meios ilegais e injetá-lo nas nádegas em locais como vestiários de equipes esportivas profissionais.[40]

Esqueça as seringas! Você não precisa delas. Simplesmente não deixe de valorizar e proteger seu sono profundo à noite e seu brilhante cérebro produzirá todos os tipos de hormônios do crescimento (GH) à noite enquanto você dorme, levando-o a se sentir revigorado no dia seguinte. Além disso, esse GH ajudará você a fortalecer seus músculos e seus ossos, bem como a se recuperar de lesões e impulsionará o funcionamento do seu sistema imunológico.[41]

Com todo esse hormônio de crescimento circulando, vamos ficar jovens e belos para sempre, certo? Infelizmente, não. A quantidade de sono profundo declina à medida que as pessoas envelhecem, e com ela reduz-se também a nossa secreção de GH. Na maior parte das vezes, as crianças têm toneladas de sono profundo. Você já voltou de viagem da casa dos seus pais com as crianças no carro? Você ficou na casa deles

---

[40] É por isso que recomendo aos atletas com quem trabalho que protejam seu sono para que possam maximizar a produção do hormônio do crescimento humano (HGH). Isso é essencial para que eles se recuperem do desgaste resultante da atividade esportiva.

[41] Você já parou para pensar por que ficar acordado até tarde estudando para os exames sempre faz com que fique doente e tire nota baixa?

até tarde porque não os visita com frequência e se sentiu culpado por ter chegado lá ontem, de modo que só agora, às 23 horas, está entrando na garagem com seu carro. As crianças estão nas suas cadeirinhas, a cabeça apoiada no vidro do carro em uma posição engraçadinha, porém desajeitada, profundamente adormecidas. Tão adormecidas, na verdade, que você consegue retirá-las das cadeirinhas, levá-las até o quarto delas, despi-las, vestir o pijama nelas, escovar seus dentes, e mesmo assim elas não acordam. Esse é de fato um sono profundo de qualidade.

À medida que amadurecemos, essa fartura de GH seca um pouco e o sono profundo diminui. Essa falta de sono profundo muitas vezes torna as pessoas um pouco mais sonolentas e/ou as leva a "brigar" um pouco mais com o sono.

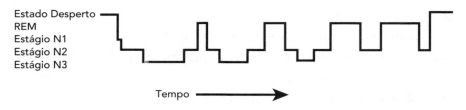

Figura 4.5. Hipnograma II.

Agora que você tomou conhecimento disso, como você encara o fato de adormecer durante sua teleconferência de vendas trimestral? Isso deveria ser um sinal bastante claro de que você não está recebendo sua cota diária de sono profundo e que está pagando um preço alto por essa negligência!

Ciclos de sono

Os estágios de sono variam em um padrão previsível durante o sono saudável, e complexas reações químicas no cérebro são responsáveis pelas transições entre essas fases. O monitoramento desses ciclos durante um estudo do sono nos permite obter uma representação visual da sua progressão, denominada hipnograma (Figura 4.5).

O gráfico lhe parece familiar? Deveria parecer, porque é a segunda vez que ele aparece neste capítulo. Nessa versão, troquei os nomes dos ciclos de sono por seus nomes cientificamente corretos, mas de resto é a mesma coisa. Por que colocar esse gráfico no livro duas vezes? Porque é essencial que você veja o que acontece, ou deveria estar acontecendo, durante seu sono. Esse gráfico reforça os conceitos dos ciclos progressivamente mais longos de REM à medida que a noite avança e mostra que a maior parte do sono ocorre durante a primeira metade da noite. Esses conceitos ajudarão você a compreender por que os pacientes podem exibir comportamentos de sonho incomuns como a apneia do sono, ou por que pacientes que sofrem de insônia "acordam todas as noites de hora em hora". Vamos utilizar esses hipnogramas ao longo do livro para ajudá-lo a entender os padrões de sono que influenciam vários distúrbios do sono.

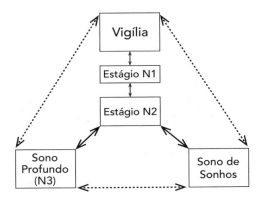

Figura 4.6. As transições do estado de sono normalmente ocorrem ao longo do sono de estágio N2. As transições que não passam pelo sono N2 (linhas pontilhadas) não são boas!

Dê uma olhada no diagrama da Figura 4.6. Ao contrário dos hipnogramas, que mostram o *timing* específico das mudanças do ciclo de sono pelas quais uma pessoa passa durante uma noite de sono típica, esse diagrama ilustra os trajetos normais e anormais da transição entre os estágios do sono. O movimento indicado pelas linhas sólidas cria uma noite de sono normal. Repare que o sono não é uma marcha direta do estado desperto para o sono leve, para o sono profundo e então para o sono de sonhos. Esse diagrama mostra o papel central que o sono N2 desempenha no fluxo do sono normal. Coloque o dedo no quadrado "Vigília". Agora desloque-o para o sono no estágio 2 (geralmente através do estágio N1). A partir daí, a pessoa poderia ir um pouco para o sono profundo, voltar para o sono leve, sonhar um pouco, voltar para o sono leve e depois acordar sem nunca deixar as linhas sólidas. Enquanto seu dedo se desloca ao longo das linhas sólidas, você está criando um hipnograma, exatamente como nos exemplos que vimos antes.

Considere agora os trajetos tracejados anormais. O movimento ao longo desses trajetos é considerado anômalo. Imagine alguém que esteja acordado e que caia de repente em um sonho (sono REM). Este é um fenômeno chamado cataplexia, e é anormal. Eis como isso seria representado em um hipnograma (Figura 4.7). Está vendo a queda do estado desperto para o REM no início?

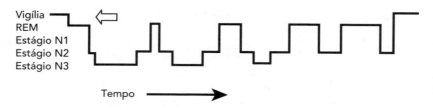

Figura 4.7. Um paciente indo diretamente para o sono REM... não é legal!

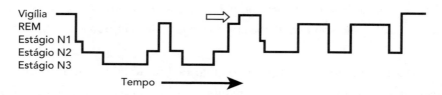

Figura 4.8. Um paciente indo diretamente do sono REM para o estado desperto... também não é legal!

Considere o inverso – um paciente acordando diretamente do sono REM, como é visto na Figura 4.8. Esse é muitas vezes o padrão visível nos pesadelos ou na paralisia do sono e também é anormal.

Ao seguir os desvios ao longo das linhas pontilhadas, podemos criar muitas transições de estágios de sono incomuns ou anormais. Repare como o movimento direto do sono profundo para o sono de sonhos (e vice-versa) não é normal. Vamos discutir esses problemas a fundo mais adiante. Quero apenas que você entenda como espera-se que esses processos funcionem.

Um último conselho sobre o sono que você pode encontrar tem a ver com os ciclos de sono, hipnogramas e como você pode planejar seu sono para ser mais bonito, saudável e bem-sucedido. O conselho baseia-se no fato de que temos a tendência de dormir em ciclos que duram em média 90 minutos. Os *hackers* da vida pegaram essa informação, consultaram nossos avós e apareceram com a dica de que devemos dormir em ciclos de 90 minutos para ter uma saúde ideal. Alguns artigos até mesmo sugerem que a quantidade de sono que precisamos é irrelevante e que tudo consiste apenas em garantir que estamos regulando nosso sono para que ele termine em uma marca que seja um intervalo de 90 minutos. Isso é o que os verdadeiros cientistas chamam de absurdo total e irrestrito (ATI). O ATI geralmente consiste em três principais componentes:

1. Alguma base científica: ✓
2. Alguns artigos em blogs que relatam os incríveis benefícios de aplicar o ATI: ✓
3. Nenhum estudo científico que respalde a afirmação: duplo ✓ ✓

Tenha em mente que o ciclo de 90 minutos é uma média. Talvez eu tenha ciclos de 80 minutos. Talvez você tenha ciclos de 100 minutos. Essa é uma grande diferença. Além disso, temos geralmente entre quatro e seis ciclos durante a noite, o que significa que o momento em que meu terceiro ciclo termina pode ter uma hora de diferença do momento em que o seu terceiro ciclo chega ao fim. Tentar cronometrar essas coisas com perfeição é um pouco absurdo. Na condição de uma pessoa que olha o dia inteiro para estudos de sono, posso afirmar que os hipnogramas seguem um padrão geral, mas eles não são precisos. Além disso, faz sentido para você, depois de ter lido apenas os primeiros capítulos deste livro, que a quantidade de sono que precisamos não seja importante? É como dizer que a quantidade de comida que ingerimos não é importante; tudo o que na verdade importa é terminar a refeição com uma sobremesa à base de creme. As pessoas que seguem o método de acordar somente em horários que representem um ciclo completo de 90 minutos em relação ao horário em que adormeceram podem estar perdendo uma grande quantidade de sono com o passar do tempo. Considere o seguinte exemplo:

> John vai para a cama todas as noites às 23 horas. Ele leu um artigo na internet que dizia que dormir em ciclos de 90 minutos poderia ajudá-lo a se tornar Bradley Cooper em *Sem Limites*, de modo que, é claro, John decidiu imediatamente seguir o método. Ele precisa se levantar entre 7h30 e 7h45 para chegar ao trabalho na hora. Infelizmente, nenhum desses dois horários cai em um incremento de 90 minutos a partir das 23 horas, de modo que ele ajusta o despertador para as 6h30, privando-se de pelo menos uma hora de sono todas as noites. Desse modo, em vez de dormir entre oito horas e oito horas e meia por noite, ele limita-se a sete horas e meia.

Só para esclarecer, não tenho nenhum problema com o fato de John dormir sete horas e meia por noite se é o que ele precisa. O meu problema é ele estar arbitrariamente dormindo menos para acordar às 6h30. O que acontece se ele tiver uma reunião bem cedo e tiver que chegar ao trabalho um pouco mais cedo? Ele terá então que acordar às 5h30? Ridículo. De qualquer maneira, se você estiver lendo isto, seguindo esse método e tendo grande sucesso na vida, que bom para você, mas por favor não me mande nenhum e-mail sobre o assunto. Estou francamente tão interessado na sua história quanto em ouvir o seu progresso com um paranormal.

Alguns monitores de sono pessoais têm a capacidade de despertá-lo durante estágios de sono "mais leves" que ocorrem de maneira natural, geralmente quando o aparelho detecta que você está se mexendo um pouco. Embora não haja estudos convincentes que respaldem essa prática como uma forma de melhorar o desempenho, ela com certeza faz sentido, já que acordar de um sono REM (quando o aparelho detecta que você não está se mexendo – lembre-se de que você está paralisado) pode ser horrível. Talvez a melhor maneira de evitar a necessidade de um despertador desse tipo é tentar tornar a hora de acordar o mais constante possível. Esse despertador pode ser útil para leitores que não conseguem fazer isso (por exemplo, uma pessoa que trabalhe em turnos com revezamento).

REVISÃO DO CAPÍTULO 4

1. O sono é dividido em três estágios distintos – sono leve, sono profundo e sono de sonhos.
2. O sono de sonhos, também conhecido como sono REM, é importante para a memória e para a regulação do humor.
3. A falta de sono profundo pode causar sonolência porque essa é a fase do sono mais restauradora.
4. Esses três estágios fluem em um padrão previsível em pessoas com um sono saudável.
5. Durma tanto quanto precisar e procure alcançar a regularidade na sua programação de sono. Regularidade não significa que você precise acordar em um horário que represente um intervalo de 90 minutos.
6. Procure a verdade e evite o ATI.

Olhe só para você agora. Em apenas quatro capítulos, você avançou bastante. Agora entende que embora não sinta que seu sono está sendo bom para você nos últimos tempos, você dorme um pouco. Você também determinou quanto sofre de sonolência e se está dormindo muito, pouco, bem ou de modo insatisfatório. Por fim, você agora compreende como o sono está estruturado e de que maneira ele deveria de fato funcionar (em outras palavras, a sua meta de sono).

Você vai conseguir atingir essa meta? Francamente, não tenho certeza. Seu sono está muito mais perturbado do que eu imaginei quando você começou a ler este livro. Estou brincando! É claro que você vai conseguir! Anime-se. Continue a leitura.

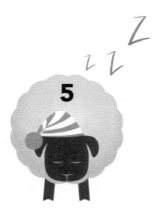

Vigilância e Excitação
(Desculpe, mas não é aquele tipo de excitação)

Com toda essa conversa sobre o sono e como ele funciona, é um milagre que você consiga ficar acordado lendo este livro. Que magia negra pode estar permitindo que você lute contra as forças da letargia que estão quase irrompendo no seu cérebro, bastando para isso uma pequena reação química em cadeia?[42]

Vigilância. *Vigilância* (às vezes chamada de *excitação*) é o termo médico que nós, especialistas em sono, usamos para descrever os sistemas que promovem no seu cérebro a vigília, que permitem que você, na maioria dos casos, decida quando estará acordado. Para algumas pessoas, ela não está funcionando muito bem. "Policial, você pode escrever no boletim de ocorrência que o carro do meu cliente está abraçando aquele poste por causa de uma vigilância inadequada?" Para outros, ela está trabalhando bem demais. "Sim, Chuck Norris, por favor me dê mais detalhes sobre o Total Gym. Não me importo se são três horas da manhã e tenho que estar no trabalho às seis." A vigilância

---

[42] Você se lembra da adenosina e da melatonina?

pode ser sua melhor amiga quando seu sono funciona, e sua pior inimiga quando não funciona.

A vigilância é algo que muda em curto espaço de tempo. Imagine estar em uma reunião que já deveria ter terminado há 45 minutos. Você vê os lábios do interlocutor se movendo, mas está pensando no fim de semana e no que precisa comprar no supermercado a caminho de casa. Você pode até mesmo estar lutando com a vontade de fechar os olhos se estiver se sentindo confortável. Você volta de súbito à realidade quando seu chefe interrompe a apresentação para perguntar de maneira sarcástica se você gostaria que ele pegasse um travesseiro ou um cobertor para você. A sala fica em silêncio e todos os olhos se voltam para você. Você fica tentando entender o que aconteceu enquanto seca a saliva que está escorrendo pelo canto da boca. *Pronto!* Agora você está vigilante. Está totalmente acordado, respirando rápido e bastante consciente da pulsação batendo no seu ouvido. Está sentindo muitas coisas agora, mas sonolência não é uma delas. Como é possível que numa fração de segundo atrás você estivesse literalmente pegando no sono diante dos seus colegas de trabalho, mas agora não sinta nem um pouquinho de sonolência? Vigilância.

A vigilância não se manifesta apenas quando seu chefe pega você dormindo durante uma reunião. Ela pode aparecer em qualquer situação, como quando você abre um armário e vê um rato, na cena de suspense ao final de um filme, quando você faz compras, come, escuta um alarme de incêndio ou quando assiste a um jogo de basquete emocionante. Qualquer evento ou atividade aumentará a vigilância se captar sua atenção.

Todo *yin* tem seu *yang* e, no mundo do sono, o outro lado da vigilância ou da excitação é a sonolência, a probabilidade de adormecer. Por sorte, o Capítulo 3 tornou você um especialista nesse assunto.

À medida que diminui a vigilância, aumenta a probabilidade de que o sono surja. Por outro lado, à medida que o impulso de dormir (sonolência) declina, cresce a probabilidade de que a pessoa se torne vigilante. A presença ou a ausência da vigilância determinará se esse estado desperto será ou não mantido. Isso não deveria causar surpresa. Você acorda durante a noite em uma casa silenciosa ao lado do seu cônjuge que dorme tranquilamente, se vira na cama e, como sua vigilância está baixa, você simplesmente volta a dormir, às vezes nem mesmo se lembrando de que acordou. Mas quando você acorda no meio da noite ao lado de um palhaço com um sorriso arreganhado, cabelo vermelho emaranhado e sapatos enormes, voltar a dormir não faz de maneira alguma parte dos seus planos para o futuro imediato.

Os processos cerebrais que controlam a sonolência são diferentes daqueles que controlam o estado desperto. Esse é um conceito importante. Durante muitos séculos, o sono foi meramente considerado como ausência da vigília. Em outras palavras, acreditava-se que havia um processo, uma única variável – um interruptor, por assim dizer. Quando a pessoa estava acordada (interruptor ligado), a vigília do cérebro era elevada. O sono era o interruptor do estado desperto sendo desligado, como se o cérebro fosse uma lâmpada. Quando a pessoa estava dormindo, o cérebro estava desligado. Uma única variável: ligado ou desligado.

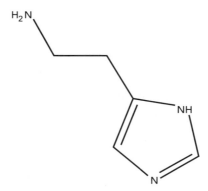

Figura 5.1. Sou a única pessoa que acha que a histamina se parece com um espermatozoide?

Portanto, compreendendo que existem fundamentos químicos para o sono (como a adenosina, a melatonina), quais seriam as substâncias químicas responsáveis pela vigília? Aposto como você já as conhece; apenas não sabe que as conhece.

A primeira substância química de que você deve tomar conhecimento é a histamina, que produz a vigília no nosso cérebro. Ao saber disso, você pode imaginar o efeito de um medicamento que bloqueia a histamina. Esses fármacos "anti" histamínicos nos deixariam sonolentos, além de nos ajudar com as nossas alergias e o enjoo de viagem.

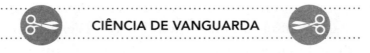

Um estudo de 2015 publicado no *Journal of the American Medical Association* (*JAMA*) examinou medicamentos que bloqueiam a substância química acetilcolina. O uso dessas drogas anticolinérgicas foi associado enfaticamente ao desenvolvimento da doença de Alzheimer, um distúrbio que tem relação com a falta de acetilcolina. Como muitos anti-histamínicos são também anticolinérgicos, esses medicamentos (como Benadryl) foram incluídos no estudo, que concluiu que a utilização desses fármacos por períodos prolongados estava associada a um maior risco de desenvolvimento de demência.

A mensagem que você deve guardar é a seguinte: de vez em quando você fica com o nariz escorrendo depois que corta a grama? Não tem problema. Você é alguém que toma um anti-histamínico todas as noites para dormir melhor? Pare de fazer isso agora. O medicamento é desnecessário e pode causar problemas de memória e cognição a longo prazo.

A propósito, ao lado dos anti-histamínicos de primeira geração, os medicamentos antimuscarínicos como a oxibutinina (para a bexiga hiperativa) e os antidepressivos tricíclicos como o Elavil (amitriptilina) foram incluídos no estudo e também foram associados à demência. Já atendi muitos pacientes que têm a bexiga hiperativa à noite e estão tomando oxibutinina para dormir melhor (não raro erroneamente, já que o problema deles é na verdade a apneia do sono, e não a bexiga) e também amitriptilina para ajudá-los a pegar no sono. Em outras palavras, é inconcebível que haja pessoas que tomem vários medicamentos anticolinérgicos todas as noites para ajudá-las a dormir melhor. Caso eu esteja descrevendo o conteúdo do seu armário de remédios, você deve telefonar para o seu médico.

Outra substância química importante para a vigília é a dopamina, responsável por diversas funções no nosso organismo. Como a dopamina é a substância ausente nos pacientes com a doença de Parkinson, é fácil perceber como ela é importante para o movimento suave e coordenado. A dopamina também é o neurotransmissor do prazer, de modo que nosso cérebro recebe uma pequena dose dessa substância sempre que fazemos algo divertido. Isso não incorre em nenhum problema quando se trata de sexo e de barras de chocolate, mas pode não ser algo tão positivo quando se trata de comportamentos viciantes ou destrutivos.[43]

Além da motivação, do movimento e da recompensa, a dopamina desempenha um papel fundamental na vigília. É por isso que o vovô, que tem uma leve doença de Parkinson, está sempre cochilando. Ele tem deficiência de uma importante substância química que o ajuda a permanecer acordado. Atendo muitos pacientes que sofrem de doença de Parkinson porque essa falta de dopamina afeta de maneira negativa o sono deles. Essas pessoas estão propensas a desenvolver o distúrbio do comportamento REM, um estado no qual a paralisia do sono REM é prejudicada, deixando-as livres para converter seus sonhos em ação. Os pacientes de Parkinson muitas vezes têm dificuldade com pernas inquietas e movimentos frequentes dos membros durante a noite, ao mesmo tempo que lutam contra uma extrema sonolência

---

[43] Infelizmente para algumas pessoas, o impulso de receber essa sobrecarga de dopamina é inevitável e conduz ao vício. A dopamina é geralmente o principal protagonista nos comportamentos viciantes.

diurna. Essa sonolência e o sono resultante dela cria muitas vezes programações de sono tragicamente imprevisíveis.

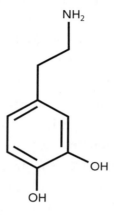

Figura 5.2. Essa é a razão pela qual você não consegue comer apenas uma batata frita.

Vou mencionar mais uma substância química fundamental para a vigília que é uma descoberta relativamente recente: a orexina (ou hipocretina).[44] Uma história engraçada: ela foi descoberta e nomeada por dois diferentes laboratórios, de modo que a mesma substância química tem agora dois nomes diferentes. Como eles dizem em *Iron Chef*: "Que comece a batalha". E ela de fato começou, já que cientistas e acadêmicos têm se envolvido em discussões a respeito do termo a ser utilizado. Eu fiquei do lado da fonte definitiva, a Wikipédia, e usei orexina porque hipocretina foi reduzida ao *status* de "redirecionado de".

A ausência de orexina causa um distúrbio chamado narcolepsia, que provoca extrema sonolência, o que faz sentido, uma vez que nesses casos não há orexina suficiente disponível. Vamos falar mais a respeito da narcolepsia e da orexina (e também da dopamina) no Capítulo 15.

---

[44] *Hipocretina*, em uma tradução livre, parece significar "menos do que ou abaixo" (hipo) "uma pessoa que é cognitivamente prejudicada" (cretina). Então, não, obrigado, mas ficarei com *orexina*. O termo *hipocretina* me soa politicamente incorreto demais.

Eu queria apenas que você colocasse essas substâncias químicas no contexto adequado das substâncias que promovem a vigília.

Figura 5.3. Relaxe. Você não terá que desenhar a estrutura química da orexina no teste.

Assim sendo, imagine a adenosina e a melatonina no time da sonolência e a histamina, a dopamina e a orexina no time da vigília (ou vigilância, ou excitação). Imagine essas equipes como dois sistemas distintos que compõem duas forças opostas, como é mostrado na figura a seguir.

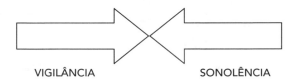

Este modelo descreve estados humanos de excitação ou de sonolência.

A pessoa normal acorda pela manhã com um nível padrão de vigilância e um nível baixo de sonolência porque a noite de sono reduziu os níveis de adenosina no cérebro.

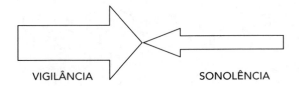

À medida que o dia avança e a pessoa trabalha arduamente no seu emprego, se exercita na academia na hora do almoço e volta para o escritório à tarde, a sonolência começa a aumentar.

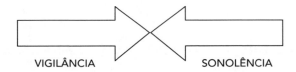

Dependendo do que acontece durante o dia, a vigilância pode ser reduzida (enquanto a pessoa participa de uma longa reunião ou dirige em um trecho monótono da estrada, por exemplo). Quando a sonolência atinge uma vantagem muito grande sobre a vigilância, o sono ocorre.

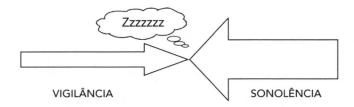

Este é um exemplo de sonolência diurna excessiva (SDE); olhe ao seu redor – ela está em toda parte. A SDE está presente sempre que surge um sono indesejado durante o dia. Com mais vigilância, a maioria das pessoas consegue capengar ao longo do dia sem pegar no sono ao volante. Isso às vezes significa dirigir com o vidro do carro aberto e o ar-condicionado ligado num dia com uma temperatura externa de –2 °C, comendo salgadinhos, tomando uma bebida cafeinada e cantando junto com o rádio.

Com o tempo, nem mesmo os rituais mais bizarros conseguem vencer o incrível poder da sonolência. Como você pode ver no modelo anterior, o sono ocorrerá em qualquer ocasião em que a sonolência ficar em vantagem sobre a vigilância. Isso é bom à noite, de modo que o sono ainda pode tomar conta do seu cérebro no final do dia mesmo em períodos em que você está dormindo bem. Após uma noite inadequada de sono, esse modelo ilustra como o sono pode obter a supremacia muito mais cedo durante o dia.

Para algumas pessoas, o problema é exatamente o oposto. Seu dia de trabalho produziu a mesma quantidade de sonolência durante o dia, talvez até mais. Elas trabalharam mais arduamente durante o dia, se exercitaram mais na academia e chegaram em casa depois do trabalho ainda mais exaustas no início da noite. Lamentavelmente, quando se deitam, "não conseguem desligar o cérebro e dormir". Que pena... toda aquela adenosina acumulada sendo desperdiçada.

Como isso pode acontecer? Ninguém imaginaria que uma pessoa perdida em uma ilha deserta e morrendo de fome recusasse a primeira refeição que lhe fosse oferecida após seu resgate. Mesmo que não fosse a sua comida predileta, é muito provável que fosse devorada. Então, que força poderia estar impedindo essa pessoa que trabalha duro de se deitar e dormir?

Todo mundo dorme. Você sabe disso. Quanto mais tempo uma pessoa fica acordada, maior fica a seta da sonolência. A menos que essa pessoa durma, a seta só aumentará.

Acordar.

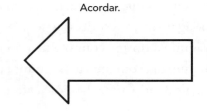

Duas horas trabalhando.

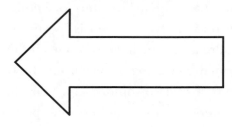

Depois do almoço (fatores circadianos também contribuem para isso).

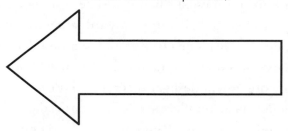

Hora de ir para casa (uma pequena redução na sonolência enquanto fatores circadianos entram em ação para nos ajudar a ficar acordados até a hora de dormir).

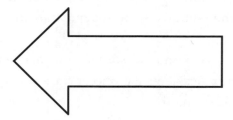

Ficar assistindo a programas sobre minicasas e outros reality shows absurdos começa a nos deixar entediados.

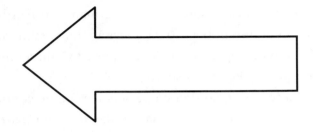

Ficar acordado até tão tarde de modo que a programação terminou e os canais começam a passar os programas de televendas.

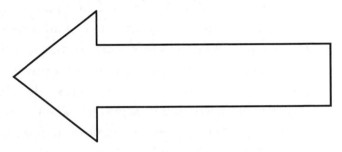

Olhe para essa seta. Ela continua a aumentar. A sonolência não aumenta e diminui durante o dia. Ela marcha implacavelmente para cima e para a frente. *Quanto mais você fica acordado, mais adenosina você acumula e mais determinado a dormir seu corpo fica.*

Muitas pessoas afirmam que não são capazes de dormir se perdem sua hora sagrada de dormir. "Geralmente sou capaz de pegar no sono por volta de 22 horas ou 23 horas. Se eu perco essa hora, pode esquecer. Não conseguirei mais desligar meu cérebro."

Reflita a respeito dessa declaração. Agora pense naquela seta crescente de sonolência. À medida que o dia vai passando, ela nunca diminui, de modo que, quando são 22 horas, você talvez esteja pronto para dormir. Se for esse o caso, boa noite. Se não for, tente novamente uma hora depois. À medida que o tempo for passando, você só ficará mais sonolento!

Por que alguém sentiria que, apesar do seu dia movimentado, não consegue pegar no sono depois que se deita na cama? Sempre escuto relatos de pacientes que ficam lutando para permanecer acordados enquanto assistem ao último noticiário da televisão, mas assim que se levantam do sofá, vão para o quarto e se deitam para dormir, sentem-se completamente despertos. Por que isso acontece?

A vigilância manifesta-se quando essa pessoa de repente vivencia a excitação. Isso em geral é temporário, mas muitas vezes é o bastante para causar uma pequena frustração. "Droga, eu estava com tanto sono na sala de televisão; para onde foi aquela sonolência? Por que não consigo dormir agora?" A sonolência não foi para lugar nenhum. A vigilância de repente aumentou, como se um alarme de incêndio tivesse disparado. Esse estado de excitação muitas vezes gera frustração, raiva e ressentimento, que alimentam a vigilância e diminuem a probabilidade de a pessoa pegar no sono. De repente, ocorre o estresse de achar que não vai dormir e você começa a pensar da seguinte maneira: "Será que eu tenho algum Benadryl em casa?[45] Acho que posso tomar algumas daquelas pílulas que meu marido/mulher toma. Ou então, se eu não conseguir dormir em uma hora, vou me levantar e tomar meio comprimido de Xanax ou Klonopin. Vou ligar meu cronômetro para monitorar nisso. E se eu colocasse a televisão no *timer* e visse o que está passando? Será que eu ainda tenho alguma falta não justificada sobrando? Se tiver, posso ligar amanhã e dizer que não vou trabalhar. Será que os astronautas têm dificuldade para dormir? Por que estou pensando em astronautas? Ai meu Deus, nunca vou conseguir pegar no sono... O que há de errado comigo? Por que estou sentindo tanto frio? Minha mãe nunca me amou de verdade...".

Esse paciente com certeza *não* vai dormir tão cedo. Além disso, a cada noite que isso acontece, a pessoa começa a ficar mais apreensiva com a ideia de ir para a cama. Coisas inofensivas presentes no quarto

---

[45] Não consigo lembrar onde o guardei. O que está acontecendo com a minha memória?

desencadeiam os seguintes sentimentos: "Aqui está a minha cama. Lá na parede estão as fotos daquele passeio de Segway em Cancún. Isso mesmo; esse é o quarto onde meu sono é uma droga". Não é por acaso que muitas pessoas que sofrem de insônia dormem *melhor* em hotéis ou na casa de outras pessoas. Esses mesmos detalhes, que são lembretes do seu horrível histórico de sono, não estão presentes nesses lugares. Muitos dos meus pacientes dizem que dormem muito melhor no quarto de hóspedes do que no seu próprio quarto.

Esses detalhes geram pressão. A pressão para pegar no sono. Essa pressão cria vigilância e incapacidade de adormecer. É como se a pessoa tivesse feito inscrição num programa de treinamento de insônia. Ir para casa; preparar o jantar; comer; assistir à televisão; começar a ficar com medo de dormir; começar a ficar preocupado com a quantidade de pílulas para dormir disponíveis; começar a se ressentir do seu companheiro, da família e dos amigos que dormem bem; e começar a aumentar a ansiedade em relação ao sono. Desse modo, ao mesmo tempo que a seta da sonolência cresce, seu avanço está sendo tolhido pelo rápido crescimento daquela seta da vigilância, em um momento do dia em que ela deveria estar decrescendo.

 EXERCÍCIO DE VIGILÂNCIA

Pense nos seus amigos – agora pense naquela amiga que sempre fala sobre como dorme bem, você sabe, aquela mulher que não consegue entender por que você tem tantos problemas de sono se ela adormece no mesmo instante em que se deita na cama. Você a conhece: ela é saudável, feliz e produtiva. Trabalha muito durante o dia, dorme bem à noite. Tem magníficos músculos abdominais, nenhuma celulite, seios iguais aos de uma aluna do terceiro ano da faculdade (ninguém diria que ela é mãe de dois filhos, um de 4 e outro de 7 anos!). Você a odeia.

Agora que você já escolheu a pessoa que dorme muito bem, está pronto para seu Exercício de Vigilância.

> Para este exercício, você vai precisar de uma impressora (recortar letras de revistas funcionaria, mas daria muito trabalho). Agora, escreva uma carta para sua amiga seguindo o modelo abaixo. Não assine a carta! Isso estragaria a graça da surpresa!
>
>> Ra**P**tamos seu gato. Não chame a polícia. Estamos observando c**A**da movimento seu, inclusive neste exato momento. Nossas exigências são simp**L**es. Você deve adormecer e**M** no máximo quatro horas depois de deitar para do**RM**ir esta noite. Caso isso não **O**corra, você n**U**nca mais v**E**rá seu g**A**to.
>
> Procure observar e registrar o que acontece ao sono de sua amiga.

Este exercício é uma sugestão absurda, mas pense um pouco sobre ele. Essa mulher não vai conseguir dormir nas próximas quatro horas. Ela está com sono e tem muitos anos de bom sono no currículo, mas é quase certo que a ansiedade que ela vai começar a sentir ao ler a carta vai fazê-la fracassar na tarefa. O que mudou? Essa pessoa agora está *se esforçando* para adormecer em vez de deixar que o sono apenas aconteça. É como a clássica história da criança na véspera de Natal que sabe que Papai Noel virá para encher a sala de presentes que serão desembrulhados pela manhã. Ela só precisa ir dormir primeiro... mas não consegue.

Esse fenômeno também pode ser observado fora do contexto do sono. Steve Blass foi arremessador dos Pittsburgh Pirates no final da década de 1960 e início da década de 1970. Embora tenha sido um magnífico arremessador, Blass sempre será lembrado por ter perdido de uma hora para outra a capacidade de arremessar corretamente a bola. Isso acontece com alguma frequência na Liga Principal de Beisebol. Lembro-me de Steve Sax, dos Los Angeles Dodgers, um homem da segunda base que de repente perdeu a capacidade de arremessar a bola com precisão para a primeira base, embora tivesse feito esse mesmo arremesso durante anos. O pior é que quanto mais a pessoa fica focada na repentina anormalidade (e estressada com isso), pior a se torna situação.

O treinador de Blass ficou famoso por dizer a Steve para "pegar mais leve" em vez de ensinar a ele o mantra "pegue mais pesado" que todos já ouvimos dos nossos treinadores. A análise excessiva, o estresse e a ansiedade podem arruinar atividades que consideramos automáticas. Blass não tinha dificuldade em arremessar as bolas durante os aquecimentos, mas no jogo ele não conseguia acertar o alvo e assim salvar sua pele. A maioria das pessoas que sofre de insônia causada pelo aumento da vigilância dorme de maneira semelhante. Quando elas se deitam às 23 horas, não conseguem dormir para salvar sua pele. No entanto, quando chegam em casa do trabalho e começam a assistir ao noticiário no sofá, não raro começam a cochilar. Qual é a diferença entre o sofá e a cama? A mesma diferença que existe entre a área reservada para o arremesso durante o aquecimento, localizada no *bull pen*[*], e essa área no centro do estádio lotado.

A vigilância e a ansiedade podem ser reações importantes. Sem elas, não conseguiríamos acordar durante a noite com o cheiro da fumaça e reagir para nos salvar e à nossa família porque estaríamos sonolentos demais. A ansiedade faz o mundo girar. Quero que meu presidente se preocupe com as coisas. Quero que meu contador seja um cara inquieto. Não quero que meu cirurgião seja uma pessoa despreocupada. Quero que ele seja muito preocupado.

Há em jogo forças que nos deixam sonolentos e que nos despertam. Desequilíbrios nessas forças resultam em problemas no sono. Nesses casos, é fundamental que nos concentremos em reduzir a ansiedade relacionada ao ato de dormir. Este livro nasceu, em parte, do desejo de ajudar meus pacientes a reduzir a ansiedade muitas vezes ligada ao sono, fornecendo-lhes um conhecimento a respeito do tema.

---

[*] Local onde os arremessadores fazem o aquecimento. (N. T.)

Então, qual é exatamente seu problema de sono? Excesso de sonolência? Excesso de vigília? Você ao menos sabe o que é? É difícil entender o que está acontecendo com seu sono durante a noite porque você na verdade está dormindo. Quantas horas você está dormindo? Antes de responder a essa pergunta, continue a ler. Sua capacidade de respondê-la poderá ser muito influenciada pelo assunto do próximo capítulo.

> **REVISÃO DO CAPÍTULO 5**
>
> 1. A vigilância ou excitação neutraliza a sonolência e nos mantém acordados.
> 2. Isso pode ser positivo ou, se a vigilância for excessiva, pode ser um grande problema.
> 3. O equilíbrio entre a sonolência e a vigilância muda ao longo do dia. É isso que nos desperta pela manhã e nos leva para a cama à noite.
> 4. Steve Blass ganhou cem jogos para os Pittsburgh Pirates e foi um verdadeiro fenômeno na World Series de 1971, permitindo apenas sete rebatidas e duas corridas nas dezoito entradas arremessadas. Ele foi o segundo colocado, depois do grande Roberto Clemente, como Most Valued Player – MVP [o melhor jogador] da World Series daquele ano. Seus problemas de arremesso não o definiam.
>
> Seus problemas de sono tampouco definem você. Continue a ler e aprenda por que algumas das coisas que você acredita que estão acontecendo enquanto você dorme podem simplesmente não ser verdadeiras.

Percepção Errada do Estado de Sono

Como esta baba veio parar na minha camisa?

Uma das primeiras pacientes que avaliei no meu consultório particular me procurou com a queixa de que não tinha dormido nos seis meses anteriores. Quando essa mulher superansiosa declarou que não tinha dormido, ela não quis dizer que não tinha dormido muito; ela quis dizer que não tinha dormido nem um pouco, e estava sendo assustadoramente sincera.

Você agora sabe que isso é impossível, mas ela não sabia. Para iniciar o trabalho com o problema de sono de um paciente, eu e ele precisamos chegar a um consenso de que todo mundo dorme um pouco. Os seres humanos por certo têm a capacidade de passar a noite em claro de vez em quando, e algumas pessoas muito motivadas foram capazes de desafiar os limites da privação de sono em circunstâncias artificiais. Excetuando-se esses casos, todos nós dormimos. Eu durmo, e aquela mulher problemática sentada no meu consultório, olhando fixamente para mim e esperando que eu receitasse para ela as pílulas mágicas para dormir, também dorme.

"Bem, se eu durmo, como é que eu vejo as horas passando no relógio a noite inteira? Assisto à televisão a noite inteira ou, às vezes, me levanto e vou passar roupas."

"Bem", respondi, "você provavelmente acorda, vê o relógio e assiste a alguma coisa na televisão, mas você está inserindo algum sono leve nisso."

"Como você sabe o que eu estou fazendo? Você não dorme comigo." De fato, eu não durmo com ela. As coisas estavam seguindo por um caminho sombrio. Confrontar as pessoas a respeito do sono delas quando elas acham que não estão dormindo pode às vezes ser desagradável.

Eis uma rápida história. Certa vez, eu e minha mulher, Ames, fomos assistir ao filme *Os Suspeitos*. O cinema em Atlanta estava praticamente vazio quando nos sentamos. O filme começou com uma cena escura, com personagens na penumbra correndo de um lado para o outro e atirando uns nos outros em um barco atracado em um porto. Ames apagou antes de a cena terminar (por um bom motivo: na época ela era professora – a profissão mais difícil do mundo). Cerca de uma hora depois, Ames foi despertada por um barulho forte (provavelmente mais tiros) e comentou: "Esse filme é muito escuro e lento". Na cabeça dela, ela fechara os olhos apenas por um segundo, quase como se tivesse viajado no tempo por mais ou menos uma hora. Ela ficou se queixando que o filme não fazia nenhum sentido, mas perdera uma hora fundamental da história sem se dar conta. Semanas depois, escutei por acaso ela dizer para alguém que o filme era muito ruim. Aquilo me incomodou, porque adorei o filme. Ela perdeu parte dele, e na cabeça dela, aquele trecho não tinha acontecido. Ela não conseguiu perceber que sua percepção falhara.

E minha paciente também não conseguia. Do mesmo modo, ela não conseguia perceber que podia olhar para o relógio, ver que horas eram e depois pegar no sono. Quando ela acorda e olha novamente para o relógio, parte do princípio de que é a primeira vez que está olhando. Ela não percebe que esteve adormecida entre as vezes que olhou para o relógio. Em alguns casos, os pacientes podem até mesmo sonhar que estão olhando para o relógio e com outras coisas que habitualmente acontecem durante a noite, mas não conseguem distinguir as atividades durante o sono da realidade.

Voltando para a minha paciente... Como não conseguíamos chegar a um acordo sobre o fato de que ela dormia, mesmo que fosse um pouco, marcamos para ela um exame do sono durante a noite para medir e registrar seu sono de uma maneira mais científica. Com o estudo do sono, conseguiríamos, entre outras coisas, identificar exatamente quanto tempo ela dormia analisando seu cérebro e sua atividade neurológica durante a noite. Quando interpretei seu exame do sono, vi que ela não apenas tinha dormido, mas que tinha dormido como uma pessoa muito embriagada.

Quando nos encontramos novamente para analisar os resultados do exame, as primeiras palavras que ela disse quando entrei na sala de exames foram: "Bem que eu te disse".

"Bem que você me disse o quê?", perguntei.

"Eu disse para você que eu não durmo. Como alguém pode dormir com todos aqueles fios grudados na cabeça e pessoas observando? Ainda estou com cola no cabelo."

"Você não apenas dormiu, mas dormiu muito." Nesse ponto, apresentei um resumo da noite de sono dela, que tinha sido de 6h47, e já prevendo seu ceticismo, exibi um vídeo da referida noite. Quando ela viu os resultados do exame, levantou-se, me fuzilando com os olhos. Nesse ponto, virou-se para o marido, que era um homem reservado, e queixou-se, como se eu não estivesse na sala: "Vamos embora. Eu disse para você que ele era jovem demais para ser médico", e saiu do meu consultório pisando duro.

O que essa mulher vivenciou tem muitos nomes, e o mais atual deles é insônia paradoxal, um fenômeno no qual a pessoa acha que não está dormindo ou que está dormindo muito pouco em comparação com seu sono efetivo, o qual, com frequência, é relativamente normal. No passado, esse fenômeno era chamado de percepção errada do estado de sono e, antes disso, de estado crepuscular.[46]

Quando você pensar a respeito do sono, o seu em particular, você precisa esquecer por completo o que sabe, ou pensa que sabe, a respeito do sono em geral e do seu próprio sono em particular. Estamos sendo constantemente bombardeados por informações erradas sobre o sono, que fazem mais mal do que bem. Por exemplo, muitas pessoas que sentem que não dormem nem um pouco, na verdade dormem uma quantidade de horas perfeitamente normal. Por outro lado, muitas pessoas que sentem que dormem muito bem à noite, mas que ficam cansadas durante o dia, não estão na verdade dormindo bem... Eu sou uma dessas pessoas. Pergunte à minha esposa irritada e estressada depois que retira os protetores de ouvido.

Uma das minhas perguntas prediletas para os pacientes é como é o som do ronco deles à noite. O fato de muitos tentarem responder ilustra o problema central da busca por informações sobre o sono de uma pessoa: *ela não pode dizer nada, porque está dormindo.* É engraçado como esse fato não impede meus pacientes de fornecerem longas e detalhadas explicações sobre a maneira como dormem, seu comportamento durante o sono e sobre a neuroquímica que está por trás do seu sono. Certa vez, tive uma paciente que começou suas queixas dizendo, em um tom muito prosaico, que sua glândula pineal havia "se desintegrado". Apenas para lembrar, a glândula pineal é uma pequena estrutura no cérebro que produz melatonina (a substância química que promove o sono, como você deve se lembrar) em resposta à luz. A mulher não tinha nenhuma evidência de que isso tinha ocorrido, nenhuma ressonância magnética do cérebro, nenhum histórico de lesão traumática... nada. Mas, com o tempo, acabou fazendo sentido para

---

[46] Esse é um conceito ainda mais legal se você assistiu aos filmes da saga *Crepúsculo* e sabe que Edward e seu clã de vampiros não dormem. Na condição de especialista em sono, não consigo apoiar esse comportamento temerário, de modo que sou totalmente time Jacob.

ela que suas queixas de sono se encaixassem melhor naquela explicação, e assim ela adotou essa versão. No final, não havia nada de errado com ela, salvo algumas dificuldades secundárias para iniciar o sono que na sua mente haviam sido transformadas numa catástrofe.

Quando as pessoas pensam no sono, parece ser permitido um certo grau de licença poética. Ainda não conheci uma pessoa com uma perna quebrada que tenha explicado a ocorrência dizendo que os processos metabólicos envolvidos com a regulação do cálcio entraram em colapso, o que causou a fratura. Quase todas as pessoas simplesmente dizem que caíram e ouviram um estalo. Embora o sono não seja basicamente muito mais complexo do que isso, fazemos com que seja.

 EXERCÍCIO DA PERCEPÇÃO ERRADA DO SONO

1. Case-se.
2. Assista um pouco de televisão à noite com sua alma gêmea.
3. Continue a assistir à televisão até que a pessoa cujo coração bate em uníssono com o seu feche os olhos e adormeça.
4. Olhe para o relógio; registre a hora.
5. Quando o amor da sua vida acordar, olhe novamente para o relógio. Registre a hora.
6. Pergunte ao amor da sua vida quanto tempo ele dormiu. Compare a resposta com o tempo que de fato ele dormiu.
7. Quando chegar o Natal, você pode fazer o mesmo com sua família quando as pessoas pegarem no sono durante o especial de fim de ano.

O objetivo deste exercício é simples: demonstrar que o período de tempo durante o qual dormimos é muitas vezes bem diferente da nossa percepção dele. Muitos de nós temos a tendência de subestimar radicalmente esse tempo. É comum que pessoas um pouco ansiosas e com sono leve vivenciem isso. A mensagem importante que deve ser guardada é que se você está lendo este livro e acredita que não dorme, você não está sozinho. Você na verdade tem tantos companheiros que um especialista em sono dedicou um capítulo inteiro ao fenômeno. Também é importante compreender que, embora essas pessoas estejam dormindo, essa falta de percepção do sono não é normal. Repetindo: *sentir que você não dorme, embora você durma, não é normal!*

Além de anormal, a insônia paradoxal pode ser na verdade debilitante. As pessoas gostam de dormir, e ficam muito perturbadas quando seu sono não está acontecendo de maneira adequada. Embora a insônia paradoxal em geral seja um distúrbio primário, há relatos de casos de apneia obstrutiva do sono que se apresentaram como insônia paradoxal, como em um estudo de 2010 no qual foram relatados casos de pessoas tão confusas e desamparadas por sua percepção de falta de sono que os responsáveis pelo estudo recorreram à terapia eletroconvulsiva para ajudar os pacientes a "sentir" seu sono.[47]

Todos têm direito de sentir que dormiram. Em outras palavras, não é minha intenção simplesmente provar que você está dormindo quando sente que não está e depois deixar você se sentindo assim para sempre. De jeito nenhum! Todos têm o direito de sentir aquela maravilhosa amnésia que o sono traz. Você se deita na cama, dá um beijinho de boa-noite se houver alguém na cama com você, ajusta o despertador e apaga a luz. Logo depois disso, você deve sentir-se dentro de uma máquina do tempo que o transporta para o som de um despertador que o acorda para o dia. Essa é a meta, e podemos alcançá-la.

Muitas pessoas curam suas preocupações com o sono apenas relaxando e entendendo que não correm de fato o risco de não dormir. Mas isso é mais difícil para outras. Apenas use este capítulo para compreender e descrever melhor seu problema em um nível mais profundo e entender que talvez você esteja dormindo mais do que imagina.

---

[47] Chocante, eu sei.

CIÊNCIA DE VANGUARDA

Em 2015, M. R. Ghadami publicou um estudo que analisou o sono de 32 veteranos diagnosticados com TEPT (Transtorno de Estresse Pós-Traumático) e dificuldades relacionadas com o sono. Os integrantes desse grupo hiperexcitado relataram uma média diária de sono de 4h12, mas na verdade dormiram uma média de 7h06 por noite. Eles estimaram a eficiência do sono em 59,3% (o que significa que quase 60% do tempo que passam na cama é gasto com o sono) quando na verdade a eficiência do sono medida foi de 81,2%. Além disso, os participantes do teste estimaram que levavam em média 76 minutos para adormecer, quando na realidade só precisavam de cerca de 20 minutos para pegar no sono.

Esse estudo deixa claro por que 80% dos pacientes com TEPT sofrem de insônia paradoxal, e o papel da hiperexcitação na nossa capacidade de perceber o sono. A angústia noturna de muitas pessoas que têm dificuldades para dormir pode na verdade ser encarada quase como um miniepisódio de TEPT!

Assim, se você for aquela mulher que disse que eu era jovem demais para ser médico: estou mais velho agora e começando a ficar grisalho. Embora eu ainda confirme o que disse a respeito de que você de fato dorme, eu adoraria poder terminar o que começamos e ajudá-lo a dormir melhor do que dorme.

REVISÃO DO CAPÍTULO 6

1. É possível dormir à noite e ter uma capacidade limitada de perceber seu sono.
2. Embora o fato de não perceber o sono não seja a mesma coisa que não dormir, ainda assim é algo anormal!

3. Comece a abrir a mente para a possibilidade de que isso possa estar acontecendo com você enquanto você luta para dormir "a noite inteira".

Você está dormindo, você está acordado, você está acordado, mas na verdade está dormindo, você está dormindo, mas na verdade está acordado (eu faço isso para não ter que preparar o café da manhã). É muito complicado. Como o cérebro monitora quando tudo isso deve estar acontecendo? Continue a ler e descubra como o cérebro mantém você e seu sono dentro do planejado. Dica: lá vem o sol!

Ritmos Circadianos
O relógio que não precisa de corda

Em 2007, o time de futebol americano New England Patriots foi acusado de registrar ilegalmente em vídeo os sinais secretos dos jogadores do time adversário durante o primeiro jogo da temporada. Os Patriots foram punidos (em grande medida porque estavam gravando um time comandado por um ex-treinador dos Patriots). Quando a notícia desse episódio, chamado de Spygate, veio à tona, soube-se que não era a primeira vez que isso acontecia e que os Patriots tinham sido flagrados e advertidos anteriormente. Diante dessa notícia, muitas pessoas perguntaram-se por que um time que já tinha sido flagrado fazendo algo ilegal correria o risco de fazê-lo de novo. A resposta é simples. É muito mais fácil para um time vencer o jogo se puder antever o próximo movimento do seu adversário em vez de simplesmente reagir a ele.

Com o seu corpo não é diferente. Ele gosta de ser avisado antes de você comer ou praticar uma atividade física. A capacidade do seu corpo de antever um grande *cheeseburger* com fritas e um *milk-shake* é crucial para uma digestão bem-sucedida.

Como isso é feito? Ritmos circadianos. Eles governam praticamente tudo que nosso corpo faz. No capítulo anterior, introduzi o sistema circadiano, mas ele merece um capítulo exclusivo. Os ritmos circadianos (em latim *circa* "aproximadamente" + *dian*, "dia") são processos internos que completam um ciclo aproximadamente a cada 24 horas. Eles são bastante impressionantes e requerem muito pouco de nós para sua calibragem – como um relógio automático sofisticado que funciona com o movimento do corpo.

Esses ritmos não estão apenas em nós, humanos, mas em praticamente todos os animais, plantas e até mesmo nos fungos. Dizer que esses mecanismos são muito preservados seria pouco! Por que você e uma papoula precisam de um ritmo circadiano? A resposta pode ser vista no trabalho de Jean-Jacques d'Ortous de Mairan. Em um clássico estudo, De Mairan mostrou que o heliotrópio (a flor não-me-toques) abria e fechava com o sol durante o dia e que também conservava a capacidade de abrir mesmo quando mantido no escuro. Em outras palavras, a planta tem a capacidade interior de antever seu ambiente (o movimento do sol) em vez de apenas reagir às suas alterações.

Do ponto de vista evolucionário, as espécies que conseguiam antever seu ambiente foram mais bem-sucedidas do que aquelas que não conseguiam. Avancemos então alguns milhões de anos e aqui estamos nós tomando sucos saudáveis e nutritivos com extrato de germe de trigo e assistindo a lutas de vale-tudo em nossas TVs de plasma com tela plana.

Então, se não dependemos do movimento do sol para fotossintetizar alguma coisa para comer, por que ainda precisamos do sol? Nós ainda precisamos do sol? Há cerca de oitenta anos, dois homens tentaram responder a essa pergunta participando da derradeira aventura da formação de um vínculo entre homens. Nathaniel Kleitman, o pai da medicina moderna do sono nos Estados Unidos, e seu parceiro científico, Bruce Richardson, saíram de Chicago e viajaram para a Caverna do Mamute, no Kentucky, onde começaram a "retreinar" seus ritmos circadianos de 24 horas para 28 horas. A argumentação deles era que se conseguissem adotar artificialmente esse ciclo de 28 horas e fazê-lo "pegar", isso provaria que o ritmo circadiano humano não era acionado internamente, mas apenas uma resposta ao ciclo de luz de 24 horas do meio ambiente.

Os dois ficaram 32 dias naquela caverna desolada, fria e úmida. Embora sua experiência não tenha sido comparável à do filme *O Expresso da Meia-Noite,* ela foi difícil. Depois de um mês, quando emergiram da caverna, ganharam enorme destaque na mídia. Infelizmente, depois de tudo isso, suas constatações foram inconclusivas e, como os *reality shows* ainda estavam muito longe de ser uma realidade, eles não ganharam um único centavo com essa façanha incomum. Os pesquisadores confirmaram que as pessoas têm de fato um ritmo inerente que é ligeiramente mais longo do que 24 horas (24h11, mas quem está contando?). O intervalo de tempo do ritmo circadiano de um organismo muitas vezes recebe o símbolo T. Desse modo, nos seres humanos, T = 24 horas mais um pouco.

Muito conveniente, já que o dia tem aproximadamente 24 horas. O que constitui essa ligeira diferença entre o tempo ambiental e nosso ritmo circadiano interno? Nosso cérebro é capaz de obter dicas a respeito do verdadeiro tempo externo e fazer pequenas "correções" diárias no relógio biológico.

Uma excelente maneira de pensar nesse assunto é por meio da analogia com um relógio barato. Imagine que você e seus amigos tenham comprado relógios baratos. Talvez seu relógio adiante 10 minutos todos os dias. Seu amigo tem um relógio que atrasa 10 minutos. Vocês colocam os relógios no pulso e vão cuidar de suas vidas.

Se nenhum de vocês ajustasse o relógio, descobririam que problemas lentamente começariam a se insinuar nas suas vidas, sobretudo na do seu amigo que tem o relógio que atrasa. Enquanto você estaria chegando cada vez mais cedo aos seus compromissos, seu amigo estaria chegando cada vez mais tarde. No primeiro dia, ele estaria 10 minutos atrasado. No segundo dia, 20 minutos. Em menos de uma semana, ele estaria chegando ao trabalho com mais de uma hora de atraso, pegando os filhos na escola com mais de uma hora de atraso, pondo o jantar na mesa com mais de uma hora de atraso, e assim por diante.

Você estaria em melhor situação, porém por pouco tempo. No início, você seria elogiado pela sua pontualidade no local de trabalho e pela sua velocidade na cozinha. Seus filhos ficariam encantados com você, já que sairiam da escola mais cedo. Com o tempo, contudo, até mesmo você teria problemas. O jantar esfriaria, já que ficaria pronto na mesa por um bom tempo antes que alguém se servisse; seu chefe desconfiaria de que você estaria puxando o saco para conseguir o cargo dele.

Por fim, você chega à conclusão de que seu relógio é uma droga, mas decide tentar fazer com que ele seja útil. Você decide que vai ligar a televisão todas as manhãs no programa *Today Show*, ajustar seu relógio pelo deles, e enfrentar o dia. E adivinhe o quê? Funciona. Na verdade, quanto mais você confere a hora com o *Today Show*, ou com qualquer outro programa que forneça a hora do dia, mais preciso você fica com a cronometragem do seu dia.

Várias coisas ficam claras com esse exemplo. Primeiro, que é melhor ter um relógio que adiante um pouco do que um que atrase um pouco se estivermos tentando antecipar as coisas (e não nos atrasarmos). É por isso que os ritmos circadianos humanos são de 24h11 e não exatamente de 24 horas.

Além disso, precisamos de sinais do tempo, como o sol, que ajudem a ajustar nosso relógio interno todos os dias. Esses sinais são chamados de *zeitgebers*, e o sol é provavelmente o mais poderoso do grupo.

Outros *zeitgebers* são a hora das refeições, o exercício, as interações sociais, a temperatura e o sono. Esses indícios do nosso tempo externo acontecem com frequência e fornecem sinais para o nosso corpo sobre como ajustar o tempo interno. Quanto maior o número de *zeitgebers* aos quais uma pessoa for exposta, sobretudo os sinais apresentados em horários uniformes todos os dias, mais sincronizado é o ritmo circadiano dela.

Esses minúsculos ajustes diários muitas vezes continuam sem nenhum problema a não ser que ocorram mudanças repentinas ou drásticas nesses *zeitgebers*. Essas mudanças repentinas são vistas mais comumente no *jet lag* e no trabalho em turnos.

No caso do *jet lag*, os sinais de tempo ambientais são repentinamente alterados, e seu efeito depende da direção da viagem e do número de fusos horários atravessados. Esse movimento produz muitos sintomas desagradáveis, entre eles a sonolência e a dificuldade para dormir, problemas digestivos, motivação reduzida e concentração prejudicada. Esses sintomas fazem todo sentido se pensarmos naqueles relógios baratos.

Se você viajar de Atlanta para Las Vegas, está mudando repentinamente seu tempo externo em três horas, mas de início seu ritmo circadiano não é alterado. Em outras palavras, quando você entra no hotel-cassino Bellagio, seu cérebro ainda está no fuso horário da costa leste. Essa mudança produz os mais diferentes tipos de problemas quando você se senta para jantar no hotel. O pesado prato de massa com creme de leite e a torta de morango estão entrando no seu sistema digestório às 22 horas, hora de Las Vegas, mas seu cérebro ainda não recebeu esse memorando. Ele acha que é uma hora da manhã e, portanto, está se perguntando por que esse molho Alfredo de repente chegou ao seu estômago em um horário em que você já deveria estar dormindo há duas horas e mergulhado no sono REM. Você pode imaginar quanto seu sistema digestório está preparado para isso; ele não está! De repente, seu estômago está reagindo a esse prato em vez de antevê-lo.

E sua capacidade de bater um papo naquela noite durante o jantar desapareceu. Sua mente só consegue pensar em "ir para a cama". Você está sonolento e não está pensando com clareza, o que agrada à gerência do cassino. Mas tudo vai ficar bem. A cada dia que você passa em Las Vegas, seu corpo se ajusta a um dos fusos horários que você atravessou. Como você atravessou três fusos horários, você estará se sentindo melhor em apenas três dias... bem a tempo de pegar um avião e voltar para casa, sentindo-se muito mais leve sem todo aquele dinheiro fazendo volume na sua carteira.

O *jet lag* afeta muitas pessoas, mas você não precisa viajar pelo mundo para vivenciar a confusão mental e os problemas intestinais da turma do *jet set*. Se o que você quer é a emoção de pegar no sono durante as reuniões, não ande, corra para onde haja uma vaga disponível para um trabalho em turnos e dê um jeito de ser contratado.

Encontramos por todo lado pessoas que trabalham em turnos. Elas estão dirigindo aquele caminhão enorme que divide a estrada com você. Estão cuidando dos seus entes queridos nos hospitais de todo o país. São os pilotos e os membros da equipe de bordo que levaram você de Las Vegas para casa (os pilotos recebem a dupla maldição de ter um trabalho em turnos além do *jet lag* – mas que sorte!).

No trabalho em turnos, os sinais ambientais permanecem constantes enquanto sua programação varia (no *jet lag*, os sinais mudam no seu ambiente constante). Em comparação com o *jet lag*, os efeitos do trabalho em turnos também podem afetar duramente os vários sistemas do corpo. Inclua no cálculo as pessoas que trabalham em empregos com turnos que mudam rapidamente (três turnos da noite, seguidos por dois turnos da manhã) ou pessoas com dois empregos, e você terá os ingrediente para os problemas.

Quando os médicos são solicitados a citar um estado clínico que produza uma grande sonolência patológica, muitos pensam na narcolepsia. Os pacientes com esse problema são muitas vezes dominados pela sonolência e podem cair de repente no sono de sonhos. Outros talvez pensassem em uma pessoa obesa com uma grave apneia do sono. São bons palpites, mas se você quiser pensar seriamente em sonolência, não precisa ir além de alguém que trabalha em turnos. Em 2001, surgiu o diagnóstico "distúrbio do sono decorrente do trabalho em turnos" (o nome foi abreviado depois para distúrbio do trabalho em turnos). A sonolência associada a esse tipo de trabalho pôde então ser oficialmente encarada pela primeira vez como uma doença.

Uma doença, só porque alguém está trabalhando no turno da noite? Dá um tempo. Somos americanos. Podemos lidar com isso. Só precisamos tomar um café forte e ficamos em plena forma.

Não exatamente.

Uma das maneiras de medir a sonolência de uma pessoa é por meio de um teste simples chamado Teste Múltiplo de Latência do Sono, também conhecido pela sigla em inglês MSLT. Nele, a pessoa pode ter uma noite normal de sono e é despertada na manhã seguinte. Nesse ponto, o paciente tem permissão para fazer qualquer coisa que deseje nas duas horas seguintes, exceto dormir. Quando essas duas horas terminam, está na hora de cochilar. O paciente é colocado de novo na cama e tem a oportunidade de tirar um breve cochilo. Epa, não pode cochilar demais! Depois de alguns minutos, o paciente é despertado (caso tenha pegado no sono) e é novamente convidado a ficar acordado por mais duas horas, seguidas de outra oportunidade para cochilar. Esse padrão continua até um certo momento na parte da tarde, em geral depois de cinco cochilos. Posteriormente, podemos examinar o tempo que a pessoa levou para adormecer (caso tenha dormido durante as cinco oportunidades de 20 minutos de cochilo).

Os pacientes com narcolepsia e apneia do sono muitas vezes estão sonolentos, mas em geral muito menos do que os que sofrem do distúrbio do trabalho em turnos.

 EXERCÍCIO DO TRABALHO EM TURNOS

1. Este exercício precisa de dados. Encontre alguns.
2. Jogue um dos dados.
3. Olhe para o resultado, e vá para a cama na hora indicada:

   ⚀ = vá para a cama às 22 horas.
   ⚁ = vá para a cama às 2 horas.
   ⚂ = vá para a cama às 6 horas.
   ⚃ = vá para a cama às 10 horas.
   ⚄ = vá para a cama às 14 horas.
   ⚅ = vá para a cama às 18 horas.

Repita os passos de 1 a 3 todas as noites durante um mês. Faça o acompanhamento de como você se sente a cada dia.

Repare como em algumas noites você vai para a cama e não consegue dormir, e em outras você precisa lutar para ficar acordado até a hora de ir para a cama. As coisas são ainda piores para as pessoas que trabalham em turnos que mudam rapidamente. As pessoas que trabalham em turnos perdem, em média, seis horas de sono por semana em comparação com quem não trabalha dessa maneira. É uma vida dura.

 CIÊNCIA DE VANGUARDA

Tratar das consequências do trabalho em turnos pode ser difícil e, assim como sua família na noite de Natal, cada um tem a própria opinião que normalmente é baseada de maneira imprecisa na realidade. Para lançar alguma luz nessa área do sono, Juha Liira, pesquisador do Instituto Finlandês de Saúde Ocupacional, tomou a iniciativa em 2015 de examinar o uso de medicamentos no tratamento do distúrbio de trabalho em turnos para determinar se eles de fato eram úteis. O estudo descobriu que a melatonina fornecia uma média de 24 minutos a mais de sono durante o dia quando usada junto com o trabalho no turno da noite, mas não ajudava os trabalhadores a adormecer mais rápido. O estudo também descobriu que estimulantes como Monafinil e Armodafinil deixavam os trabalhadores mais alertas. É interessante que hipnóticos [soníferos] como o Zolpidem não pareceram causar nenhuma melhora na qualidade ou desempenho do sono. Essa foi uma das primeiras avaliações do modo como tratamos atualmente o distúrbio do trabalho em turnos. Ainda estamos procurando a melhor maneira de ajudar as pessoas que precisam conviver com esse tipo de trabalho.

REVISÃO DO CAPÍTULO 7

1. Os ritmos circadianos determinam tudo o que fazemos, inclusive quando ficamos sonolentos e quando nos sentimos despertos.
2. É importante considerar a hora das refeições, o exercício e a exposição à luz para tentar estabelecer um ritmo circadiano saudável.
3. O *jet lag* e o trabalho em turnos representam exemplos dos distúrbios do ritmo circadiano.

Uau. Você chegou à hora do intervalo. Vá se alongar... tome uma xícara de chá e relaxe um pouco. Deixe que o que você acabou de ler se acomode no seu cérebro. Estes sete primeiros capítulos foram pesados. Eles merecem algum tempo de reflexão e contemplação.

Isso é ótimo. Quando você estiver pronto... vamos atacar de frente seus problemas de sono. Agora, você não será mais prejudicado pelas informações erradas, medo e quase mitologia; agora você é um conhecedor qualificado do sono. Nada poderá impedir que você tenha uma boa noite de sono.

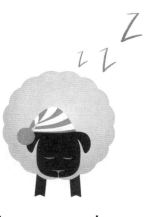

Intervalo

Seu diploma de sono de nível superior já foi enviado pelo correio. Exiba-o orgulhosamente, de preferência sobre a cabeceira da sua cama. Olhe para ele com segurança todas as noites quando for se deitar, como um lembrete de que você sabe o que de fato está acontecendo quando está dormindo.

Agora, o que você deve fazer com esse conhecimento? Meu palpite é que você enfrenta alguns problemas com o sono que deseja corrigir. Isso é excelente! Sabendo o que você sabe agora, resolver seus problemas de sono deverá ser muito fácil.

Vamos examinar algumas dificuldades do sono. Em geral, os problemas de sono podem ser divididos em dois grupos principais: aqueles que nos fazem sentir que não dormimos o bastante e aqueles que nos fazem sentir que estamos sonolentos demais.

Na qualidade de especialista em sono, acredito que todos que entram no meu consultório estão essencialmente em um desses dois campos. Vamos examinar esses grupos um pouco mais de perto e ver como nosso conhecimento a respeito do sono nos ajuda a entender o que pode estar acontecendo nos bastidores de cada um desses clubes exclusivos de problemas do sono!

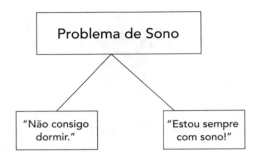

"Não consigo dormir"

Agora eu sei e você sabe (porque leu este livro até aqui) que os membros desse grupo estão dormindo, mas alguma coisa está acontecendo que os está impedindo de sentirem-se satisfeitos com o sono. Ok, mas o que poderia ser isso? Para chegar a essa resposta, precisamos analisar a pessoa e o ambiente onde ela dorme. As pessoas que dormem em um ambiente que não é adequado ao sono precisam organizá-lo ou estabelecer uma melhor higiene do sono. Vou mostrar a elas como fazer isso no Capítulo 8.

Para muitas pessoas, criar uma melhor higiene do sono não é o bastante para que encontrem a fonte do sono magnífico. A dificuldade para dormir ou a sensação de que não conseguem dormir é um enorme problema para elas. No Capítulo 9, vamos mergulhar de cabeça no estranho e incompreendido mundo da insônia, algo que muitos de nós enfrentaremos de tempos em tempos. Problemas para pegar no sono, dificuldade em continuar a dormir, acordar antes que o despertador toque e não conseguir voltar a dormir são exemplos da insônia com a qual as pessoas lidam, e o Capítulo 9 ajudará você a deixar esses problemas para trás.

Para outras pessoas, a insônia é como uma prisão da qual elas sentem que é impossível escapar. Abordarei essa insônia crônica, ou o que eu chamo de "insônia persistente", no Capítulo 10.

No mundo do "não consigo dormir" está o sonífero, ou a pílula para dormir, que as pessoas consideram erroneamente a solução fácil e que tornou-se uma cultura nos Estados Unidos. Muitas pessoas acham que precisam dessas pílulas para pegar no sono. As origens da medicação para o sono, as práticas atuais e seus perigos são discutidos no Capítulo 11.

O Capítulo 12 recua um pouco para examinar a programação do sono. No caso de muitas pessoas que sentem que não conseguem dormir, o problema não reside na capacidade de pegar no sono, mas sim na expectativa irrealista que elas têm sobre a quantidade de sono que precisam. Simplesmente compreender como estabelecer de maneira adequada uma melhor programação de sono pode ajudá-las a encontrar um sono melhor.

O Capítulo 12 também examina o outro lado da moeda de procurar dormir demais: programar uma hora inadequada para dormir. Desse modo, esse capítulo atua como nossa transição para o mundo dos excessivamente sonolentos, porque muitas pessoas que lutam para permanecer acordadas fazem isso porque não estão concedendo a si mesmas tempo suficiente para dormir. As pessoas que lutam para sair da cama pela manhã podem descobrir que seus problemas com a sonolência estão radicados nas suas programações. Vamos também examinar mais de perto as pessoas que trabalham em turnos e a extrema sonolência com a qual são obrigadas a lidar diariamente (ou todas as noites). E assim, lá vamos nós para a terra da sonolência.

"Estou com muito sono"

No grupo com excesso de sonolência, começamos com um dos maiores indicadores de que uma pessoa pode não estar dormindo o bastante ou lutando com a qualidade do seu sono: o cochilo. O Capítulo 13 examina como o cochilo pode ser uma ferramenta saudável e eficaz para seu sono, mas também como pode estar trabalhando contra você.

A seguir, no Capítulo 14, focalizamos o grupo que compõe a maior parte dos que sofrem de sonolência: os pacientes com apneia do sono e seus amigos que roncam.

O Capítulo 15 aborda outros diagnósticos que causam sonolência excessiva durante o dia, distúrbios que vão da síndrome das pernas inquietas à narcolepsia.

Por fim, o Capítulo 16 aborda o estudo do sono e quem deve submeter-se a um exame desse tipo.

Para facilitar, providenciei um cronograma dos capítulos restantes e de como eles se integram uns aos outros.

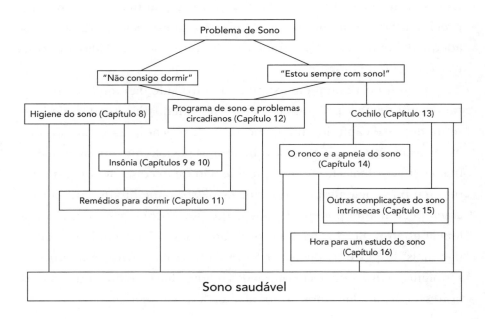

Um último comentário sobre a segunda metade do livro. De tempos em tempos, farei recomendações sobre vários produtos ou dispositivos que podem ser benéficos para seu sono. É importante que você entenda que embora esses dispositivos não sejam necessários para o sono, eles podem melhorar o sono de algumas pessoas. Pense nisso da seguinte maneira: *chips de tortilha* são muito saborosos. Para mim, adicionar sal e um toque de limão coloca-os em um novo patamar de sabor. Não me entenda mal; se *chips* sem sal e sem limão estiverem disponíveis, eu os comerei. Eu nunca diria: "Não consigo comer *chips* insípidos", principalmente se eu estiver com fome. No entanto, a adição desse tempero de fato torna a experiência muito melhor.

 EXERCÍCIO DE SONO DO CRUZEIRO NAS FÉRIAS

Imagine que você está prestes a partir em um cruzeiro relaxante para o Caribe. Você chega ao porto de Miami em um dia ensolarado e embarca no navio *Volúpia dos Mares do Sul*. Tudo é lindo, as bebidas já estão pagas e a sua cabine com *upgrade* tem um convés com vista para o oceano.

Você volta para sua cabine depois de um jantar fantástico e um lindo show, mas descobre que se esqueceu de colocar na mala seu/sua _____ [aparelho de ruído branco, ursinho de pelúcia, máscara para dormir, óculos escuros com filtro UV, companheira inflável que lembra uma linda artista de cinema]. Você não consegue se lembrar da última vez que dormiu sem esse acessório (ou companhia).

Escolha o melhor final para sua história:

1. Quando se deita na cama, você pensa: "Isso não tem importância!" e depois de alguns minutos além do normal você começa a dormir um sono relaxante.

2. Você começa a entrar em pânico enquanto tenta pensar onde poderia comprar ou roubar o item que você esqueceu. A ansiedade toma conta de você quando se dá conta de que suas chances de dormir nessa viagem são praticamente nulas. Você sente que está começando a hiperventilar enquanto toma a decisão de invadir a ponte de comando da embarcação na tentativa desesperada de assumir o controle do navio e voltar para casa.

Sua resposta precisa ser a opção 1. Sentir-se dependente do seu sonífero, aparelho de ruído branco, cobertor especial ou do rádio que toca sem parar não é bom. Mude seus hábitos.

Encare esses produtos pelo que são: uma ajuda secundária, um pequeno reforço. Você consegue dormir bem sem eles? Provavelmente, mas essas coisas podem ajudar seu sono a avançar de bom para excelente.

Que o espetáculo continue.

Higiene do Sono
Uma cama limpa promove o sono

Agora você tem o conhecimento – o conhecimento teórico, digamos – a respeito do sono que precisa ter. O treinamento básico acabou. Agora vem a parte difícil. Você está pronto para tes-tar esse conhecimento no campo de batalha de acolchoados floridos e almofadas decorativas? Descobrir que você tem uma pedra nos rins é fácil. Corrigir esse problema pode ser bastante doloroso. Bem. Corrigir seu problema de sono é semelhante. Considere a possibilidade de que as coisas piorem um pouco antes de melhorarem.

Escolhi a higiene do sono como ponto de partida para a segunda parte deste livro porque é exatamente isso que ela significa sob a óptica de corrigir o seu sono: um ponto de partida. É bem provável que a higiene do sono não resolva seus problemas, mas, se isso acontecer, que maravilha! Calcule quanto tempo você terá economizado por não precisar ler o resto do livro. No entanto, também não fique desanimado se a higiene do sono não resolver sozinha todos os seus problemas de sono. Ela é a base necessária para corrigi-los, mas não é incomum que ela, por si só, não resolva o problema por completo.

A higiene do sono é o ato de controlar seus comportamentos e os ambientes onde você dorme na tentativa de otimizar seu sono. Significa basicamente fazer o possível para se preparar para dormir com êxito. Significa controlar o que você pode controlar.

Muitos dos meus pacientes têm algum conhecimento sobre a higiene do sono. É um assunto discutido em toda parte... livros de autoajuda, programas de notícias matutinos, sites sobre o sono.

Os pacientes muitas vezes dizem coisas como: "Já tentei de tudo. Não assisto à televisão na cama, não me exercito tarde da noite e nunca bebo café depois da hora do almoço". E mesmo assim eles não conseguem dormir.

O que eles precisam entender é que a higiene do sono se assemelha muito a limpar sua casa antes de dar uma grande festa. Você precisa varrer, limpar e arrumar o local, talvez comprar algumas velas novas ou outras coisas. Nossa, o lugar ficou incrível. Todo esse trabalho significa que sua festa à fantasia Dungeons & Dragons, que tem como tema personagens do jogo de RPG, será um grande sucesso? Não, claro que não, porque Dungeons & Dragons, ao que tudo indica, não rende uma festa memorável. Não importa quanto o cenário esteja perfeito. A base da festa está defeituosa, de modo que todo resultado será um grande fracasso.

Com seu sono não é diferente. Arrumar e organizar as coisas antes de dormir é muito importante e pode ser a base para evitar pequenos distúrbios do sono. Você se lembra daqueles ratos nas gaiolas sujas? Há muitas maneiras de organizar sua gaiola, e a maioria delas é bastante óbvia.

Como criar um refúgio de hibernação

Transformar seu quarto de dormir em um refúgio de hibernação envolve muitos passos, e o primeiro diz respeito à luz. O quarto deve ficar escuro: realmente escuro. Você se lembra de como a melatonina faz você ficar sonolento, mas apenas se seus olhos não estiverem vendo a luz? Bem, se você quiser dormir bem, bloqueie a luz, cada resquício dela.

Seu quarto de dormir deve ser como o quarto de hóspedes da casa dos meus pais. Quando eu estava na quinta série, meus pais terminaram o porão da nossa casa e fizeram lá um quarto que não estava exatamente de acordo com as normas, pois não tinha janelas. Ele é cercado por terra em dois lados e não há nenhuma saída perto dele. Em outras palavras, no caso de um incêndio, é uma câmara mortuária. O local é tão escuro que é difícil se deslocar nele durante o dia! E por esse motivo essa catacumba suburbana é o melhor lugar para dormir no sudoeste da Virginia. Se ninguém se arriscasse a descer lá para me procurar, eu poderia facilmente dormir até que a fome me despertasse. Acredite em mim, eliminar a luz do seu quarto pode ser muito útil.

E quando eu digo que o quarto deve ficar escuro, eu quero dizer *escuro*. Seu cérebro é como os zumbis na série *The Walking Dead* – ele é capaz de captar as menores fontes de luz, como um rádio-relógio, o visor de um telefone celular, a fresta embaixo da sua porta. Por isso, desligue o celular (ou, melhor ainda, deixe-o na cozinha), vire seu relógio ou faça algo para bloquear a luz que ele emite. Você não precisa saber que horas são às 3h15 da manhã.[48]

Uma grande fonte de luz é a televisão. Por que as televisões foram parar no quarto de dormir? Não tenho a menor ideia. Para mim, é como um banheiro no meio da sala de estar. As televisões produzem muita luz. Esse fato, aliado ao ruído e ao estresse que elas produzem, pode piorar significativamente o sono. Além disso, a televisão está condicionando você a precisar dela para pegar no sono. Isso não é bom. Assista à televisão em outro lugar.

Todas as vezes que dou uma palestra, pergunto à audiência: "Quantas pessoas aqui dormem com a televisão ligada a noite inteira?". Eu diria que cerca de uma em cada 25 das pessoas com quem converso admite que deixa a televisão ligada a noite inteira, inundando o quarto

---

[48] Ah, droga, são 3h15. Não vou conseguir voltar a dormir agora que sei disso. Ah, como eu anseio pela ignorância de não saber que horas são bem cedo de manhã.

com luz e barulho. "Isso me relaxa" ou "eu gosto do ruído em segundo plano" são as desculpas mais comuns para justificar esse hábito.

A escuridão e o silêncio são ideais para o seu refúgio, e aquela tela plana está arruinando ambos. Você ainda acha que aquele aparelho Sony preso na parede não afeta seu sono? Considere o estudo de 2014 que mostra que os voluntários continuam a classificar palavras de listas de palavras faladas mesmo depois de adormecerem. Você é capaz de aprender espanhol durante o sono enquanto hipnotiza a si mesmo para perder peso? Não. Isso significa que não existe nenhuma luz acesa no seu cérebro depois que você adormece? Não. Lembre-se do nosso tema: o cérebro está fazendo coisas incríveis enquanto dormimos. Desligue a televisão. Seu cérebro não precisa ouvir a noite inteira os programas de televendas nem os episódios de *M*A*S*H*.*

Eliminar do quarto até mesmo as luzes mais fracas é importante para todos, mas é particularmente importante se você precisa dormir durante o dia por causa do trabalho em turnos ou de outras programações incomuns de trabalho. Se não for possível eliminar a luz, compre uma máscara para dormir com contornos suaves para impedir que a luz chegue aos seus olhos. Compre algumas, encontre uma que seja do seu agrado e não deixe de colocar uma máscara extra na sua mala de viagem (essa é uma ajuda para dormir que você de fato não pode dispensar. Se você estiver naquele cruzeiro sem uma máscara para dormir, use uma toalha. No caso de um aperto, use o braço para bloquear a luz. Todos precisamos dormir no escuro).

 EXERCÍCIO DA CAVERNA DO SONO

1. Vá para o seu quarto, feche as persianas, feche a porta e apague as luzes.
2. Cubra os seus olhos com as mãos. Você consegue enxergar alguma coisa?

---

* Uma premiada série de televisão americana, do gênero comédia dramática, exibida pela CBS entre 1972 e 1983. (N. T.)

Se consegue, continue a trabalhar para eliminar a claridade. Seu quarto não está escuro o bastante.

Se não consegue, parabéns. Você pode acender a luz de novo.

Aha! Como você encontrou o interruptor para acender a luz se o quarto tinha se tornado um refúgio sagrado de absoluta escuridão no qual nenhum resquício de luz poderia existir? Pare de me dizer o que você acha que eu quero ouvir e elimine logo essa fonte de luz.

Quero deixar claro um último ponto, e depois prometo que não vou mais entrar em detalhes excessivos sobre isso durante o resto do livro: desligue seu *smartphone*, *laptop*, *tablet* ou qualquer outro dispositivo eletrônico. Desligue-os completamente. Essa luz está matando seu sono. Um estudo realizado em 2014 por Charles Czeisler, mostrou que pessoas que usavam leitores de livros digitais antes de dormir demoravam em média 10 minutos a mais para pegar no sono e tinham menos sono REM do que as pessoas que liam livros impressos sob luz indireta. Qualquer exposição à luz no final da tarde ou no início da noite pode ter impacto negativo no seu ritmo circadiano e no seu sono, de modo que procure manter seu ambiente pouco iluminado no final do dia para ter uma excelente noite de sono. Se você precisar usar luz, experimente bloquear o azul e o verde do seu dispositivo ou considere a possibilidade de usar óculos que bloqueiam o azul. Telas e luzes semelhantes devem ser desligadas várias horas antes da hora de dormir.

💲 SUGESTÃO DE PRODUTOS 💲

Se você realmente precisa usar seu *laptop* à noite, pense em instalar o f.lux, o Dimmer ou algum aplicativo semelhante que reduza tanto a quantidade quanto a qualidade da luz à qual você esteja exposto. Esses aplicativos funcionam bem, são gratuitos e nenhum dos dois levará um monte de lixo indesejável para seu computador. O Night Shift, da Apple, funciona de maneira semelhante no iPhone.

Você quer algo levemente menos sofisticado? Compre óculos bloqueadores de luz azul Uvex. Eles bloqueiam as luzes azuis e verdes emitidas pelas telas e outras fontes de iluminação. Coloque-os sempre que você não conseguir escapar da luz à noite, para ajudá-lo a adormecer quando for para a cama. Bônus: esses óculos vão fazer você ficar parecido com Bono, o que não é nada mal.

....

Aconchegue-se na sua cama

Além da luz, sua cama deve ser confortável. Os pacientes sempre me perguntam que tipo de colchão devem usar. A resposta para essa pergunta é simples: "Eu não sei". Cada pessoa se sente confortável em um tipo diferente de colchão. É por isso que existem tantos tipos! Gosto de colchões firmes, mas outros preferem os macios. Em algumas culturas, as pessoas têm o hábito de dormir em redes. Batman dorme pendurado de cabeça para baixo. O principal é se sentir confortável e não ser convencido de que comprar uma cama é a cura para todos os seus problemas do sono. Se sua cama é muito desconfortável, um *upgrade* poderia ser bastante útil, mas não gaste dinheiro à toa. Você só precisa de conforto.

Preciso dizer mais algumas coisas enquanto estamos falando sobre camas. Não faz sentido ter uma ótima cama e um bom colchão e usar roupas de cama desconfortáveis. Invista nisso. Compre alguns lençóis com muitos fios e um confortável cobertor de caxemira ou um acolchoado de penas de ganso. Novamente, os gostos de cada um são diferentes, mas você deve *amar* sua cama. Compre a melhor roupa de cama que caiba no seu orçamento.

Devido a questões como o uso de medicamentos, diferenças na temperatura ambiente e devido a variações nos pontos de referência da temperatura, de níveis metabólicos e de esforço de cada corpo, algumas pessoas sentem mais calor do que outras durante a noite. Além disso, pessoas notívagas costumam sentir mais calor à noite, em comparação com as pessoas diurnas. Se você sente muito frio à noite, experimente lençóis de flanela. Se for do tipo que sente calor, talvez queira experimentar lençóis que absorvam a umidade e o suor. Repetindo, isso não vai resolver seu problema, mas é fundamental que você se sinta confortável na sua cama.

SUGESTÃO DE PRODUTOS

A Deepsport fabrica roupas de cama com algumas propriedades exclusivas. Em primeiro lugar, os lençóis são frios ao toque, o que pode ser bastante útil se você sente calor ou que transpira enquanto dorme. Além disso, o tecido reduz a quantidade de bactérias, de alergênios e a presença de seres como ácaros e percevejos, evitando que entrem no tecido. Meu produto favorito dessa empresa é um saco de dormir feito com esses tecidos especiais. É muito fácil de ser levado em viagens, de modo que pode proporcionar um ambiente de sono limpo e fresco longe de casa. O que é ainda melhor: se você usá-lo também em casa, quando você viajar seu cérebro achará que você ainda está na sua cama aconchegante, o que poderá ajudá-lo a dormir.

A Sheex é outra empresa que já existe há algum tempo e fabrica roupas de cama semelhantes, com o mesmo tecido que absorve a umidade.

Para obter o máximo em controle da temperatura da roupa de cama, invista em um ChiliPad. Juro por Deus, esse protetor de colchão resfriado a água vai mudar para sempre a maneira como você dorme. O produto possui um mecanismo que bombeia água quente ou fria (você decide) durante toda a noite através de pequenos tubos, ajustando a temperatura perfeita para você. Você pode até mesmo comprar um com zonas independentes, uma para você e outra para seu parceiro. Minha cama foi carinhosamente apelidada de Coreia. A Coreia do Norte é o lado da minha mulher, que gosta da cama quente. Meu lado, a Coreia do Sul, é mantido na graduação mais fria a noite inteira, e é simplesmente maravilhoso. Meu lado da cama é tão frio que se eu guardasse lá a carne do almoço ela não estragaria.

Embora provavelmente isso seja óbvio, fico chocado com o número de pessoas que não reflete nem um pouco no momento de escolher o travesseiro. É como se as pessoas crescessem com um determinado travesseiro na cama, o levassem para o dormitório da faculdade, ele as seguisse quando elas fossem morar com um parceiro e, nove fronhas depois, o travesseiro ainda estivesse na cama delas.

Você pelo menos gosta do seu travesseiro? Ele é confortável? Você entende que não assumiu nenhum compromisso formal com ele, certo? Saia, compre alguns travesseiros novos, durma com vários ao mesmo tempo e escolha o que você mais gostar. Alguns travesseiros são feitos com pedaços de látex, que podem ser removidos ou adicionados, de modo que a pessoa possa determinar a densidade exata da sua preferência. Se o travesseiro começar a ficar um pouco achatado com o tempo, você pode adicionar mais látex. Os travesseiros de espuma com memória costumam proporcionar um excelente apoio ortopédico ao pescoço e à coluna, mas, assim como os colchões feitos com esse material, têm a tendência de capturar o calor, de modo que podem desagradar as pessoas que sentem calor à noite. Os travesseiros de penas e penugem tendem a ser muito leves e macios. Eles são laváveis e porosos, permitindo a passagem do ar, mas podem se achatar com o tempo. Os pacientes que sofrem de alergia talvez tenham dificuldade com esses travesseiros. Mesmo que você não seja alérgico, poderá não gostar de ser cutucado pelas penas. Entre outras opções estão os travesseiros de lã, algodão e trigo-sarraceno, bem como os feitos de material sintético, como o poliéster. Dedique algum tempo para encontrar aquele que funcione melhor para você.

Com sua cama equipada com itens confortáveis, você deve fazer o mesmo para o seu corpo. Vista-se confortavelmente. Em geral, eu incentivo as pessoas a vestirem menos roupas, e não mais. Se você sente frio à noite, você sempre pode cobrir-se com mais cobertores ou colchas. Dormir com um macacão de flanela forrado de lã pode ser um problema se você começar a sentir calor durante a noite.

Por fim, mas igualmente importante, encontre um relógio silencioso (que não faça tique-taque!) e que não ilumine o quarto, ajuste o alarme e se esqueça da hora. O ideal é que você não consiga ver as horas quando seu quarto estiver escuro. A hora que você acorda para urinar durante a noite não faz a menor diferença, mas esse pequeno fato é suficiente para desencadear um ataque de ansiedade em muitas pessoas. Poupe a si mesmo. Se você acordar antes do alarme tocar, apenas lembre-se de que ainda tem um tempo para dormir. Essa é a única coisa que importa.

O recanto de repouso está lindo. Você comprou lençóis e um acolchoado novos, travesseiros perfeitos e um relógio silencioso, e está vestindo o pijama adequado. Você está tão satisfeito com o resultado do seu trabalho que uma expectativa positiva está começando a se insinuar na sua mente. Maravilhoso. Um grande obstáculo para o sono de muitas pessoas são os sentimentos negativos que elas associam ao seu quarto de dormir.

Não subestime esses sentimentos. Imagine uma criança que mora com um pai abusivo. Todos os dias, quando o pai chega em casa do trabalho, grita, manda o menino descer e começa a descarregar verbalmente todo o estresse e angústia do seu dia sobre o filho, em uma cruel invectiva verbal. Isso acontece todos os dias, no mesmo lugar, na base da escada. Avance no tempo. O menino já escapou há muito tempo daquela casa horrível. Ele está feliz e bem ajustado (tudo bem, ele fez um pouco de terapia). Ele agora tem a sua própria família e não tem os mesmos problemas do pai, que já morreu há vários anos. Como você acha que esse filho adulto se sente quando entra no seu antigo lar para visitar a mãe idosa? Embora tenham se passado muitos anos, assim que ele passa pela porta e se aproxima da escada onde o pai costumava gritar com ele, aqueles mesmos sentimentos voltam a toda velocidade, como se tudo tivesse acontecido ontem.

Seu quarto pode ser a base daquela escada. É por isso que talvez seja útil modificá-lo. A mudança do colchão, as novas persianas e o novo acolchoado têm um propósito prático. Eles também têm o papel igualmente valioso de modificar seu ambiente para que seu quarto se transforme em um novo refúgio – um lugar que sua mente não reconheça de pronto como "O Lugar Onde meu Sono É Horrível". Alguns de vocês podem não querer limitar a remodelação do quarto à cama. Pinte a parede de outra cor. O presidente norte-americano Harry Truman acreditava, assim como outras pessoas, que um cinza azulado reconfortante é ideal para o sono. As paredes do meu quarto são dessa cor. Evite os tons amarelo-canário ou vermelho vivo, que podem ser estimulantes. Compre novas obras de arte; mude as coisas.

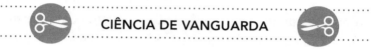

CIÊNCIA DE VANGUARDA

Se você quiser melhorar seu sono, pense na relação entre o sono e a natureza. Um estudo de 2015 da revista *Preventive Medicine* mostrou que as pessoas, especialmente os homens, dormiam melhor quando expostas a espaços verdes e à natureza.

Seja criativo com o ambiente do seu quarto de dormir. Se você descobrir maneiras de promover uma conexão maior com a natureza (experimente, por exemplo, dormir na sua varanda telada quando o tempo permitir ou faça as refeições ao ar livre todos os dias), talvez constate que seu sono está melhor.

Estranhos companheiros de cama

Seu quarto está pronto e muito bonito. Você o ama e, pelo menos dessa vez, está de fato aguardando com prazer a hora de dormir. A grande questão agora é a seguinte: quem mais foi convidado para a festa? Você mora sozinho? Se a resposta for sim, tudo fica mais fácil, pois a única variável é você. Você tem um cônjuge e sete animais de estimação? A situação é um pouco mais delicada e pode envolver pulgas.

Algumas pessoas dormem muito bem, como eu. Cubro minha mulher todas as noites, espalho pétalas de rosas pela cama e coloco chocolatinhos com menta no travesseiro dela. Não me mexo durante o sono, dou a ela todas as cobertas que ela deseja e sou muito silencioso. Também tenho a capacidade de massagear os pés dela enquanto durmo. Estou perfeitamente consciente de que eu sou uma exceção à regra no que diz respeito aos parceiros de cama.[49]

Para muitos de nós, a pessoa que dorme conosco na cama pode ser um verdadeiro problema para o sono (é claro que estou falando a partir da minha experiência clínica e não do aspecto pessoal). O ronco dela é descrito como o som de pequenos animais sendo abatidos. Ela puxa todas as cobertas à noite, deixando você tremendo de frio na posição fetal. Ela dá chutes e mexe os braços em todas as direções, às vezes atingindo-o e deixando-o todo marcado com misteriosas equimoses. Ela fala, geme e se levanta para urinar tantas vezes que você não consegue estabelecer qualquer ritmo de sono. O alarme dela é ajustado para bem cedo e o barulho que ela faz quando se levanta obriga você a sair da cama nessa mesma hora. Isso soa familiar? Espere. Você andou falando com minha mulher?

Anime-se! Em nenhum ponto daqueles votos você declarou que teria que dormir na mesma cama com essa pessoa todas as noites.[50] Vou abordar agora alguns pontos que a princípio podem lhe agradar (ou a sua parceira), mas por favor leia até o fim. Pensando bem, por que vocês dois não leem essa parte do livro juntos... de mãos dadas? Ótimo. Olhem-se nos olhos. Digam um ao outro quanto se amam. Continuem a ler.

Todo especialista em sono que vale quanto pesa em protetores de ouvido de espuma lhe dirá que a cama é para duas coisas: fazer sexo e dormir. Vou repetir: a cama é para fazer sexo e para dormir. Não é para assistir à televisão. Deixe isso para a sala de estar, já que ela também

---

[49] Você não precisa checar essas informações com a minha mulher.
[50] Evite, sobretudo, a cama dos outros.

serve para duas coisas: assistir à televisão e fazer sexo. Repare que dormir não está em primeiro lugar na lista de atividades da sala de estar. Digitar no computador, falar ao telefone e pagar contas são atividades proibidas no quarto. Dormir e fazer sexo. Só isso. De acordo com essa regra, se seu parceiro está impedindo que seu sono aconteça no quarto (ele lê com uma luz forte; ela ronca), há um problema. Se o seu sono não está acontecendo porque seu parceiro está tentando fazer sexo com você, talvez você precise fazer um esforço para se comunicar melhor.

Agora vamos nos concentrar no sono.[51] A conversa aqui é um pouco complicada. Se o seu parceiro de cama representa um impedimento à sua capacidade de dormir, alguma coisa precisa ser feita. As opções são as seguintes:

1. Não fazer nada e não dar atenção ao problema, o qual só irá piorar com o tempo, deixando-o cansado, irritado e cultivando um profundo ressentimento e desprezo pelo seu parceiro e seus irritantes hábitos de sono.
2. Convencer seu parceiro a procurar ajuda para o ronco, chutes, ranger de dentes, o fato de puxar seus cabelos, falação, queixumes, gritos, encenação dos sonhos, engasgos, ou seja qual for o comportamento que o esteja mantendo acordado.
3. Dormir em quartos separados. Essa opção pode ser subdividida da seguinte maneira:
    - Locais separados permanentes.
    - "De acordo com a necessidade", quando um dos parceiros se retira caso haja problemas.

---

[51] Mais uma coisa a respeito do sexo e do sono. O sexo pode ajudar a promover o sono por meio de vários mecanismos. Primeiro, o sexo é uma atividade física, o que, você sabe, aumenta a adenosina que promove o sono. O sexo acontece muitas vezes no escuro, promovendo a secreção de melatonina. Além disso, o orgasmo promove a liberação de prolactina, que atua para suprimir no cérebro a dopamina, que promove a vigília. Por fim, o sexo produz a oxitocina no cérebro, que promove relaxamento e sensações positivas, ajudando-nos a relaxar e dormir.

- Período separado programado. Por exemplo, dormir separados todas as terças e quintas-feiras e dormir juntos nos outros dias. Isso às vezes acontece naturalmente quando um dos parceiros viaja. No meu caso, durmo no quarto de hóspedes quando estou de sobreaviso ou quando me levanto cedo para fazer exercícios, para que o barulho que eu faço de manhã ou meu *pager* não perturbem minha mulher.

Sem dúvida, não aprovo não fazer nada (a primeira opção). Alguns comportamentos noturnos podem indicar problemas significativos que podem acarretar sérios riscos para a saúde, além do ônus que podem estar causando ao seu sono. A segunda opção é quase sempre minha escolha; se você for capaz de convencer seu parceiro a procurar ajuda para o problema que tem, recomendo essa medida no mais alto grau. Esse é o melhor caminho a seguir. Se não fazer nada não lhe parecer uma boa opção e você for incapaz de convencer seu cônjuge teimoso a discutir o assunto com um médico, nada lhe resta a não ser a terceira opção.

É importante que haja uma comunicação eficaz nessa situação, caso contrário a mágoa pode surgir rapidamente. Acredito que todo mundo tem o direito de dormir bem. Se apenas um cantil for levado em uma excursão, a maioria dos casais compartilharia a água que está dentro dele. Seria impensável que um dos parceiros bebesse tudo, deixando o outro sem nada. Por que então com o sono seria diferente? Por que deveria um parceiro ter permissão para privar o outro de algo tão importante quanto a água ou a comida?

Dormir juntos é um poderoso símbolo do casamento, da união e do amor. Não dormir juntos, na cabeça de algumas pessoas, é um ato de separação ou de falta de comprometimento. Passo muito tempo na minha clínica dizendo aos casais que é aceitável que durmam separados de vez em quando. Apelidei isso de "férias de sono". Não custa nada e é revigorante, da mesma maneira que férias podem recarregar as nossas baterias. Às vezes, uma pessoa pode simplesmente precisar de um tempo para colocar seu sono de volta nos trilhos. Quando isso acontecer, ela talvez possa se reunir novamente ao parceiro. No caso de outras pessoas, essa pode ser uma solução mais permanente. Às vezes, essa separação pode aumentar o estímulo do parceiro para buscar ajuda.

Se houver abertura para que o casal durma separado, não existe uma maneira certa ou errada de fazer isso. Para algumas pessoas, começar a noite na mesma cama e depois ir para outro quarto quando a luz se apaga funciona bem. Repetindo, escolher dias específicos da semana pode ser útil para eliminar a culpa. "Hoje é terça-feira, por isso vou dormir no quarto de hóspedes esta noite." Ter dias específicos para dormir em quartos separados evita o transtorno de ter quer que decidir, na hora de ir para a cama, onde vai dormir todas as noites. Às vezes, um período de experiência dormindo em quartos separados pode ser útil para verificar se os hábitos de sono do seu parceiro são de fato responsáveis pelo seu sono insatisfatório.

Praticamente tudo o que mencionei (com exceção da parte sobre o sexo) também pode ser aplicado a animais de estimação na cama. Na minha opinião, quando se trata da sua cama, não há espaço para animais. Se você tem um animal de estimação que dorme com você e seu sono é excelente, ótimo. Rubi fica. Se você está tendo problemas com o sono e tem uma leve suspeita de que a culpa pode ser do seu animal de estimação, ele com certeza deve sair da cama.[52]

---

[52] Uma nota interessante sobre animais de estimação: muitos pacientes na minha clínica que posteriormente são diagnosticados com a síndrome da apneia obstrutiva do sono, um distúrbio no qual eles param de respirar durante a noite, queixam-se de que seu cachorro os acorda durante a noite. Na maior parte dos casos o dono relata o evento como altamente irritante, já que são acordados de um sono tranquilo por lambidas. Mais tarde, depois que a pessoa é diagnosticada com apneia do sono e tratada, o cachorro para de acordá-la. Apelidei esse fenômeno de "efeito Lassie", já que acredito que o cachorro tenha consciência do engasgo e da interrupção da respiração e esteja simplesmente tentando fazer o dono respirar. Até a presente data, nunca conversei com o dono de um gato que tenha descrito essa ocorrência. Minha teoria é que, assim como o cachorro, o gato tem consciência da aflição respiratória do dono, mas não faz nada com relação a isso.

Você já lidou com o cônjuge que ronca, o cachorro está na própria caminha, mas você talvez ainda precise expulsar da sua cama uma ou mais pessoas. Isso mesmo, seus filhos.

O tema da família que dorme junta é sempre um assunto muito delicado e controvertido, de modo que prepare-se. Sou contra. Sou contra não apenas para proteger o seu sono, mas também porque ajudar seus filhos a estabelecer a capacidade de dormir de forma constante e com confiança tem um valor inestimável. Isso significa que eles precisam ser capazes de iniciar o sono sozinhos e com o mínimo possível de muletas (embalo, chupetas, cobertores, luzinhas suaves e assim por diante). Se aquela pessoazinha dormindo ao seu lado estiver afetando seu sono, manter esse hábito não está fazendo bem nem a você nem a ela. Está na hora de ela – ou, Deus me livre, *elas* – ser apresentada à sua própria cama.

Vou ser franco e direto porque vi alguém muito próximo a mim lidar com isso: dormir junto com as crianças pode ser perigoso. Não é preciso muito para uma criança ser sufocada por um adulto. Se você acha que isso não vai acontecer na sua família, você está enganado.

Seus hábitos sórdidos estão mantendo você acordado

Apesar do seu lugar altamente apreciado na cultura popular, quando falamos de hábitos que causam problemas significativos para o sono, seria difícil encontrar comportamentos piores do que beber ou fumar.

Você precisa saber o seguinte: a nicotina é um estimulante. Ela o manterá acordado e tornará pior a qualidade do seu sono quando você adormecer. A quantidade exata de nicotina na verdade não importa, assim como a quantidade exata de cafeína nas bebidas também não tem grande importância. Pare de fumar, sobretudo perto da hora de dormir. Se você fuma na cama, pare de fazer isso. Além de ser nocivo para seu sono, fumar na cama é muito perigoso (é sério, em 2005, 24% dos fumantes canadenses relataram ter pegado no sono enquanto fumavam. É por isso que nunca durmo durante minhas viagens ao Canadá). Não sou especialista em fumo. Se você fuma, peça ao seu médico, família e amigos para que o ajudem a parar de fumar. Há maus hábitos muito melhores e mais baratos que não vão afetar o seu sono e nem seu bolso. Experimente estalar os dedos ou roer as unhas.

A cafeína é um estimulante, então tente adivinhar o que tenho a dizer a respeito dela. Ela não está ajudando o seu sono. Reduza seu consumo, em especial à noite, perto da hora de se deitar. A cafeína o mantém acordado e faz com que você sinta vontade de fazer xixi. Em 2013, o pesquisador do sono Tom Roth realizou um estudo mostrando que a cafeína consumida até seis horas antes da hora de dormir pode reduzir o tempo de sono em até uma hora![53] O chá e o chocolate têm propriedades semelhantes. Portanto, se você está tendo dificuldades para dormir e tem uma máquina de café expresso profissional em casa, talvez esteja na hora de parar de tomar café ou de pelo menos reduzir o número de xícaras de café consumidas, em especial quando faltarem menos de seis horas para você se deitar. É difícil reduzir ou interromper o consumo desses produtos? Sem dúvida, mas você pode fazê-lo. Vá se desacostumando lentamente ou faça uma interrupção brusca. Você é obstinado. Se você trabalha na Starbucks, é melhor levar de casa o almoço e uma bebida sem cafeína.

O álcool também é um inferno para o sono. Ele piora a qualidade do seu sono, faz com que você acorde à noite (muitas vezes para fazer xixi), agrava problemas respiratórios noturnos – inclusive o ronco e os engasgos (apneia) – e pode fazer com que desconhecidos apareçam como num passe de mágica na sua cama pela manhã. Pense nele da seguinte maneira: assim como a maioria das coisas que consumimos para que "nos ajudem a dormir", o álcool produz sedação, não necessariamente sono. Com toda essa publicidade negativa, é incrível que,

---

[53] Tenha em mente que é provável que essas pessoas não percebam a significativa perda de sono causada pela cafeína. Em outras palavras, se você acredita que o café que você toma depois do jantar ou mais tarde não afeta seu sono, talvez esteja errado.

nos Estados Unidos, o álcool continue a ser a substância mais usada para dormir. Por que o álcool é tão popular? Existem várias respostas para essa pergunta:

1. Você não precisa de uma receita para comprar bebida alcoólica. Ninguém quer ir ao médico. É caro. É demorado. As revistas das salas de espera são tão velhas que têm imagens anunciando o terceiro filme de Harry Potter. Ter que esperar para fazer com que um médico não apenas concorde que você precise tomar uma pílula para dormir, como também que lhe dê uma receita não é nada fácil. Compare isso com o álcool, cujo consumo é mais fácil. Você só precisa de um pouco de dinheiro e uma identidade (ou um irmão mais velho legal) para comprar quantas garrafas de bebida destilada desejar para embarcar em uma noite de esquecimento.
2. O álcool é sedante. Muitas pessoas associam uma boa noite de sono à rápida perda de consciência tão logo decidem se recolher. O álcool pode proporcionar isso. O álcool tende a fazer com que as pessoas peguem no sono mais rápido, mas esse efeito não tende a se converter em mais sono ou, o que é mais importante, em um desempenho melhor no dia seguinte. Em outras palavras, o que é melhor para você? A rápida perda de consciência ou ficar acordado até um pouco mais tarde lendo o seu livro predileto? Com certeza a segunda alternativa.
3. O álcool promove amnésia. Outra condição que muitas pessoas consideram importante para uma boa noite de sono é não ter nenhuma lembrança do que acontece entre a hora em que vão dormir e a hora em que acordam. O álcool pode ajudar nesse aspecto. Isso às vezes é chamado de amnésia alcoólica, e não vai ajudá-lo a fazer uma apresentação estupenda no outro dia de manhã. É provável que você estivesse em melhor situação se tivesse ficado acordado a noite inteira!

É preciso destacar que alguns estudos relatam um aumento no sono profundo associado ao álcool, sobretudo durante a primeira metade da noite. Embora esse fato seja questionado, não há dúvidas quanto à confusão que o álcool causa na segunda metade da noite, quando é metabolizado. Você já acordou entre quatro e seis horas depois de uma bebedeira e descobriu que era absolutamente impossível voltar a dormir? É como um incrível cruzeiro no Caribe que termina com o barco afundando. Existe alguma coisa na primeira metade do cruzeiro que poderia compensar o final sombrio? Quando se trata de álcool e sono, não caia nessa armadilha. Se você estiver usando bebidas alcoólicas para conseguir dormir, pare. Se você tiver um problema com o álcool, procure ajuda profissional.

Eu sei que os especialistas em sono tendem a entrar em detalhes excessivos quando se trata de combater a nicotina, a cafeína e o álcool. Não vou desperdiçar seu tempo ou discutir com você por causa disso. A nicotina, a cafeína e o álcool pioram o seu sono.

"Mas eu gosto do meu *mocha-latte* duplo. Faço um igualzinho ao da Starbucks."

ESQUEÇA!

"É apenas um cigarro antes..."

É sério que estamos realmente tendo essa discussão?

"Vamos lá, você não pode estar sugerindo que eu desista do meu vinho Shiraz com..."

Raios te partam! Se você está tendo dificuldade para dormir, esses comportamentos precisam ser mudados ou interrompidos. Em geral as pessoas fazem perguntas como estas: "Quantos cigarros posso fumar sem afetar meu sono?" Posso tomar várias xícaras de café ao longo do dia? ou "Posso tomar duas taças de vinho à noite, antes de dormir?". Infelizmente, não existem respostas claras para essas perguntas que tenham qualquer respaldo científico, mas tudo bem. Mesmo assim, podemos abordar essas questões de uma maneira inteligente. Se seu sono é excelente tanto sob a óptica de como você se sente a respeito dele quanto de como você se sente durante o dia (nada sonolento), então a sua taça de vinho à noite provavelmente é aceitável. Tenha em mente que o que você considera um sono excelente pode não ser tão excelente assim, de modo que se você estiver se sentindo ousado e com vontade de fazer uma experiência, escolha um período de duas semanas e evite a taça de vinho tinto durante esse tempo. Preste atenção à qualidade do seu sono e à maneira como você se sente no trabalho. Se você usa um Fitbit ou um dispositivo semelhante, dê uma olhada nas suas medidas da qualidade de sono antes e depois da experiência com o vinho. Se você não vir nenhuma mudança, tomar o vinho pelo jeito é aceitável. Se você se sentir melhor quando não toma a taça de vinho, cabe a você decidir se a mudança é importante o bastante para que você escolha tomar água durante o jantar!

A alimentação e o sono

Agora que o café e o vinho são coisas do passado para você, que outros itens podemos remover do seu carrinho de supermercado que farão seu sono melhorar e, ao mesmo tempo, tornar o que você come à noite insípido e pouco atraente?

Bem, quando se trata de comida, a Fundação Nacional do Sono (National Sleep Foundation) acha que é melhor não comer nada duas ou três horas antes de dormir. Embora não haja nenhuma pesquisa definitiva relacionada a quanto tempo devemos esperar para dormir depois de comer, ao que tudo indica, a recomendação da Fundação Nacional do Sono é adequada e deve ajudá-lo a evitar os distúrbios do sono que algumas pessoas sentem devido à indigestão ou ao refluxo gastrointestinal quando vão para a cama logo depois de comer. Os alimentos com elevado teor de proteína podem ter o efeito indesejado de mantê-lo acordado durante a noite.

Se você precisa mesmo mastigar alguma coisa à noite, pense na ceia de Natal ou de Ano-Novo. Você já notou como você fica incrivelmente sonolento depois da grande refeição? As pessoas sempre culpam o triptofano no peru, mas a responsável por esse resultado é, na verdade, a bomba de carboidratos que você deixou cair no seu estômago. Comer aquela incrível quantidade de rabanadas fritas cobertas de açúcar e outros doces e tortas provoca uma elevação repentina no açúcar do seu sangue e um pico nos níveis de insulina que promovem uma sensação de sonolência. Em 2007, uma pesquisa realizada por Chin Moi Chow, da Universidade de Sydney, demonstrou que uma refeição com um elevado índice glicêmico, consumida quatro horas antes da hora de dormir, resulta em um intervalo de tempo significativamente mais curto antes de a pessoa pegar no sono do que uma refeição com baixo índice glicêmico.

Aproveite a deixa da ceia de Natal quando você precisar fazer uma boquinha à meia-noite. Coma frutas secas, cereais ou banana. Alimentos com um elevado índice glicêmico produzem sonolência, de modo que são boas escolhas se você precisar comer à noite. Outros alimentos que também são boas escolhas para o sono são aqueles que contêm quantidades elevadas de melatonina, como as nozes e as cerejas ácidas (secas ou o suco). Os alimentos ricos em triptofano promovem o sono porque este é o elemento constituinte da melatonina. Grão-de-bico e a carne de animais de caça, como o alce, são ricos em triptofano. Por fim, os alimentos com elevado teor de magnésio (amêndoas) e cálcio (leite, couve) podem ajudar a promover o relaxamento e o sono, assim como os chás de camomila ou de flor de maracujá.[54] Para uma ajuda adicional, adoce o chá com mel, que por si só promove o sono. Evite as proteínas, que podem promover a síntese da dopamina, um neurotransmissor que aumenta a vigília.

Tendo em vista que não existem diretrizes claras sobre a quantidade exata desses alimentos que deve ser ingerida para melhorar o sono, recomendo comê-los até que a sensação de fome passe. Sentir fome pode ser

---

[54] O chá Zzz da marca Republic of Tea é excelente para o sono porque, além de camomila e flor de maracujá, ele contém 20 miligramas de raiz de valeriana, que contém uma substância química com propriedades sedativas semelhantes às da classe dos sedativos benzodiazepínicos.

uma distração quando está na hora de dormir, de modo que comer o suficiente para eliminar as pontadas de fome é uma boa diretriz.

Assim como com qualquer produto do sono, pense nesses alimentos como algo que pode ajudar no seu descanso noturno. Se você estiver chegando num ponto em que sente que não consegue mais dormir sem tomar uma xícara de chá de camomila e comer uma tigela cheia de cerejas ácidas, está na hora de recuar e colocar esses alimentos no seu devido lugar... uma opção, não uma necessidade... como o GPS em um carro alugado. Um pouco de raiz de valeriana no seu chá de tempos em tempos... tudo bem. Ingerir desesperadamente um monte de pílulas de valeriana de venda livre todas as noites antes de dormir: sinal de alerta.

Preparando-se para dormir

O quarto está ótimo, você decidiu quem foi convidado e abandonou a taça de vinho à qual você se agarrava para dormir. Como você deve substituí-la? Que tal uma excelente rotina de sono? Pense nisso. Toda criança no mundo tem uma rotina de sono:

- Jantar.
- Banho de espuma.
- Enxugar-se e vestir o pijama.
- Ir ao banheiro.
- Deitar na cama para que o papai possa ler três livros, o último deles sendo sempre *Boa Noite, Lua*.
- Coçar rapidamente as costas.
- Dizer eu te amo até a Lua. Dizer eu te amo até o Sol. Dizer eu te amo até o limite da galáxia... encerrando em geral com eu te amo até o infinito.[55]
- Apagar a luz.

---

[55] O que pode às vezes ser desafiado com "eu te amo até o infinito e de volta". Isso pode, em uma manobra desesperada, ser superado por "eu te amo até o infinito vezes o infinito".

Por que as crianças têm uma rotina definida e sistemática na hora de dormir, mas os adultos não? Não sei responder a essa pergunta. Todo mundo pode se beneficiar de uma rotina na hora de dormir, e ela pode ser como você quiser. A rotina informa ao cérebro o que está por vir. Você se lembra de como seu cérebro pode ficar contrariado quando você viaja, de repente, para Florença, na Itália?

Para uma excelente rotina na hora de dormir, comece por se exercitar pela manhã. O exercício é benéfico a qualquer hora do dia, mas se for feito sistematicamente pela manhã, sobretudo em um ambiente com bastante luz, pode ter um efeito positivo sobre o sono quando chegar a hora de ir para a cama. O exercício pela manhã, de preferência ao ar livre e sob o sol (que anula a melatonina), produz um aumento de serotonina, o que não apenas incentiva a vigília e melhora o humor, como também, se for feito na mesma hora todas as manhãs, ajuda a inculcar no seu cérebro: "É agora que o dia começa". Com uma hora de acordar fixa, o cérebro adquire mais capacidade de planejar as 24 horas seguintes, o que inclui o momento em que você adormece. Constância... constância... constância...

Tendo reservado um vigoroso exercício físico para a manhã, experimente incorporar alguns exercícios relaxantes ou uma meditação antes de se deitar. Muitos dos meus pacientes "percorrem a lista". Sua mente está zunindo com a atividade do dia e é difícil para eles desligar a lista de coisas a fazer na hora de dormir. Sendo assim, experimente o seguinte: pegue um caderno e, antes de se deitar, escreva as coisas que estão na sua mente. Procure restringir o que você escreve ao período de uma hora. A qualquer momento durante essa hora designada, você pode escrever no seu caderno coisas que estão na sua mente. Você não precisa escrever continuamente. Uma vez que a hora termine, guarde o caderno. Você não tem mais permissão para pensar nas coisas que precisa fazer. Já há coisas suficientes na sua lista.

Isso talvez exija alguma prática! É uma prática muito disciplinada. Algumas pessoas consideram proveitoso não apenas guardar a lista, como também visualizar que estão colocando todas as suas intenções e obrigações em uma caixa e trancando-a com uma grande chave durante a noite. Fazer esse tipo de visualização depois que você se deitar pode ser útil e talvez o ajude a pegar no sono.

Se você for daqueles cuja preocupação é tão grande que torna-se impossível desconsiderá-la, vá em frente e descreva-a no caderno. Não é um bicho de sete cabeças. O pior cenário possível é que você acordará, acenderá uma luz fraca, escreverá as coisas no caderno e lutará para pegar no sono de novo. Oh, bom, pelo menos você não perderá o prazo de entrega do imposto de renda amanhã! Um truque para lidar com essas situações é manter um objeto incomum (e inquebrável) na sua mesinha de cabeceira. Talvez uma imagem de Santo Elias, o santo padroeiro do sono.[56] Se você acordar durante a noite e pensar em algo importante, agarre o objeto e jogue-o no chão. Quando você acordar na manhã seguinte e vir Santo Elias no chão, você pensará: "Por que ele está ali? Ah, me lembrei. Não posso esquecer de fazer meu jogo da loteria hoje", ou seja qual for a coisa importante que estava na sua mente.

SUGESTÃO DE PRODUTOS

Você quer transformar o processo de silenciar sua mente em um *videogame* futurístico no seu iPhone? Muse (www.choosemuse.com) é um pequeno dispositivo de *biofeedback* que faz uma conexão *wireless* com seu celular. Muse detecta suas ondas cerebrais e pode convertê-las no som do oceano. Ao usar o dispositivo, você consegue "ouvir" o nível de atividade do seu cérebro e praticar silenciá-lo. Quanto mais você acalmar seu cérebro, mas tranquilo se torna o oceano. Ao praticar essa habilidade, você será capaz de desligar habilmente seu cérebro assim que se deitar.

---

[56] Ei, mal não pode fazer!

Um componente útil da rotina da hora de dormir é um banho quente, de preferência de banheira. Embora as temperaturas ambientes mais frescas resultem na maior parte das vezes em um sono de melhor qualidade, aquecer vigorosamente o corpo por meio de um banho antes de dormir melhora a qualidade do sono, muito provavelmente por causa do resfriamento e da liberação de calor corporal que se segue. Por conseguinte, um banho quente mais ou menos uma hora antes de você se deitar na sua cama fresca e confortável pode ser muito proveitoso para aqueles que têm dificuldade para dormir. Isso é compatível com estudos recentes que parecem apontar para uma ligação muito mais forte do que se pensava anteriormente entre o sono e a temperatura. Esses estudos mostram que pequenas mudanças na temperatura ambiente, que provocam uma redução na temperatura do corpo, muitas vezes proporcionam um sono melhor.

Uma história engraçada. Quando meu filho era pequeno, ele esfolou o joelho andando de patinete. Embora o machucado não fosse sério, requeria cuidados, e ele mostrou-se agressivamente desinteressado no tratamento. Conversas a respeito de gangrenas e perda de membros não surtiram efeito, de modo que cheguei à conclusão de que um ataque surpresa era a melhor opção. Quando chegou a hora do banho (na sua perfeita rotina da hora de dormir), sugeri que tomássemos banho juntos na banheira grande e brincássemos com piratas Playmobil. Ele ficou encantado, e antes que eu me desse conta, estávamos na banheira dividindo os piratas de plástico. Enquanto eu estava elaborando um plano para limpar a crosta de sangue da ferida do joelho, meu filho estava me dando as piores figuras e espadas partidas e ficando com os piratas e barcos mais legais para ele. Quando a guerra pela arca do tesouro começou, eu atacava a esquadra dele com uma figura na mão esquerda enquanto jogava água e sabão no joelho dele com a direita. Embora eu tenha sofrido uma derrota arrasadora na batalha dos piratas, com certeza ganhei a guerra do joelho. Mas eu tive que continuar a fazer aquilo todas as noites, porque era a única maneira de ele deixar eu lavar o ferimento depois de passar o dia inteiro brincando.

Durante toda aquela semana fiquei com sono mais cedo, tão cedo que minha mulher até mesmo perguntou o que estava acontecendo comigo. Eu não tinha a menor ideia do motivo. Levei vários dias para compreender que minha sonolência provavelmente tinha relação com o banho quente que eu estava tomando algum tempo antes de dormir!

Com tudo isso em mente, a rotina de sono de um adulto pode ser mais ou menos assim:

- Fazer exercício pela manhã, de preferência ao ar livre.
- Um horário do café da manhã constante, com a refeição repleta de proteínas que promovem a vigília.
- Um horário de almoço constante.
- Jantar pelo menos três horas antes da hora de dormir. Se você tiver que fazer uma boquinha depois disso, coma um pouco de nozes ou frutas secas. Não exagere.
- Reduza as luzes do seu ambiente mais ou menos na hora em que o sol se põe. Apague algumas luzes ou use interruptores com reguladores de luz.
- Passe uma hora depois do jantar anotando coisas na sua lista de coisas a fazer. Guarde a lista depois de 60 minutos.
- Escove os dentes.
- Tome um banho quente.
- Faça um exercício leve ou medite. Respire profundamente.
- Leia um livro impresso até ficar com sono.
- Apague a luz e aconchegue-se em um delicioso quarto.

Última dica. Você já deve ter ouvido alguém dizer: "Se você demorar mais de 20 minutos para pegar no sono, levante-se e pratique uma atividade tranquila até ficar mais sonolento". Não tenho nenhum grande problema com relação a essa regra, mas tenho algumas sugestões:

1. Esqueça a regra dos 20 minutos. Trata-se apenas de um número arbitrário. Podem ser 17 minutos. O que eu não gosto nessa

dica é que ela coloca mais uma pressão sobre a pessoa que está indo dormir, que já está com dificuldades. "É melhor que eu pegue no sono nos próximos 20 minutos, senão..." Que importância tem se você pega no sono em 20 minutos? Se isso acontecer, meus parabéns! Se não acontecer, ainda está tudo bem. Em vez de estabelecer um intervalo de tempo arbitrário como esse, experimente prestar atenção ao seu corpo. Se você já estiver na cama há algum tempo e sentir que não vai pegar no sono tão cedo, você pode se levantar.

2. Mas você não precisa sair da cama se não quiser. Se você ainda estiver "tentando" pegar no sono (embora eu já tenha lhe dito para não fazer isso) e estiver ficando estressado, é aceitável que você saia da cama. Planeje as férias dos seus sonhos, um programa surpresa com seu parceiro ou pense em um presente especial para um colega de trabalho. É importante lembrar que descansar, mesmo sem dormir, também é bom para você. Você não está desperdiçando seu tempo se estiver deitado na cama sem dormir.

3. Se esse problema dos 20 minutos estiver acontecendo com muita frequência, preste atenção ao seu corpo. Você está indo para a cama cedo demais. Está na hora de ir dormir um pouco mais tarde.

Livros inteiros têm sido dedicados aos conteúdos deste capítulo. Não quero detalhar demais a higiene do sono. Ela é como as renas que puxam o trenó: são uma parte integrante da operação global de Papai Noel, mas decididamente não representam toda a operação e não são nem mesmo a peça mais importante do quebra-cabeça.

REVISÃO DO CAPÍTULO 8

1. Escureça ao máximo o seu quarto.
2. Gaste uma quantia tão grande com suas novas roupas de cama e com a decoração do quarto a ponto de deixá-lo sem dinheiro para comprar cigarros e café.
3. Compre um presente especial para seu cônjuge e depois expulse-o da cama até que ele resolva os problemas de sono dele.
4. Desenvolva uma rotina de sono. Sinta-se à vontade para adotar a leitura de *Boa Noite, Lua*. Também funciona com adultos.

Espero sinceramente que seu problema de sono tenha sido corrigido com uma simples redução de cafeína e de luz no seu quarto, mas é aceitável que isso não tenha acontecido. Os problemas de sono são em geral muito mais renitentes e estão muito enraizados. Continue a ler e comece a entender como lidar com sua insônia em um nível mais avançado.

Insônia

Não durmo há anos, no entanto, estranhamente, ainda estou vivo

Espero de todo o meu coração que não tenha simplesmente pulado todos os capítulos anteriores, fruto do meu trabalho árduo escrevendo este livro, e ido diretamente para o capítulo que trata da insônia. Se você fez isso, sugiro veementemente que você volte e leia tudo. É importante. Vamos lá, não é tão longo assim, e considerando o pouco que você diz para todo mundo que dorme, vamos ser realistas: você tem tempo. Não se preocupe. Ficarei esperando por você aqui.

É preciso reconhecer algo muito importante quando se trata do diagnóstico de insônia. Você, o paciente, está no controle na maior parte da definição do diagnóstico. Reflita sobre isso. O diagnóstico é feito pelo paciente, não pelo médico. Em outras palavras, é o paciente que decide se tem o distúrbio... não é o médico depois de fazer um exame. Não é como um exame de sangue ou uma ressonância magnética. É o paciente.

"Bom dia, doutor.
Tenho uma insônia terrível e não durmo."

Rápido: cite um estado clínico no qual o paciente tenha o controle total sobre o diagnóstico.[57] Imagine o que aconteceria se eu entrasse no consultório do médico e dissesse: "Estou com dor no peito. Estou tendo um ataque do coração. Por favor, coloque um *stent* em mim". Ou talvez: "Sinto que meu abdômen está inchado. Com certeza estou grávida".

Essa falta de avaliação objetiva faz com que o tratamento da insônia muitas vezes comece da maneira errada. Imagine um paciente que sinta que não dorme muito, mas que na verdade durma (você se lembra da percepção errada do estado de sono, no Capítulo 6?). Se o paciente está no controle do diagnóstico e da linguagem utilizada para defini-lo ("não consigo dormir"), qual será a eficácia das pílulas para dormir do médico se o paciente já está dormindo?

Desse modo, se insônia não é "não dormir", o que é? É simples. É não gostar do seu sono. Você pode não gostar do seu sono e mesmo assim estar dormindo. Você pode não gostar do seu emprego e ainda assim ir trabalhar todos os dias. Acho aceitável que um médico ajude o paciente a compreender que a insônia dele não procede de uma ausência de sono. O médico está apenas reformulando e redefinindo o problema. Essa redefinição *nunca* deve levar o médico a desconsiderar o paciente ou o problema. Isso é tão importante que vou dizer novamente, de uma maneira um pouco diferente:

Saber que um paciente que afirma não conseguir dormir na verdade dorme *não* é a mesma coisa que o paciente não ter um problema ou não precisar de tratamento.

O conceito da percepção errada do estado de sono (ou insônia paradoxal) não é desculpa para deixar de tratar um paciente. É meramente uma ferramenta que oferece um meio de definir e tratar melhor o problema de sono do paciente. Esse paciente está procurando

---

[57] Sinto muito. Intolerância a glúten não vale.

ajuda ou comprando um livro por uma razão. No caso da insônia, o paciente pode precisar de ajuda para descobrir exatamente por que ele não se sente em plena forma sob a óptica do sono.

Vamos examinar o termo *insônia*. Como eu o defino? Antes de dar a minha definição, vou compartilhar com você a maneira como a maioria das pessoas define a insônia:

> **"É aquela coisa que acontece quando não conseguimos dormir."**

Errado! Já estabelecemos que todo mundo dorme, às vezes. Uma definição melhor envolve dois elementos fundamentais:

1. Uma pessoa que está regularmente insatisfeita com a qualidade do seu sono, digamos de duas a três vezes por semana ou mais durante três meses. Essas indicações são arbitrárias. Se você tem dificuldade para dormir uma vez por mês, e isso o incomoda muito, então, na minha opinião, você sofre de insônia e estamos aqui para ajudá-lo. Devo lembrar que uma noite difícil de sono de vez em quando é aceitável. Faz parte da condição humana, por assim dizer. Temos rompimentos muito difíceis com as namoradas. Nossos coelhos de estimação morrem de repente. Zagueiros fictícios têm um péssimo desempenho na série de TV sobre futebol. Falando sem rodeios: merdas acontecem. Se essa dificuldade para dormir está acontecendo com mais frequência do que você gostaria ou é capaz de tolerar, você está a meio caminho de sofrer de insônia.
2. Uma pessoa que se preocupa, e muito com seu sono. Ter dificuldade com o sono de vez em quando não é insônia. Para ter insônia, essa dificuldade para dormir precisa aborrecê-lo, incomodá-lo, deixá-lo realmente irritado. Um estudo interessante de 2012 demonstrou que os pacientes de insônia se lembram mais das suas noites ruins de sono do que das boas.

Essa memória seletiva muitas vezes aparece quando pergunto a um paciente como tem sido o seu sono depois da sua última visita ao meu consultório, dois meses antes. "Horrível" é a resposta, mas depois de examinar o diário de sono do paciente, muitas vezes percebo que há mais noites boas do que ruins. No caso de alguns pacientes de insônia, é quase como se as noites boas não tivessem acontecido. O oposto é verdadeiro no caso das pessoas que têm um sono saudável. Elas prestam pouca atenção às poucas noites em que não dormiram bem.

Acredito que algumas pessoas podem ter essa percepção errada porque acham que não ser capaz de dormir é intoleravelmente frustrante. Elas talvez possam até mesmo descrever o problema como "aterrorizante". O fato de não dormir as deixa tão ansiosas que elas não conseguem pegar no sono e com isso ficam se sentindo tão "desamparadas" (embora seja sua própria reação a deixar de dormir que esteja causando o problema) que ficam muito assustadas. Isso acontece com muitas pessoas. Eu entendo. O poder desse medo é parte do motivo pelo qual é muito importante que as pessoas compreendam que estão de fato dormindo. Mas também acho que ele explica em parte por que esses pacientes não reparam nas noites em que dormem bem. O foco deles é em um gatinho no quarto brincando com um novelo de lã, mas eles veem um tigre.

Juntando tudo isso, podemos criar uma definição simples e completa de insônia. A insônia não acontece quando uma pessoa não consegue dormir. A verdadeira definição de insônia consiste de dois componentes:

1. A pessoa não está dormindo *quando deseja dormir*.
2. A pessoa se preocupa, e geralmente se preocupa demais, com o fato de não estar dormindo, quer queira admitir isso ou não.

Vamos examinar primeiro o item 1. Existem muitas maneiras pelas quais as pessoas não conseguem dormir quando desejam fazê-lo.

Por exemplo, a insônia do início do sono acontece quando a pessoa tem dificuldade para adormecer. Muitas pessoas acham que o fato de essa dificuldade durar meia hora ou mais satisfaz ao critério de insônia. Acho que qualquer intervalo de tempo, se for frustrante, atende a esse critério.

Outras pessoas têm dificuldade em manter o sono. Na insônia de manutenção do sono, a pessoa pode adormecer rapidamente no início, mas acorda muitas vezes durante a noite e fica acordada por um tempo prolongado. Os pacientes que apresentavam insônia no início do sono eram tradicionalmente considerados ansiosos, ao passo que as pessoas com dificuldade para manter o sono eram consideradas depressivas. A maioria dos especialistas em sono não endossa mais esse modo de pensar. Na realidade, uma boa maneira de pensar a respeito desse assunto é a seguinte: qualquer pessoa cujo sono seja ineficiente – o que significa que o tempo que ela dorme dividido pelo tempo que ela está na cama é baixo, digamos menos de 75% ou 80% – sofre de insônia.

Vamos examinar agora o item 2 e a maneira como as pessoas reagem à dificuldade para dormir. Quando me deito à noite, pego no sono quase que de imediato... nem sempre, mas quase sempre. Nas noites em que eu me deito, apago a luz e não durmo de imediato, eu realmente não me importo com o fato. Não tenho medo da situação. Não antevejo que isso poderá ter alguma consequência real na minha vida. Duvido que isso vá acontecer por duas noites seguidas. Às vezes, desafio a mim mesmo para ver se consigo ficar deitado quieto na cama a noite inteira sem dormir. Planejo coisas divertidas para o fim de semana, penso na minha família, em Giada[*] preparando para mim um maravilhoso jantar italiano e em outras coisas importantes. Nunca cheguei nem perto de ficar acordado a noite inteira, mas mesmo que eu ficasse, ou mesmo que você fique, lembre-se de que o descanso encerra benefícios. Em 2005, o neurocientista Gilberte Hofer-Tinguely

---

[*] Giada Pamela De Laurentiis é uma chef ítalo-americana, escritora e celebridade da televisão americana. (N. T.)

mostrou que descansar sem dormir melhorava o desempenho cognitivo. Descansar não é perda de tempo; na realidade, um estudo de 2009 revelou que para algumas tarefas cognitivas, os benefícios do descanso são indistinguíveis dos do sono. Sendo assim, não se preocupe demais se você não estiver pegando no sono assim que se deitar ou se estiver acordando durante a noite e demorando para adormecer depois.

Antes de continuarmos, quero lembrá-lo de que, embora eu seja de fato um neurologista registrado no conselho de medicina e um especialista em sono com duplo registro no conselho de medicina, não sou um especialista em sono convencional. Já estou na área do sono por tempo suficiente para entender que, às vezes, nem sempre o pensamento convencional é a melhor abordagem. Creio que a maioria dos "bons" médicos pensa dessa maneira. Não existem dois pacientes iguais, então por que tentar encaixá-los em compartimentos rígidos?

Minhas ideias a respeito da insônia nem sempre são convencionais.[58] Não creio que a maneira como a medicina do sono atualmente organiza e lida com a insônia seja muito útil, embora isso esteja melhorando. Costumávamos dividir a insônia em um milhão de subcategorias: insônia com higiene do sono inadequada, insônia com percepção errada do estado do sono, insônia para pessoas com doenças médicas crônicas. A lista não tem fim. Descobri que essas divisões são inúteis no tratamento dos pacientes porque eles apresentam muitas vezes elementos de diversos subtipos de insônia. Hoje em dia, a Academia Americana de Medicina do Sono (American Academy of Sleep Medicine) usa uma classificação melhor: insônia de curto prazo, insônia crônica e outras, com *outras* sendo as pessoas que ainda não decidiram se sofrem de insônia de curto prazo ou crônica.

Embora esse seja um passo magnífico na direção certa, acho que pode ser ainda melhor. Neste livro, vamos eliminar o item "outras" e focalizar a insônia de curto prazo ou a insônia crônica. No entanto,

---

[58] Prepare-se. É sério. Você talvez não goste do que eu tenho a dizer nas próximas páginas.

para mim, as nebulosas classificações de tempo que distinguem a insônia aguda, ou de curto prazo, da insônia crônica também são pouco úteis. Praticamente todo mundo já vivenciou ou vai vivenciar a insônia aguda de tempos em tempos. Sem dúvida, a coceira é uma experiência desagradável, mas todos sentimos de vez em quando uma coceira esquisita, isolada. Nós coçamos e seguimos em frente. Se a coceira persiste e volta repetidamente, então ela se torna crônica e começamos a tentar descobrir sua causa. O mesmo acontece com a insônia. Desse modo, vamos classificar neste livro a insônia de uma maneira diferente. Inventei os rótulos "insônia simples" e "insônia persistente".

Insônia simples

Os seres humanos se preocupam com as coisas e ficam estressados por causa delas, até mesmo com coisas triviais como o derretimento das geleiras e a escassez de água. Essas e outras preocupações podem conduzir a um sono insatisfatório. Considero normal uma ou duas noites com problemas de sono de vez em quando. Quem se importa? Se for este o caso, por que diagnosticar até mesmo como um caso de insônia simples?

Para mim, a principal razão para criar a categoria de insônia simples é reforçar a ideia de que ela é apenas isso. Simples. Até mesmo inofensiva. Incluí esta seção no livro para que as pessoas que desenvolverem insônia simples possam aprender a reconhecê-la e extirpá-la logo pela raiz antes que se transforme em insônia persistente e torne-se mais difícil de tratar. *Simples* também implica otimismo. Você consegue corrigir isso facilmente.

Para mim, a solução para a insônia simples é fazer um inventário completo das suas causas, para verificar que fatores podem estar contribuindo para o problema, e depois eliminá-las. A insônia simples tem diversas causas. Muitos artigos descrevem meticulosamente cada possível causa para a ausência do sono. Eu apostaria qualquer coisa que esse conteúdo é irrelevante para a situação de muitas pessoas que sofrem de insônia e/ou diz respeito a questões que elas já examinaram e com as quais já lidaram. Agora que você já leu o livro até este ponto, eu sei que você, leitor, está ciente de que o excesso de álcool é prejudicial para o sono. Você experimentou a melatonina. Você tem uma rotina de sono constante. E, no entanto, seus problemas de sono persistem. Em outras palavras, você seguiu todos os conselhos do Capítulo 8. Então, por que você ainda está com dificuldade para dormir?

Ansiedade

A ansiedade é, muitas vezes, a principal causa da insônia. Não acredita em mim? Encontre um blog sobre insônia. Agora encontre um blog para pessoas que sofrem de uma doença tropical rara e fatal. Que grupo parece mais ansioso em relação ao seu estado?

O especialista em insônia Charles Morin acredita que pessoas com uma leve tendência para a ansiedade estão mais propensas a ter problemas com a insônia. Elas estão *predispostas*, usando a palavra que ele adota. Ser do tipo A tem os seus privilégios, mas as pessoas do tipo A também dormem muito mal em grande parte do tempo. A mente dessas pessoas é uma roda-viva e simplesmente não desliga. Em um desses blogs de insônia, as pessoas que deixaram comentários usaram mais de quinze vezes a palavra *mente* (ou alguma palavra associada a ela):

"Mantenha a mente alerta."
"Tranquilize sua mente."
"A origem de tudo isso é uma mente divagante."
"Realmente relaxar minha mente."
"A atenção plena não é fácil."
"A mente trabalha demais."
"Preciso da minha mente ocupada."
"Desligar minha mente."
"A atenção plena e o método para a redução do estresse."
"A mente vencendo o humor."
"Estado mental propenso à ansiedade."

"Redução do estresse com base na atenção plena."
"Prática da atenção plena."
"A atenção plena é claramente o componente essencial."
"Não consigo dormir por causa da minha mente acelerada."

O que é uma mente acelerada? Pesquise no Google por "mente acelerada" ou "pensamentos acelerados" e veja o que aparece. Os resultados vão mostrar uma enxurrada de palavras como *transtorno bipolar, mania, transtorno obsessivo-compulsivo* e *ansiedade*. Veja bem, não estou dizendo que você seja bipolar porque tem problemas de sono, mas comece a se abrir para a possibilidade de que pode haver algumas questões de ansiedade espreitando no seu quarto.

Dormir, até certo ponto, é uma habilidade. Todos nós comemos, mas algumas pessoas conseguem comer 43 cachorros-quentes em 10 minutos. Por meio de um treinamento, essas pessoas transformaram uma ação que todos podemos praticar em uma habilidade nauseante superior. Assim como qualquer outra coisa que façamos, podemos abordar nosso sono de uma maneira semelhante. Podemos aprender a ser bons nisso.

Nossa mente muitas vezes nos atrapalha quando se trata do nosso sono. Quanto mais nos preocupamos, mais difícil é iniciá-lo. Quando Tiger Woods era jovem, seu pai, Earl, procurava assustá-lo antes das tacadas para que seu filho se adaptasse a circunstâncias estressantes e para ajudá-lo a cultivar a habilidade de bloquear as distrações e se concentrar na tarefa que tinha diante de si. Vou expressar publicamente minha opinião agora e afirmar que é mais fácil adquirir a capacidade de pegar no sono quando você está sonolento do que de acertar a bola no buraco que está a doze metros de distância com uma tacada suave para ganhar um torneio que oferece prêmios de alguns milhões de dólares. Como afirmou certa vez Donnie Gay, peão e campeão de rodeio, quando falava sobre montar um touro de 900 quilos: "Há muitos graus de pressão diferentes". No entanto, no caso das pessoas que sofrem de insônia, a pressão para pegar no sono pode parecer tão intimidante quanto acertar aquele buraco ou montar naquele touro.

Começam a acontecer mudanças na psique de uma pessoa que tenha sofrido com problemas de sono por um período superior a três ou seis meses. Ir para a cama, que é uma atividade relativamente inofensiva, começa a se tornar uma tarefa muito negativa. O medo de dormir começa a se manifestar horas antes do momento de ir para a ama. As pessoas começam a se perguntar se têm pílulas para dormir suficientes. Ficam ressentidas com a capacidade da sua cara-metade de adormecer rapidamente. A frustração logo entra em ação quando as pessoas se reviram na cama na tentativa inútil de pegar no sono. Para algumas que sofrem de insônia crônica, o evento que de início causou a insônia se torna irrelevante. Muitas pessoas passam por um período do sono insatisfatório durante um divórcio. Achar que o divórcio está arruinando seu sono dez anos depois é ridículo. Alguns pacientes me dizem que seus anos de insônia foram causados pela perda de um emprego no passado distante. Mas se essa perda está de fato no passado distante, isso simplesmente não é verdade.

Para entender o porquê, é interessante compreender como a insônia acontece. Não raro os pacientes vivem experiências como um divórcio ou a perda de um emprego que causam um repentino aumento na ansiedade e resultam em uma mudança brusca na qualidade do seu sono. Algumas pessoas se recuperam dessas experiências difíceis e continuam a dormir bem depois de um breve intervalo de sono insatisfatório. No caso de outras, o sono insatisfatório continua, mas em geral não mais por causa da ansiedade decorrente do evento inicial, mas devido a uma preocupação com o seu sono. Em outras palavras, elas têm problemas para dormir porque se preocupam com seus problemas para dormir.

As pessoas que sofrem de insônia muitas vezes colocam sobre si mesmas uma pressão mental para dormir à noite. Muitas se preocupam com a ideia de que se "não conseguirem dormir logo" sua produtividade no trabalho será prejudicada ou que se sentirão mal durante o dia. A ansiedade a respeito das consequências de não dormir se intensifica e se transforma em medo e em pouco tempo elas alcançam um tal estado de vigilância que as deixa tão distantes do sono quanto seria possível ficar.

Mas o sono inadequado é muito mais perigoso na sua mente do que na vida real. Passei muitas noites acordado trabalhando em projetos de pesquisa, fazendo meu imposto de renda ou executando tarefas menos importantes que essas. Mais de uma vez passei a noite em claro e fui direto fazer exercício antes de o sol raiar. Eu me sinto incrível no dia seguinte? Claro que não. Consigo enfrentar o dia e ser produtivo? Sem dúvida. Mas não fure a fila na minha frente nesse dia; a chance de eu agredi-lo é grande. Os pacientes de insônia muitas vezes usam palavras como *disfuncional* para descrever o que acontece quando não dormem bem à noite.[59] O fato de ter dormido pouco ou de não ter dormido nada na noite anterior não significa que você não tenha condições de lidar com o dia seguinte. Não estou dizendo que seu dia será um mar de rosas. Apenas não acredito que você será realmente disfuncional.

Problemas médicos

As doenças e os medicamentos usados para tratar as doenças também podem ser responsáveis pela insônia. Entre essas enfermidades estão os distúrbios físicos, que costumam envolver a dor, e problemas psicológicos como ansiedade aguda e transtorno bipolar. Os medicamentos utilizados para tratar distúrbios como esses podem ser uma causa independente da insônia. Entre eles estão os esteroides, os antidepressivos e os antialérgicos.

É importante compreender a diferença entre as insônias primária e secundária. A insônia primária compreende distúrbios do sono que

---

[59] A ponto de eu me referir à palavra "função" como "F@**" nas clínicas de insônia.

não têm uma causa óbvia, enquanto a insônia secundária é uma perturbação do sono com uma causa definível. Por exemplo, imagine um paciente que sente uma forte dor na perna. Essa pessoa pode ter dificuldade em pegar no sono à noite por causa da dor intensa no tornozelo e no dedão do pé. Isso é realmente um problema de sono? Para mim, se uma pessoa viesse à minha clínica com uma armadilha para urso presa no tornozelo, eu consideraria que o problema dela tem mais relação com a "armadilha de urso no tornozelo" do que com um problema de sono.

Terapia cognitivo-comportamental

O estresse e a ansiedade estão por toda parte. Você consegue controlar algumas de suas fontes (terminar um relacionamento prejudicial, deixar de torcer pelos Cleveland Browns) e outras você não consegue. Identificar e gerenciar o estresse, que é a própria definição da terapia cognitivo-comportamental (TCC), é um passo importante na direção da redução dos seus problemas de sono.

Em alguns casos a insônia e a ansiedade estão tão entrelaçadas e são tão crônicas que é preciso adotar uma abordagem mais focalizada. Essa é a principal razão pela qual uma grande meta-análise publicada em 2015 na revista médica acadêmica *Annals of Internal Medicine* mostrou que a terapia cognitivo-comportamental é um tratamento muito eficaz para a insônia porque procura detectar as convicções prejudiciais, a ansiedade e os hábitos insatisfatórios dominantes no distúrbio. Na minha opinião, nenhuma outra terapia chega perto dela no que se refere à sua eficácia.

Existem inúmeros livros que tratam apenas da terapia cognitivo-comportamental. Não vou prestar um desserviço à técnica tentando reproduzi-la aqui em algumas páginas, mas creio que valha a pena examinar os pontos mais importantes, muitos dos quais você provavelmente já conhece.

O que é a terapia cognitivo-comportamental?

Basicamente, a TCC é uma abordagem da insônia, ou de outro distúrbio psicológico,[60] que consiste em mudar a maneira como você dorme a partir de um mergulho mais profundo nos mecanismos e comportamentos que podem estar conduzindo à insônia ou piorando-a. A terapia cognitivo-comportamental pode ser ajustada para muitas coisas: medo de voar, ansiedade diante de testes ou qualquer medo debilitante, porém irracional, que você possa alimentar. Quando a TCC é empregada especificamente para a insônia, às vezes é chamada de TCC-I.

Há vários componentes ou técnicas sob a abrangência da TCC-I, todos concebidos para ajudar a iniciar o sono.

- **Boa educação do sono:** este componente nem sempre é tratado nas discussões a respeito da TCC-I, mas na minha opinião é fundamental. Os pacientes precisam compreender a ciência do sono. Eles precisam entender o que é real e o que é teoricamente impossível. Se um paciente me diz que é capaz de ficar diante do sol e realizar a fotossíntese como um rododendro, não iremos muito longe enquanto não chegarmos ao entendimento de que isso é cientificamente impossível. Sob a óptica da TCC-I, o objetivo deste livro é educá-lo a respeito do sono em geral para que você consiga entender melhor seus próprios padrões de sono. Seja bem-vindo à TCC-I. Você já tinha começado e não sabia!
- **Boa higiene de sono:** você já sabe tudo a respeito disso, e tem um quarto aconchegante, travesseiros macios e pijamas confortáveis.
- **Controle do estímulo:** essa é uma maneira muito formal de dizer que a cama é para dormir e nada mais. Isso inclui, mas

---

[60] Sim, eu disse "psicológico". Isso não é a mesma coisa que dizer que você está maluco ou que está inventando isso. Estou usando a palavra *psicológico* no seu sentido mais puro; nossa mente está criando um problema.

não se limita a, estudar na cama, trabalhar na cama, fazer o imposto de renda na cama e até mesmo fazer as palavras cruzadas do jornal na cama. Você já sabe disso! Uau, que perda de tempo esta seção está se tornando. Você sabe demais. Além disso, o controle do estímulo determina que você torne seu quarto o mais convidativo e conducente ao sono possível e que você só vá para a cama quando estiver sonolento.

- **Restrição do sono:** basicamente, calcule de quanto sono você precisa e conceda a si mesmo esse tempo na cama. Se você sempre leva muito tempo para adormecer, pare de passar tanto tempo na cama. Vou ser sincero. Acho que *restrição do sono* não é um termo adequado. O nome deveria ser "restrição do tempo passado na cama sem dormir" ou talvez "restrição de girar os polegares". Não importa... ninguém pede minha opinião antes de dar nome a essas coisas. A restrição do sono é tão importante e tão mal compreendida que dediquei a ela uma seção exclusiva.
- **Treinamento do relaxamento:** você se lembra da minha definição de insônia, especificamente a segunda parte dela? É preciso que você se preocupe com os efeitos da insônia para que ela governe a sua vida. É fácil para mim dizer aos pacientes que relaxem, mas as pessoas muitas vezes têm dificuldade em fazer isso. Essas técnicas servem para ajudar as pessoas a relaxar à noite. Comece pelos dedos dos pés. Alongue-os e sinta que estão relaxando. Agora as panturrilhas. Você vai trabalhando gradualmente todo o seu corpo, de baixo para cima, parte por parte, relaxando e respirando profundamente. Essa técnica é excelente, não apenas porque ajuda os pacientes a relaxar, mas também porque fornece ao cérebro deles um plano para ir dormir e não adormecer de imediato. Em outras palavras, o velho plano de "deitar na cama e se sentir infeliz enquanto eu *tento* dormir" é substituído por "deitar na cama para descansar e fazer meus exercícios de relaxamento". Lembre-se: nunca *tente* dormir.

- **Terapia cognitiva:** esta é a principal técnica. Se a TCC-I é uma sopa de mariscos, a terapia cognitiva são os mariscos. Esse aspecto da terapia visa eliminar ou alterar as convicções irracionais ou inúteis do paciente a respeito do sono. "Quando eu não durmo, não consigo funcionar direito."[61] A terapia cognitiva diria: "Você acordou, deu sua aula na terceira série, foi fazer compras no supermercado depois da aula e, embora não tenha ido à academia, seu dia não foi *disfuncional*". Essa terapia cognitiva também serve para ajudar os pacientes a se preocuparem menos. A insônia sem preocupação é como Gollum sem seu precioso anel: fraco, patético e impotente (a terapia cognitiva também será discutida no próximo capítulo.)

Reflexões de despedida antes de avançarmos para a insônia persistente

Espero que a leitura deste livro tenha ajudado você a compreender melhor o seu sono e a encontrar soluções para seus problemas. O livro inteiro foi escrito com o olhar voltado para a TCC-I, embora não de uma maneira tradicional. Apesar do meu cuidadoso planejamento, infelizmente algumas pessoas que lerem este livro não encontrarão soluções rápidas para sua insônia. Isso é um fato. Os médicos são humanos. Os recursos médicos são limitados, e algumas pessoas, independentemente do que aconteça, sentem que não conseguem dormir de vez em quando. A aceitação é uma ferramenta incrivelmente poderosa na sua luta contra os distúrbios do sono. Aceite seu sono pelo que ele é, melhore o que puder e siga em frente com sua vida.

Já atendi milhares de pacientes com problemas de sono e com insônia. A minha experiência mostra que o distúrbio é tão debilitante quanto a pessoa decide torná-lo. Vou explicar o que estou querendo dizer.

---

[61] Aí está de novo uma palavra relacionada com função.

Visite qualquer hospital universitário à noite. Na verdade, para uma experiência realmente sensacional, recue vinte anos, antes que as restrições ao número de horas de trabalho tivessem sido implementadas. Converse com um médico que tenha trabalhado naquela época. Lembro-me de praticamente não ter dormido durante a minha residência quando estávamos de sobreaviso. Essa era a norma. Os residentes dormiam muito pouco ou até mesmo nada em dias alternados ou a cada três dias durante meses ou até mesmo anos. Dê uma olhada no nível de funcionalidade dessas pessoas. Era muito elevado. Elas faziam cirurgias, punções lombares, introduziam cateteres no pescoço de pacientes, esse tipo de coisa. Altamente funcionais? Completamente. Sonolentas? Sem dúvida. Mas a moral da história é a seguinte:

Apesar de níveis extremos de privação do sono e sonolência, essas pessoas atuavam surpreendentemente bem.

Então por que os pacientes que sofrem de insônia, que muitas vezes não demonstram praticamente nenhuma sonolência discernível, ficam tão oprimidos por seu distúrbio do sono? Talvez porque isso seja uma escolha. Se este livro ajudá-lo a melhorar seu sono, terei alcançado o sucesso.

Se ele não o ajudar, caro leitor, espero sinceramente que você escolha não permitir que as dificuldades do sono arruínem sua vida enquanto você estiver trabalhando na melhora do seu sono. Tome a decisão de que vai se sentir em grande forma no dia seguinte independentemente da sua noite de sono. E se a noite de hoje não for incrível, decida que a de amanhã será.

Não deixe que os distúrbios do sono se tornem uma característica que defina a sua vida. O fato de você levar uma ou duas horas para adormecer não é um problema tão grande assim. Acredite nisso. Liberte-se. Você está na sua cama confortável, longe dos estresses do dia, deitado e relaxado. Essa é uma situação que deve preocupá-lo e que você deve temer? Não deixe que esse pequeno problema o conduza ao caminho sombrio da insônia persistente.

 A EQUAÇÃO DA INSÔNIA

Criei um algoritmo capaz de predizer quanto tempo você vai levar para resolver seu problema de insônia.

$$\frac{1 + (\text{Anos de insônia}) + (\text{Pílulas para dormir})}{(\text{Horas que você dorme por noite}) \times (\text{Escore de Epworth})} = \text{Meses que você levará para melhorar}$$

Anos de insônia: Há quantos anos você tem insônia.

Pílulas para dormir: Quantas marcas de pílulas para dormir você já experimentou.

Horas que você dorme/noite: Quantas horas você dorme em média por noite.

Escore de Epworth: Insira seu número de pontos na Escala de Sonolência de Epworth (Capítulo 3).

Nota: Se o seu resultado produzir "erro" ou "não for possível dividir por zero", ou você não leu este livro na íntegra porque ainda pensa que dorme zero horas por noite ou, apesar da sua incapacidade de dormir, você não sente nenhuma sonolência. Nesse caso, sinto mais sonolência do que você... Você deveria estar me ajudando, e não o contrário.

REVISÃO DO CAPÍTULO 9

1. A ansiedade e o estresse são componentes essenciais da insônia. Aceite que eles desempenham um papel nos seus distúrbios do sono. Esforce-se para minimizá-los.

2. É fundamental que você observe com sinceridade todos os fatores que estão contribuindo para seu sono insatisfatório e desenvolva um plano para melhorá-los. Peça a ajuda de outras pessoas. Esteja aberto à opinião delas.
3. Desenvolva um plano TCC-I, e se você não conseguir fazer isso sozinho, saiba que existem muitos profissionais capacitados para essa terapia sentados nos seus consultórios, esperando para ajudar.

Você calculou seu resultado no exercício do Capítulo 9? Prepare-se. Corrigir esse problema leva tempo, e quanto maior o tempo que ele tenha levado para introduzir suas raízes na sua psique, mais tempo será necessário para extraí-las. Acomode-se... Há uma razão para eu tê-la chamado de insônia persistente e não de insônia "impossível".

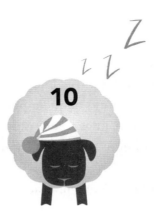

Insônia Persistente
Por favor não me odeie quando ler isto

Recentemente, eu estava assistindo a um programa médico na televisão e uma mulher disse que não dormia havia vinte anos. Ficar sem dormir desde 1995 é bastante tempo. A especialista em sono convidada pelo programa, deslumbrante no seu jaleco branco engomado, deu um sorriso superior de quem sabia das coisas e apresentou sua solução à fatigada mulher. Esta estava com sorte porque a especialista foi gentil o bastante para oferecer a ela duas belas pérolas reluzentes de sabedoria do sono, tão preciosas e poderosas que a mulher por certo iria dormir o sono dos anjos naquela noite. E como um pastor que diz a um dos membros da sua igreja que se levante e nunca mais use aquela cadeira de rodas, a especialista em sono pronunciou as seguintes palavras:

1. Procure o manual de instruções mais maçante que você conseguir encontrar e leia-o deitada na cama.
2. Deite-se de maneira que sua cabeça fique nos pés da cama e seus pés na cabeceira.

Tenho dois comentários.

Primeiro, se esse conselho resume tudo o que é necessário para resolver os problemas de sono daquela pobre mulher, vou mudar de profissão agora mesmo. A julgar pelo olhar da mulher, seus problemas de sono provavelmente estavam a caminho do seu vigésimo primeiro ano.

Quem estamos tentando enganar aqui? Essas são simples dicas de insônia sendo lançadas na direção de uma mulher que sofre de insônia persistente. Estamos lutando contra o Incrível Hulk com um estilingue.

Segundo, como vamos resolver a dificuldade dessa pessoa para dormir quando não sabemos praticamente nada sobre ela? Escrevi este livro para ser oferecido aos meus pacientes – uma extensão da nossa consulta clínica. Embora uma dica como "coloque a cabeça nos pés da cama" seja uma recomendação inofensiva, creio que a maioria dos médicos concordaria que conselhos desse tipo têm pouca probabilidade de funcionar para uma paciente como essa – com insônia persistente. Ela poderia pintar o quarto com um tom de azul mais frio, uma cor que proporciona relaxamento. Mas talvez o único jeito de um balde de tinta ajudar a curar essa mulher seja se ela inalar seus vapores durante algum tempo e desmaiar na cama. Dicas desse tipo são aceitáveis, mas no universo de pessoas que não conseguem dormir, considero um insulto esses paliativos e acredito que predispõem os pacientes a mais fracassos, algo que eles definitivamente não precisam.

A insônia persistente merece um capítulo exclusivo e, provavelmente, um livro só para ela. Trata-se de um animal cruel, que suga toda a esperança e felicidade da vida de uma pessoa. Ok, não é *tão* ruim assim, mas se você conversar com alguém que sofre de insônia persistente, logo descobrirá que pode ser um problema bastante grave.

A insônia é algo interessante. Na maioria dos casos é um sintoma, não uma doença. Em outras palavras, não existe algo como síndrome da dor de garganta. Você tem dor de garganta ou porque está com uma faringite séptica (infecção bacteriana) ou com uma faringite viral, ou porque ficou gritando a noite inteira num show do Justin Bieber.

Isso não impede que os pacientes falem a respeito da insônia como se fosse uma característica hereditária, como dentes permanentes que não nascem. Eu ainda tenho um molar da primeira dentição. Leve este livro a uma noite de autógrafos e terei prazer em mostrá-lo para você. Quer ver uma coisa realmente interessante? Pergunte à minha mãe sobre os molares dela. Acho que ela ainda tem três. Acredito que herdei dela os dentes da primeira dentição que não caíram e os dentes da segunda que não nasceram.

A insônia não funciona assim. Não existe um gene conhecido para insônia, mas é bem provável que haja fatores genéticos em ação no desenvolvimento da dificuldade que uma pessoa tem com o sono. Em outras palavras, não existe um gene para a capacidade de dar uma enterrada no basquete, mas um gene que influencie a altura pode ter uma forte relação com a capacidade de enterrar a bola. Isso significa que pessoas baixas não podem dar enterradas? Não necessariamente. Significa que pessoas altas são sempre capazes de enterrar a bola? De jeito nenhum. Essas nuances foram pouco percebidas pela mídia quando o estudo do pesquisador holandês Eus Van Someren a respeito do "gene da insônia" chegou à internet. Prepare-se para o que está por vir.

Extra! Extra! Leia tudo a respeito do estudo que basicamente afirmou que essas pessoas dormem – na verdade, elas podem até dormir bastante. O sono delas é, na maioria das vezes, muito fragmentado, o que, repetindo, é algo muito diferente de "não dormir".

Sou totalmente aberto à ideia de que algumas pessoas possuem uma programação genética que pode influenciar a chance delas de sucesso com o sono. No entanto, também sou aberto à ideia de que pode ocorrer uma programação ao longo da vida de uma pessoa que não tem nada a ver com a genética. Imagine uma criança que acorda todas as manhãs ouvindo a mãe se queixando de que não conseguiu dormir e que se sentia muito infeliz. É possível que passe pela cabeça dessa criança, quando ela estiver tomando seu café da manhã, que o que quer que esteja acontecendo com sua mãe pode estar acontecendo com ela nas raras noites em que dorme mal. Então, existe de fato um gene da insônia? Acho que isso é questionável do ponto de vista da forma como encaramos os genes responsáveis pela cor dos olhos e pela capacidade de enrolar a língua. É provável que algumas pessoas sejam mais "resistentes à insônia" devido aos seus genes? Com certeza.

Por causa desses fatores, muitas vezes falamos da insônia como sendo primária ou secundária. Abordamos esse assunto no capítulo anterior, lembra? A insônia secundária ocorre quando ela resulta de outro distúrbio ou fator. A dor crônica é um deles. Digamos que você tenha uma dor lancinante que desça pela parte de trás da sua perna, das nádegas até o dedão do pé. Essa dor ciática queima como o fogo do inferno durante a noite, o que faz com que você realmente tenha dificuldade para adormecer. Na verdade, você não tem um problema de sono; você tem um problema de dor que causa o problema secundário da dificuldade de dormir.

Entretanto, determinar a causa da insônia persistente pode ser difícil ou, em alguns casos, talvez dê a impressão de ser impossível. Muitas vezes chamamos esse tipo de insônia de primária: a insônia sem uma causa clara. É nesse caso que a insônia pode se tornar um distúrbio muito sombrio e desolador.

Vou adverti-lo, caro leitor, de que você talvez não goste do que eu tenho a dizer. Na realidade, se você pegou este livro na prateleira e saltou direto para esta seção, você talvez esteja prestes a ficar muito descontente. Procure manter a mente aberta enquanto lê.

Lido diariamente com a insônia crônica e faço isso mais ou menos desde a época em que Michael Phelps começou a acumular medalhas de ouro olímpicas. Vejo a insônia o tempo todo, quase todos os dias da minha vida. Os pacientes que sofrem de insônia estão frustrados, desesperados e tão cansados de lidar com seus problemas para dormir que estão literalmente no limite da sua resistência. Não creio que eu esteja indo longe demais quando afirmo que essas pessoas podem ser descritas como traumatizadas. Vou ser claro. Não estou dizendo que elas estão traumatizadas porque não estão dormindo. O que estou dizendo é que a presença da insônia persistente durante muitos anos já é, por si só, traumatizante.

Quase todos os pacientes com insônia crônica são "pessoas que dormem mal" durante muitos anos. Eles tentaram muitos medicamentos, em geral com pouco ou nenhum sucesso prolongado. Na realidade, muitos estão tomando remédios que eles admitem não aliviarem em nada suas dificuldades. Avalie esse fato por um minuto. Eles estão tomando remédios que não funcionam. O que poderia motivar esse comportamento? Nunca vi um cego usar óculos que não o ajudam a enxergar.

As pessoas que sofrem de insônia persistente já se consultaram com uma infinidade de médicos. Procuraram hipnoterapeutas, orientadores psicológicos, acupunturistas, massoterapeutas e especialistas em *biofeedback*. Elas blogam. Oh, céus, como elas blogam.

Superei minha cota de participação em congressos sobre o sono. Dei palestras e apresentei pesquisas nesses encontros, mas passei a maior parte do tempo ouvindo apresentações de trabalhos e pesquisas de pessoas mais competentes do que eu. Vou compartilhar um segredo com você. A maneira como os médicos se referem aos pacientes que sofrem de insônia crônica durante esses eventos médicos fechados, *é diferente* da forma como falam com os pacientes que sofrem de insônia crônica pessoalmente ou da forma como escrevem artigos sobre o tema. Nunca participei de uma conferência de ortopedia, mas aposto como a maneira que os ortopedistas conversam uns com os outros a respeito de fraturas na perna é igual à maneira como eles falam com você.

A aflição da insônia

Tenho três filhos: uma filha e dois filhos. Minha filha está no último ano do ensino médio e muito provavelmente irá cursar a faculdade em outra cidade. Foi uma experiência interessante observá-la e orientá-la na escola.

Está comprovado que a maneira como todos os estudantes, sobretudo as meninas, encaram suas habilidades em matemática e ciências afeta em grande medida seu desempenho nessas matérias. Essa identidade como "bom aluno de matemática" ou "mau aluno de matemática" pode se formar desde bem cedo na vida. Uma vez que a identidade de mau aluno de matemática se forma, mesmo que esse aluno tenha uma habilidade geral em matemática elevada, ele terá notas baixas e, no final, evitará carreiras nas quais a matemática e as ciências exatas sejam fundamentais. Mas a rejeição da matemática não faz sentido quando examinamos as notas desses alunos. As meninas muitas vezes têm o mesmo desempenho dos meninos em sala de aula. Em outras palavras, o desempenho delas ou mesmo os resultados das suas provas não refletem suas habilidades.

Um fenômeno semelhante é observado nos pacientes com insônia. O pesquisador do sono Kenneth Lichstein chama isso de "identidade de insônia", o que considero um termo brilhante. A identidade de sono baseia-se na ideia de que o paciente com insônia acredita que dorme mal ou que não consegue dormir, muitas vezes apesar de evidências do contrário. Este é o principal alvo da TCC-I.

Lembro-me de quando trabalhei no Camp Holiday Trails como orientador, em meados da década de 1990. Os médicos no acampamento deixavam bem claro que não deveríamos nos referir aos campistas com diabetes como "os diabéticos" ou às crianças com distúrbios de coagulação do sangue como "os hemofílicos".

Por que não? Parecia lógico para mim chamá-los dessa maneira.

"Porque essas são crianças incríveis que são muito mais do que seu problema médico. Ele não as define, e não queremos que comece a defini-las. Desse modo, em vez de 'o menino diabético', ele é o 'menino com diabetes'." É uma diferença sutil, porém, muito importante.

Muitos pacientes com insônia são chamados de "insones" em vez de simplesmente "pessoas com dificuldade para dormir". Nas raras ocasiões em que tenho uma má noite de sono, nem por um minuto me considero uma pessoa insone. Por que me consideraria? Estaria me esquecendo de todas as outras maravilhosas noites de sono, dos cochilos preguiçosos das férias ou das embaraçosas sonecas em que babei em mim mesmo durante os diversos voos que faço todo ano ao redor do mundo? Esse sono não conta?

Claro que conta, mas para o paciente com identidade de insônia, a autoimagem de ser uma pessoa que dorme mal não é afetada por pequenas coisas como a realidade e os fatos. Na verdade, está bem documentado que os pacientes com insônia muitas vezes desconsideram as suas boas noites de sono – aquelas em que dormiram sete horas – e relatam apenas a noites difíceis.

Quando se trata de pacientes com insônia persistente, precisamos trabalhar no mundo real, onde o céu é azul e a grama é verde. Voltando à aluna de matemática, vamos examinar suas notas. Uau, ela só teve notas 9 e 10 em duas provas e seis testes, e tirou 6 em um trabalho de casa! Ela é uma aluna de matemática incrível! É muito importante para ela saber desse fato, pois ele poderá marcar sua confiança e autoidentidade para sempre. De fato, ela tirou um 6, mas ela entende os erros que cometeu no trabalho, de modo que isso não é um problema. Certamente nada que mereça muita atenção.

Em muitos casos, os pacientes com insônia decidiram que são pessoas que dormem mal, e essa identidade muitas vezes é acompanhada pela incapacidade de dormir bem.

Com isso em mente, podemos construir um quadro para observar todos os tipos de pacientes de sono:

ENCONTRE SUA IDENTIDADE DE SONO

| | | QUALIDADE DE SONO ||
		EXCELENTE QUALIDADE DE SONO	QUALIDADE DE SONO INSATISFATÓRIA
IDENTIDADE DE SONO	Identidade de sono positiva/ Baixa aflição	Pessoas conectadas que dormem normalmente (dormem bem e sabem disso)	Pessoas desconectadas que têm um sono insatisfatório (dormem mal, mas acham que dormem bem)
	Identidade de sono negativa/ Aflição elevada	Pessoas desconectadas que dormem bem (dormem bem, mas acham que dormem mal)	Pessoas conectadas, mas que dormem mal (dormem mal e têm consciência do problema)

Ao examinar esse quadro, você pode observar que há pessoas que dormem mal e se identificam como pessoas que dormem mal. Do mesmo modo, há pessoas irritantes que dormem maravilhosamente bem, sabem disso, e geralmente adoram nos contar todos os detalhes.[62]

Agora, preste atenção aos retângulos cinza. Essas são as pessoas que Lichstein e outros rotularam como desconectadas. Sua queixa com relação ao sono está desconectada da sua realidade de sono. São pessoas como meus pacientes de apneia que dormem muito mal. Elas engasgam, tossem, chutam, gemem e ofegam a noite inteira, não deixando o parceiro dormir, mas não têm a menor ideia do motivo pelo qual estão sendo enviadas à minha clínica, mesmo depois de adormecerem na minha sala de espera. Elas acham que dormem maravilhosamente bem.

Há um outro grupo de pessoas desconectadas. São aquelas que dormem bem a noite inteira. Seu sono é abundante e parece ser de excelente qualidade. Com frequência atendemos esses pacientes junto com seu estudo do sono, que confirma um sono incrível. Apesar disso, essas pessoas se sentem atormentadas porque, na cabeça delas, a qualidade do seu sono é muito ruim.

Estudos examinaram esses diferentes tipos de pessoas. Um, em particular, comparou pessoas que dormem bem com pessoas que dormem mal que exibiam uma baixa aflição ("desconectadas") e com pessoas que dormem mal que exibiam uma aflição elevada. Esses grupos foram comparados com base na:

1. Qualidade do sono.
2. Fadiga autodeclarada, sonolência (lembre-se da diferença) e habilidades cognitivas.[63]

---

[62] Se você é uma dessas pessoas, por que gastou seu dinheiro com o meu livro? Você deveria ter investido numa massagem ou algo assim!

[63] A importância da deficiência cognitiva na insônia não pode ser sobrevalorizada porque a maioria dos meus pacientes com insônia relata ser mentalmente "disfuncional" no trabalho, muitas vezes sem que haja nada que comprove esse fato.

Em dois grupos separados avaliados no ano 2000 (136 voluntários em idade universitária e 194 adultos mais velhos), as pessoas com aflição elevada e as com baixa aflição que dormiam mal tinham praticamente a mesma qualidade de sono, que era bem pior do que a das pessoas que dormiam bem. No entanto, quando se tratava da funcionalidade, as pessoas com aflição elevada que dormiam mal tinham mais depressão, sonolência/fadiga e deficiência cognitiva do que as pessoas com baixa aflição que dormiam mal. Além disso, as pessoas com baixa aflição que dormiam mal pareciam funcionar em um nível comparável com o das pessoas que dormiam bem. Em outras palavras, para se sentir bem, você não precisa dormir bem. Você só precisa acreditar que dorme bem!

Infelizmente, o oposto também pode ser verdadeiro. Para se sentir mal, você não precisa dormir mal (ou dormir pouco); basta você acreditar que dorme mal. Isso também foi observado nos estudos. As pessoas com aflição elevada que dormiam bem funcionavam pior do que as pessoas com baixa aflição que dormiam bem. Nenhuma surpresa aqui. O surpreendente foi que as pessoas que dormiam mal e que tinham aflição elevada funcionavam de uma maneira semelhante às pessoas com aflição elevada que dormiam bem. Isso parece conferir uma certa luz à "disfunção" observada em alguns pacientes com insônia. A disfunção está mais associada à opinião que o paciente tem sobre sua qualidade de sono (e ao estresse resultante disso) do que à maneira como ele de fato dorme!

Sendo assim, chegamos à primeira pergunta difícil que vou fazer para você a respeito do seu problema de sono:

A sua aflição em relação ao seu sono pode estar, pelo menos em parte, contribuindo para o seu problema? Será que esse problema de sono é mais importante na sua mente do que é na realidade?

Precisamos aqui de um sincero *feedback* seu a respeito de como outras pessoas percebem você e da magnitude do papel desempenhado pelos problemas de sono na sua vida.

 EXERCÍCIO DA AFLIÇÃO DO SONO

1. Procure um amigo que você conheça bem, mas com quem você não esteja tendo um relacionamento.
2. Diga a esse amigo que você está desenvolvendo um projeto para um curso que está fazendo pela internet.
3. Descreva o projeto como um exercício para examinar o que diferencia as pessoas umas das outras.
4. Diga ao seu amigo que você vai ler algumas perguntas às quais ele deverá responder sim ou não.
5. Na primeira questão, pergunte: "Eu sou uma boa pessoa?". Seu amigo responderá sim e isso deixará você tranquilo. Se seu amigo responder não, dá para entender por que você fica aflito à noite quando está tentando dormir.
6. Em seguida, pergunte: "Sou competente no meu trabalho?", e depois "Sou razoavelmente saudável?".
7. A pergunta seguinte será: "Eu durmo bem?".
   A não ser quando moramos ou dormimos com alguém, esta não é uma pergunta que um amigo deveria ser capaz de responder facilmente, *a não ser que ele escute você falar a respeito do assunto*. Conheço minha assistente, Tammy, há dez anos. Trabalhamos em uma clínica de sono onde falamos a respeito do sono para ganhar a vida. Não tenho a menor ideia de como ela dorme. Parto do princípio de que ela dorme bem, porque nunca se queixa disso.
8. Se a resposta for alguma das listadas abaixo, você talvez tenha um problema:
   - Não.
   - Meu Deus, não!
   - Risos, seguidos por: "Você está falando sério?".

Neste ponto, volte às perguntas do passo 6. Se as respostas a elas forem sim, você talvez esteja mais aflito em relação ao seu sono do que imagina.

Identidade de insônia

Na minha opinião, a pesquisa e os textos de Charles Morin sobre insônia são uma verdade absoluta. Seu livro de 1993, *Insomnia: Psychological Assessment and Management,* é um texto sagrado para os que exercem a minha profissão. Com seu trabalho, Morin criou um Velho Testamento para o tratamento da insônia, que praticamente qualquer pessoa com problemas de insônia pode recitar. Assim como Moisés entregou os Dez Mandamentos, Morin também espalhou a boa-nova e tentou conduzir seu povo à terra prometida do sono. Eis como eu resumiria a essência do seu trabalho.

OS DEZ MANDAMENTOS DO SONO

1. Não venerarás remédios para dormir, máquinas de ruído branco ou aplicativos de sono do iPhone.
2. Não esculpirás nenhuma imagem da insônia para depois culpá-la por todas as coisas ruins na tua vida.
3. Não invocarás o santo nome de Deus em vão quando tentares dormir e não conseguires.
4. Lembra-te do Shabat. Mantém-no sagrado. Para de dormir até mais tarde nesses dias.
5. Honra tua mãe e teu pai. Para de culpar os genes deles pela tua insônia.
6. Não matarás, não roubarás nem praticarás adultério. A culpa com certeza estragará teu sono.
7. O sono é a coisa mais importante no mundo. O sono dessa noite é relativamente inexpressivo.
8. Não estarás tão mal quanto pensas que estarás amanhã depois de uma noite maldormida.

9. Usa a cama apenas para dormir e fazer sexo. Se estiveres na cama sem dormir ou procriar, sai.
10. Não cobiçarás o sonho incrível do teu parceiro (da tua parceira). Nunca dormirás dessa maneira – reduz tuas expectativas.

Ok, as dicas de Morin a respeito do sono não são *exatamente* essas, mas elas podem muito bem ser mandamentos abençoados porque a maior parte do que você "sabe" sobre seus bons hábitos de sono vem de Morin. Acho que esses mandamentos não são nenhuma novidade para você. Se ter lido "use a cama apenas para dormir e fazer sexo" o curou, (1) de nada e (2) debaixo de que pedra você estava vivendo? Essas dicas clássicas aparecem em todos os livros, artigos de revista e blogs sobre o sono do planeta.

Devido à natureza crônica da insônia, muitos pacientes começam a incorporar seus problemas de sono como parte da sua identidade básica. Em alguns casos, o fato de ser uma "pessoa que dorme mal" torna-se fundamental para quem eles são. O problema disso é que quando alguém contesta repentinamente algo da essência de quem você pensa que é, as consequências podem ser graves.[64] Observe a devastação causada por um divórcio. De repente, você não é mais um marido ou uma mulher, e esse aspecto fundamental que define sua identidade desapareceu.

Se você estiver lendo esta seção, considere abertamente que pode haver uma minúscula pitada de verdade no que estou dizendo. Seus familiares sabem que você tem dificuldade para dormir? Caso saibam, por quê? Estava escrito no cartão de Natal que você enviou para eles ano passado?[65] Você diz que não consegue dormir às pessoas que

---

[64] Lembre-se da reação de Luke Skywalker à declaração de paternidade de Darth Vader.
[65] No cartão de Natal que você envia para amigos e familiares, e está *sempre* escrito "Feliz Natal! Saudações! Ainda não estou dormindo. Espero que Papai Noel finalmente me traga o sono de presente este ano. Venham me visitar!"?

você acaba de conhecer nas festas? Se alguém diz que tem dificuldade para dormir, você sente uma ânsia avassaladora de contar uma história ainda pior?

**Veja a insônia pelo que ela realmente é
e veja a si mesmo pelo que você é.**

Lá vamos nós de novo. Vou dizer uma coisa que vai fazer com que você fique zangado e atire meu livro longe.

A insônia não é um problema tão grande assim.

Dê uma olhada nas cem principais causas de morte:

Doenças cardiovasculares, câncer (todos os tipos), doenças respiratórias, lesões involuntárias, acidente vascular cerebral, doença de Alzheimer, diabetes melito, infecções respiratórias (gripe aviária, pneumonia), nefrite/nefropatia, suicídio, envenenamento do sangue, doença do coração hipertensiva, doença de Parkinson, homicídio, doença infecciosa/parasítica, ataque do coração, HIV/AIDS, doença pulmonar obstrutiva crônica, doença perinatal, doenças digestivas, doenças com diarreia, violência com armas, guerras, tuberculose, malária, câncer no pulmão, acidentes nas estradas, doenças na infância, distúrbios neuropsiquiátricos, câncer no estômago, doenças do sistema gênito-urinário, cirrose do fígado, câncer colorretal, câncer no fígado, sarampo, distúrbios maternos, malformações congênitas, deficiências nutricionais, câncer de mama, câncer no esôfago, doença inflamatória do coração, demência com exclusão da doença de Alzheimer, quedas, afogamento, envenenamento, linfoma/mieloma múltiplo, doença reumática do coração, câncer oral/orofaríngico, incêndios, coqueluche, câncer de próstata, leucemia, doença de úlcera péptica, má-nutrição proteico-energética, distúrbios endócrinos, asma, câncer cervical, câncer pancreático, tétano, doenças sexualmente transmissíveis, câncer na bexiga, meningite, sífilis, neoplasmas não malignos, anemia de deficiência de ferro, câncer no ovário, doenças tropicais exceto malária, epilepsia, doenças musculoesqueléticas, hepatite B, distúrbios relacionados com o consumo de álcool, distúrbios relacionados com o consumo de drogas, câncer no útero, doenças de pele, melanoma e outros tipos de câncer de pele, hepatite C, leishmaniose, tripanossomíase (doença do sono africana)...

Eu desisto. Essa é a lista mais completa que consigo fazer. Você notou algum diagnóstico ausente dessa lista? Exatamente. Insônia.

Ninguém morre de insônia. Você está bem. É mais provável que você morra por dormir demais (a doença do sono africana) do que de insônia. Pare de se preocupar tanto com isso.

O brilhante especialista em sono Michael Thorpy referiu-se a isso em um blog do *The New York Times* intitulado "*Can You Die of Insomnia?*" [É possível morrer de insônia?]. Ele enfatizou que privação de sono é diferente de insônia e que, embora a insônia crônica não conduza diretamente à morte, a privação do sono aumenta o risco de desenvolver outras doenças com altas taxas de mortalidade. Insônia crônica e privação de sono não são a mesma coisa. Seria maravilhoso se alguém pudesse divulgar essa notícia para toda a mídia.

Insônia é diferente de privação do sono.

Esses termos não são sinônimos. Por favor, separe-os na sua cabeça. Quando Matt Lauer[*] aparece na TV falando sobre a privação de sono como a causa de um desastre de trem no estado de Nova York, ou

---

[*] Jornalista norte-americano que comandou, entre 1997 e 2017, o programa The *Today Show*, da rede de TV NBC.

de um estudo que mostrou que pessoas que trabalham em turnos estão predispostas a ter problemas de saúde, ele não está falando sobre você. Por que isso é importante? Porque não entender isso induz ao elemento mais importante quando se trata da insônia: o medo.

A insônia é medo

Passei mais de vinte anos trabalhando com o sono e pensando a respeito dele. Dedicar essa quantidade de tempo a uma área de estudos tão específica me proporcionou a oportunidade de tratar milhares de pacientes, de ter como mentores muitos especialistas em sono incrivelmente inteligentes e de conhecer as pesquisas e as ideias de muitos outros. Assim como Stephen Hawking tentou consolidar o funcionamento do Universo em uma teoria única, meu cérebro prosaico tentou destilar a complicada área do sono em algo muito mais simples: uma única palavra.

Acredito que a insônia envolve de fato apenas uma coisa: o medo. Quando criança, eu não era muito fã do escuro. Certa noite, eu e um amigo tentamos dormir em uma minúscula casa que meu pai tinha construído para nós na mata. Lembro-me de ter ficado deitado no meu saco de dormir, olhando para meu amigo e pensando: "Isso não vai dar certo". Eu me recordo de ter ouvido a introdução de "Dream Weaver", de Gary Wright, tocando no meu pequeno aparelho de som portátil que funcionava com pilhas e de simplesmente ter perdido o controle. Ambos subimos correndo o morro e voltamos para a minha casa, para a segurança daquele que era o meu quarto no início da década de 1980.

Vamos então desmembrar ainda mais a situação. Fomos dormir na casinha. Com *casinha*, eu quero dizer que ela era literalmente uma casa pequena, com estrutura de madeira, isolamento térmico, lâminas de madeira nas laterais, telhado com telhas de madeira e assim por diante. Ela tinha até uma pequena varanda com vista para a mata. Ela era bem construída e totalmente segura. Ela podia ser trancada por dentro. Nada poderia entrar naquela casa. Eu apostaria que nem mesmo um urso irritado seria capaz de arrombá-la. Em outras palavras, não havia nada que racionalmente tivéssemos que temer.

Mas esse tipo de medo não é racional. É como ter medo de palhaços (os quais, a propósito, figuravam no papel de parede da casinha). Estávamos com medo de uma coisa que não tinha uma base real para ser temida. É isso que é tão mágico a respeito do medo. Ele não depende de nenhuma maneira da lógica ou da realidade. Uma realidade pode ser atribuída a ele (algo como "estávamos lá, ouvimos passos de urso e escapamos por um triz"), mas isso é geralmente uma construção que se destina a validar, não a explicar.

Então lá estávamos nós, de volta ao meu quarto. "Dream Weaver" tinha sido compassivamente substituído por "Centerfold", de J. Geils Band. Não achávamos que algum urso ou assassino demente fugitivo solto no mato poderia aparecer no meu quarto... E minutos depois estávamos dormindo profundamente.

A verdade é que eu já tinha tomado a decisão de não dormir bem antes de nos enfiarmos nos sacos de dormir naquela noite na casinha. Quando fizemos a lista de todas as coisas que iríamos precisar para a aventura noturna, eu mais ou menos sabia, inconscientemente, que acabaríamos dormindo no meu quarto. Eu estava mais do que disposto a tentar, mas já tinha chegado à conclusão, mesmo antes de sair de casa, de que provavelmente não dormiria lá. Quando me vi do lado de fora e senti o conflito começar, o medo de não dormir entrou em ação e pronto.

O medo é um componente fundamental da insônia. Para que a insônia tenha qualquer poder sobre você, o medo precisa desempenhar um papel primordial. Ah, você pode chamá-lo de outros nomes, mas independentemente de como você o decompuser, os pacientes vão ao meu consultório, pelo menos em parte, por causa do medo.

"Minha *preocupação* é que minha saúde seja afetada se eu não dormir."

"A solidão e o tédio de ficar acordado à noite me deixam *apreensivo*."

"Eu me *aflijo* com a possibilidade de ser disfuncional no trabalho no dia seguinte, e minha ocupação exige que eu seja extremamente competente."

"*Descobri* que meus outros problemas de saúde e a dor que eu sinto pioram quando eu não durmo, e por isso meu reumatologista diz que é muito importante que eu durma à noite."

Enfatizando todas essas declarações, está o medo. Substitua cada palavra em itálico por *medo, com medo* ou *tenho medo* e você poderá facilmente enxergar outra motivação por trás da declaração. Os pacientes são atraídos para esse medo, mas outros membros da família, médicos e outros profissionais também são. Pense um pouco. Se o seu filho dissesse: "Mamãe... faz semanas que eu não durmo", qual seria sua reação?

Você nunca conseguirá gerenciar sua insônia sem adquirir controle e perspectiva sobre o medo que você pode sentir quando o sono não está acontecendo como você deseja que ele aconteça. Imagine ir para a cama hoje à noite e ainda estar acordado 30 minutos depois. Completamente acordado. Como será o diálogo na sua cabeça? E se o fato de você estar acordado não tiver lógica alguma?

Lembro-me de que na época em que eu cursava, em Atlanta, a faculdade de medicina, eu às vezes me levantava cedo e ia diretamente para as aulas, onde ficava o dia inteiro. Eu me encontrava com minha mulher depois do período letivo, quando ela já tinha acabado de dar as aulas dela. Íamos para o ginásio do *campus* e fazíamos exercícios, íamos para casa, preparávamos o jantar e, depois de comer eu ainda voltava para o centro do sono, trabalhava e conduzia pesquisas. Ficava acordado a noite inteira e voltava para casa no sábado pela manhã. Mesmo depois das incontáveis horas em que eu tinha ficado acordado e do estado de total exaustão em que me encontrava, consigo me lembrar nitidamente de me deitar na cama e, às vezes, ter dificuldade para dormir. "Isso é muito esquisito", eu me lembro de ter pensado, assombrado com a capacidade do meu cérebro de ser um grande idiota com relação ao sono naquele momento.

Mas o mais importante é o seguinte: eu me lembro de que eu não me importava de fato com aquilo. Os lençóis eram frescos e confortáveis. O quarto estava escuro e silencioso. Eu não tinha um livro de fisiopatologia diante de mim ou uma pilha de contas para pagar. Eu estava apenas ali, bêbado de sono, mas completamente acordado. Eu me importava? Nem um pouco. Eu tinha medo das consequências? Não. Eu pensava naquilo como uma espécie de situação ganha-ganha. Se eu pegar no sono: ganho. Se eu não pegar no sono: ganho. Pelo menos não tenho que ir fazer compras no supermercado.

Quando conversamos com pessoas que dormem bem, vemos que todas elas têm uma forma bastante descontraída de lidar com o sono. "Tanto faz, cara." Elas têm a convicção interior de que vão ficar bem, independentemente do que aconteça na cama naquela noite. É essa mentalidade que você precisa ter, caso contrário estará condenado a ter dificuldades para sempre.

O medo de "não dormir" está em toda parte. Reconheça-o. Não caia na armadilha. Controle o que você puder controlar. Depois disso, esqueça o assunto. Eu sei que é difícil. Você vem lutando para dormir há muito tempo. Mas você consegue.

A verdade dolorosa: entendendo a insônia primária

Lamentavelmente, preciso admitir que há um pequeno grupo de pessoas que parecem não conseguir controlar sua dificuldade para dormir.

Elas tentaram de tudo. Livros e mais livros. Pesquisaram na internet e fizeram cursos de hipnoterapia. Médicos, especialistas, terapeutas... e nada. Isso está além da insônia persistente. Isso é maligno.

Muitos livros se acovardam quando abordam pessoas com insônia crônica, impossível de tratar, do tipo "as pílulas não funcionam para mim". Eles se referem ao problema usando termos como "insônia primária", sugerem àqueles que sofrem de insônia que organizem sua higiene do sono e passem menos tempo tentando dormir, e seguem em frente. Às vezes sugerem uma nova pílula, mas a sugestão em geral é acompanhada por um dar de ombros e um tapinha condescendente na cabeça.

É interessante que muitos livros sobre insônia deixem a insônia primária para o fim e terminem o texto mais ou menos da mesma maneira como Jimmy Kimmel termina o seu programa, dizendo: "Sinto muito. Nosso programa se estendeu mais do que o previsto e tivemos que excluir Matt Damon. Espero que ele possa estar conosco amanhã". Jimmy na verdade não tem intenção de falar com Matt, e muitos especialistas em sono que escrevem livros não têm intenção de falar a respeito da insônia primária.

O que é insônia primária? Não tenho a menor ideia. Ninguém tem a menor ideia. Eu poderia escrever algo como "é quando o cérebro não produz as substâncias químicas necessárias para iniciar e manter o sono", mas não estou certo se eu ou a maioria dos outros especialistas em sono acreditamos de fato que esse seja o caso na maior parte das ocorrências. Creio que existam pessoas que sofrem de insônia primária, mas elas são tão raras quanto os anéis da World Series dos Milwaukee Brewers.*

Sempre que recebo no meu consultório um paciente que eu desconfio que possa sofrer de insônia primária, meu palpite acaba refutado pela avaliação que faço do sono dele, seja por intermédio de um diário do sono, de dispositivos de actigrafia ou de um genuíno estudo do sono. Além disso, a "incapacidade" do paciente em geral não existe, e seja qual for essa incapacidade, praticamente nunca envolve o excesso de sonolência durante o dia. Passaram-se muitos e muitos anos, e ainda não encontrei ninguém que sofresse de insônia primária.

---

* Os Milwaukee Brewers são um time de beisebol da liga principal norte-americana que nunca ganhou um título no campeonato anual. Quando um time ganha, ele recebe um único troféu, de modo que o time que vence o campeonato manda fazer um belo anel para cada jogador e membro da equipe. Como o time jamais ganhou um campeonato, obviamente tais anéis não existem. (N. T.)

Em outras palavras, apesar de todas as coisas terríveis que a insônia desse paciente está causando, ela parece estar conseguindo fazer com que ele se sinta desperto durante o dia. Bem desperto, em muitos casos.

Pense nisso com cuidado.

O problema é que, mesmo que alguém com insônia primária apareça na minha clínica, a verdade é que a ciência do sono não tem uma solução a oferecer. Podemos percorrer a lista com todos os remédios para insônia detalhados no próximo capítulo. Podemos tentar os antidepressivos. Podemos usar drogas mais incomuns, como o oxibato de sódio, um medicamento para a narcolepsia semelhante ao gama hidroxibutirato (GHB).

Moral da história: a verdade nua e crua é que se você sofrer da verdadeira insônia primária, a atual medicina do sono talvez não seja capaz de ajudá-lo. Você poderá ser afligido pela insônia pelo resto da vida. O melhor conselho que eu posso lhe dar é que você se empenhe em cultivar uma atitude de aceitação. O distúrbio não é fatal. Na realidade, como já vimos, sua atitude com relação ao problema do sono pode desempenhar um papel muito importante na sua capacidade de funcionar num nível elevado. Avalie a questão a partir de uma perspectiva positiva: o distúrbio permite que você tenha mais tempo livre para fazer coisas à noite. Você poderá se sentir um pouco cansado, mas também há medicamentos para tratar disso, se você desejar.

No esporte, sempre me ensinaram que eu devia controlar o que eu podia controlar. Tento ensinar a mesma coisa aos meus filhos. Sinto muito se isso parece um sermão, mas, de fato, você não pode controlar se as suas terapias de sono vão funcionar ou não. Você só pode controlar a forma como reage à demora que leva para tentar pegar no sono.

Isso conduz ao meu plano: finja, até conseguir. A partir de agora, você dorme maravilhosamente bem. Nas noites em que você dorme como um anjo, você não fica surpreso. Nas noites em que seu sono é um pouco menos magnífico, você considera isso irrelevante... é só um buraco na estrada.

EXERCÍCIO DE CONTROLE DA MENTE

1. Não fale a respeito do seu sono durante um mês inteiro. Não fale sobre isso de jeito nenhum. Se alguém lhe fizer uma pergunta direta a respeito do seu sono, responda com um simples "eu durmo bem". Não falar sobre seu sono inclui não culpar seu sono insatisfatório por alguma coisa que aconteça ou por algo que você sinta. "Sinto muito, turma, por estar com algumas dificuldades esta manhã... eu tive uma noite difícil" é terminantemente proibido.
2. Durante um mês, evite qualquer exposição à mídia relacionada com o sono. Isso significa livros de autoajuda (mas você deve terminar de ler este, é óbvio), sites/blogs na internet, programas de televisão, artigos em revistas e tudo mais.
3. Se alguém lhe perguntar a que horas você geralmente adormece (e não a que horas você vai para a cama), responda com o horário mais cedo em que você costuma se deitar.
4. Pratique uma atividade que tenha um objetivo específico quando estiver acordado na cama. Use esse tempo para meditar. Trabalhe para desobstruir a mente e relaxar o corpo. Não deixe que o estresse sobrevenha. O simples descanso pode ser extraordinariamente restaurador para muitos pacientes. A meta deverá ser o descanso (uma coisa que você pode controlar), não o sono.
5. Outra estratégia é imaginar que você está executando alguma tarefa à noite. Escolho tarefas para meus pacientes atletas relacionadas com o que eles fazem. Para um jogador de basquete, eu digo: "Quero que você faça cinquenta arremessos perfeitos". Para um arremessador de beisebol: "Quero cinquenta arremessos perfeitos". Tenho um paciente que adora jogar golfe, e a mulher dele gosta de imaginar que está fazendo um bolo de banana. Independentemente do que você escolher, você precisa imaginar cada detalhe, até mesmo o machucado na banana que você está descascando. Como o cérebro não consegue determinar facilmente a diferença entre uma atividade imaginária e uma atividade de fato executada, você poderá constatar que,

além de você ficar mais satisfeito com seu sono, sua tacada no golfe melhorou.
6. Em algum momento do dia, reserve um tempo para pensar no fato de que você é uma pessoa que dorme bem. Se você tiver oportunidade, tire uma foto dos seus pés em uma rede (ou simplesmente encontre a foto dos pés de outra pessoa em uma rede). Poste a foto no instagram com a seguinte legenda: "Nada como a praia e uma rede para fazer você dormir como um bebê". Finja até conseguir.
7. Se tudo der errado, entre para o exército ou conclua uma residência médica. Ninguém tem dificuldade para dormir em um campo de treinamento ou quando está de sobreaviso no hospital!

Ponto final: você se lembra da minha interminável lista de causas da fadiga do Capítulo 3? É muito fácil adquirir um desses distúrbios e começar a se sentir realmente fatigado. Dia após dia acordando e sentindo que não tem energia suficiente para pegar o controle remoto e ligar a televisão pode fazer com que você comece a achar que seu sono é culpado por sua devastadora fadiga (isso pode ser especialmente indicado se sua pontuação na Escala de Sonolência Epworth for menor do que 10!). À medida que a fadiga se agrava, os pacientes começam a ficar cada vez mais estressados em relação ao seu sono porque chegaram à conclusão de que é por isso que eles se sentem mal durante o dia. Eles vão para a cama cedo para dormir mais, o que só piora sua capacidade de adormecer.

Tenha em mente que, embora o sono disfuncional possa nos fazer sentir mal, ele está geralmente associado a um impulso *aumentado* de dormir, e não ao impulso *diminuído* que muitos pacientes de insônia têm. Investigue seu sono, mas você e seu clínico geral não devem nunca colocar todos os seus ovos na cesta do sono; isso poderá impedir que você descubra o verdadeiro motivo pelo qual está se sentindo péssimo.

Isso é tudo o que eu tenho a dizer. É praticamente tudo o que qualquer um tem a dizer. Se você ainda não dorme com perfeição, não desista. As pessoas raramente são ciclistas perfeitos na primeira vez que andam de bicicleta. Dormir é uma habilidade. Você pode melhorá-la. Talvez você possa levá-la à perfeição.

RESUMO DO CAPÍTULO 10

1. O medo e o desamparo são o combustível que aciona a insônia. A educação do sono é a solução. Controlar o que você pode controlar e abandonar o resto é a solução para o seu desamparo. Você tem poder neste ponto. A insônia só pode existir na pessoa que se preocupa.
2. Às vezes você controla tudo o que poderia controlar, vai para a cama depois de estar acordado durante muito tempo e ainda assim não adormece imediatamente. Às vezes o Appalachian State vem à cidade de Ann Arbor e derrota o Michigan no futebol. Às vezes Buster Douglas derrota Mike Tyson. Às vezes os Estados Unidos derrotam a Rússia no hóquei olímpico. Não dá para explicar. Acontece. Não fique perturbado demais e siga em frente.
3. Controle seu medo e sua ansiedade a respeito da situação. Se o sono não estiver acontecendo, apenas relaxe e desfrute os momentos de tranquilidade. Descansar também ajuda o corpo.
4. Os distúrbios do sono são apenas um entre inúmeros fatores que fazem com que as pessoas se sintam mal durante o dia. Investigue todas as possibilidades. Não fique obcecado pelo seu sono. Ele pode não ser tão ruim assim.

Eu sei o que você está pensando. "Pelo amor de Deus, tenha compaixão e apenas me receite um remédio." As pílulas para dormir são como tigres: não estou certo se é adequado manter qualquer um dos dois na sua casa por muito tempo. Ao contrário dos tigres, as pílulas para dormir estão em toda parte. Vamos então abordá-las.

Remédios para Dormir
A promessa do sono perfeito em um pequeno frasco

Em 2015, Karen Weintraub escreveu um breve artigo para *The New York Times* intitulado "Do Sleeping Pills Induce Restorative Sleep?" [As pílulas para dormir induzem um sono reparador?]. Essa é uma pergunta fascinante, com a qual vamos lidar mais tarde. O que mais me interessa nesse artigo e em muitos outros artigos semelhantes são os comentários casuais feitos quando o tema é introduzido. Ela escreve o seguinte no artigo: "Existem muitas evidências a respeito das consequências negativas da insônia para a saúde, mas os pesquisadores não sabem ao certo o que é 'reparado' pelo sono no cérebro e no corpo para ajudar a atingir a melhor *performance* possível".

Essa frase diz que pessoas como eu não sabem exatamente que mágica acontece quando dormimos que nos faz sentir muito bem no dia seguinte, em contraste com ter a impressão de que um caminhão passou por cima de nós. O problema é que essa jornalista (e muitos outros jornalistas) escreve coisas a respeito das "consequências negativas da insônia para a saúde". Existem de fato muitas pesquisas que demonstram as consequências negativas da *insônia* para a saúde, ou o que Weintraub está querendo dizer aqui é que existem muitas evidências a respeito das consequências negativas da *falta de sono* para a saúde? Você percebe o que aconteceu aqui? A autora do artigo está usando o termo *insônia* alternadamente com o termo *falta de sono*, e eu não preciso dizer para você, que já leu dois terços deste livro, que os dois não são exatamente a mesma coisa.[66]

Tome esta pílula, senão...

Antes de mergulharmos no tema das pílulas para dormir e o sono, quero deixar um ponto bastante claro. Não sou um grande fã de pílulas para dormir. Vou fazer o possível para que você também deixe de ser. Se eu for bem-sucedido no meu intento, não quero que você reveja a maneira como toma essas pílulas nem que pare de tomá-las por conta própria. Em vez disso, caro leitor, quero que você tenha uma conversa com o profissional que receita seus medicamentos. A interrupção repentina do uso de algumas pílulas para dormir pode encerrar riscos. Não desejo que coisas ruins lhe aconteçam. Quero que coisas boas lhe aconteçam, e quero que você ajude a educar o profissional que receita suas pílulas. Isso acontece com diálogo. Desse modo, basicamente, não aja por conta própria com relação à maneira como você toma suas pílulas, ok? Ótimo!

À medida que começamos a examinar o uso desenfreado de remédios para dormir, precisamos entender as motivações para esse comportamento. A maioria das pessoas e pacientes que eu encontro não gosta de pílulas. "Não sou chegado a pílulas" é uma frase comum na minha clínica. As pessoas não gostam de tomar medicamentos. Os idosos, as pessoas doentes, os viciados em drogas tomam pílulas. As pessoas saudáveis não. As pessoas adoram me contar que estão tomando apenas meia dose. Há também a ideia de que as grandes indústrias farmacêuticas são malignas e que suas pílulas são parte de uma conspiração para nos deixar viciados e para que assim essas empresas possam

---

[66] Lembre-se: insônia é diferente de privação de sono.

ganhar muito dinheiro e usá-lo para influenciar os médicos com canetas sofisticadas. Além disso, atualmente as pessoas estão mais céticas com relação às substâncias que ingerem. Elas querem medicamentos orgânicos que sejam produzidos em pequenas quantidades em comunidades alternativas que plantam lavanda. Elas não querem "substâncias químicas" no corpo.

Por que cargas-d'água então as pessoas estão concordando com tanta facilidade em tomar pílulas para dormir para tratar a insônia? Porque elas não querem morrer de uma terrível combinação de ataque do coração, acidente vascular cerebral e demência. Em outras palavras, elas não querem nenhuma parte das "consequências negativas para a saúde" que, como todo mundo sabe, estão associadas à insônia. Apesar de não desejar tomar as pílulas, elas têm um desejo ainda maior: elas não querem morrer!

Isso nos conduz às bênçãos ambíguas do processo científico e da presença esmagadora da mídia, que nem sempre entende as coisas direito. Eis um exemplo do que eu quero dizer, fornecido por Karen Johnston, que foi minha orientadora na residência de neurologia e é hoje catedrática de neurologia na Universidade da Virginia. Ela muitas vezes dava o exemplo fictício de uma pesquisa que analisou pessoas que carregam fósforos no bolso. Esse estudo conclui que essas pessoas têm um risco maior de desenvolver câncer do pulmão do que as pessoas que não carregam fósforos no bolso. Eis a conclusão e a mensagem: carregar fósforos no bolso causa câncer do pulmão.

Bem, não é exatamente isso. Alguns detalhes muito importantes estão ausentes da equação, o maior deles sendo o fato de que as pessoas que carregam fósforos no bolso provavelmente fumam cigarros. Esses detalhes são importantes, e são importantes no caso da insônia. As "consequências da insônia para a saúde" são abstratas, muitas vezes predominantemente psicológicas e deficientemente definidas. As consequências para a saúde do sono inadequado são muito claras e muito sérias. Como os profissionais da mídia não entendem muito bem a diferença entre um típico paciente de insônia que "não consegue dormir" e que tem um escore de 1 na Escala de Sonolência de Epworth, e o típico trabalhador do turno noturno que tem um segundo emprego e está rotineiramente privado de sono a ponto de adormecer no banheiro, eles usam as duas situações como se fossem idênticas. Esse fluxo constante de informações sobre os efeitos devastadores da verdadeira privação de sono sob a designação abrangente de "insônia" está levando os consumidores a sentirem que não têm escolha. Tome uma pílula para dormir ou morra.

Não acredita em mim? Passe uma semana na minha clínica. Sente-se e bata um papo com a universitária de 20 anos de idade que teve um ataque de pânico com formigamento nos lábios, entorpecimento nas mãos e falta de ar quando eu disse: "Minha meta é fazer com que você deixe de tomar as doses elevadas de Ambien* que você vem tomando nos últimos anos e... senhorita, você está bem?".

Sendo assim, as mensagens estão por todo lado: durma para ter uma saúde excelente. Durma oito horas por noite, caso contrário terá que enfrentar as consequências. A falta de sono faz engordar. A falta de sono provoca insuficiência cardíaca. A falta de sono pode causar câncer de mama. Diante de todas essas terríveis advertências, a que conclusão qualquer pessoa racional chegaria depois de uma noite maldormida? *É melhor eu dormir, porque senão estou ferrada.*

Adote a pílula para dormir e encontre a solução. A maioria das pessoas encara os anúncios de remédios para dormir na televisão como um oferecimento de ajuda. Na realidade, esses anúncios reforçam a ideia de que a falta de sono é devastadora para a saúde e que os pacientes com insônia estão perdendo o sono. Esses anúncios sugerem que os medicamentos são necessários para que as pessoas peguem no sono e permaneçam adormecidas, e que essa é a solução simples, segura e única para o problema. Também é agradável saber que você não está sozinho. Há pessoas atraentes de meia-idade com dificuldades para dormir em todos os tipos de lindos quartos do país.

---

* Zolpidem, no Brasil. (N. T.)

O problema é que a promessa dessas pílulas é um pouco vazia. Nunca li um estudo que demonstrasse que elas reduzem em mais do que alguns poucos minutos o tempo que a pessoa leva para adormecer, ou que adicionem mais do que poucos minutos ao total de sono do usuário.

Não se engane; esses anúncios de pílulas para dormir não são novos. As indústrias farmacêuticas vêm há muitos anos propagando a ideia de que seus medicamentos resolvem os problemas de sono. É muito conveniente vender um produto para uma condição médica que tem tão poucos aspectos adversos... como uma pílula que evita que você deixe de querer almoçar de vez em quando.

E isso não é só com os adultos. Cara, os produtos que lançamos para ajudar crianças e jovens a dormir são suficientes para preencher um livro inteiro. Livros que você tem que ler em voz baixa, luzes de treinamento do sono e outras coisas assim. Não apenas esse processo é completamente desnecessário, como também está criando toda uma nova geração de pacientes que crescem achando que não conseguem dormir e que precisam de pílulas e medicamentos para fazê-lo.

Mídia: todo mundo está tomando pílulas para dormir. É divertido!

Há uma impressionante máquina da mídia produzindo continuamente medo e desinformação a respeito do sono. Isso nos chega na forma de personagens engraçados da televisão, como Karen Walker, de *Will & Grace*, que personificam o que é retratado como uma abordagem moderna do sono. Lendo nas entrelinhas, a seguinte mensagem é transmitida ao telespectador: "Ninguém sofre mais de insônia. É só tomar uma pílula", fazendo com que ele sinta-se um pouco idiota por tentar ir para a cama e pegar no sono sem ajuda.

Em muitos episódios, Karen anunciou para quem quisesse ouvir quanto o consumo de álcool ou de medicamentos era fundamental para seu sono. Entre suas frases mais memoráveis estão as seguintes: "Normalmente meu lema é 'remédios e não abraços'"; "Além disso, estou curtindo um barato a maior parte do tempo, e ponto final"; e "talvez eu seja uma narcisista que toma pílulas, cheira combustível de jato e está encharcada de gim...". Essa personagem é claramente exagerada. Em um dos episódios, ela usa suas pílulas de Valium e outros medicamentos como amostras de cores para ajudar um casal que esperava um bebê a escolher a cor de sua nova casa.

Por favor, não pense que eu tenha medo de medicamentos, porque não tenho. Do mesmo modo, por favor, não acredite que eu não tenha gostado muito das oito temporadas de *Will & Grace*, porque gostei. No entanto, a maneira casual e até mesmo positiva como retratamos as pílulas para dormir nos Estados Unidos por meio de personagens da televisão, anúncios farmacêuticos e outras referências da cultura popular é muito problemática. Ela apresenta a sedução de uma maneira fácil de conseguir dormir bem, o que tem como consequência involuntária fazer com que o esforço que às vezes é requerido para que as pessoas alcancem um sono saudável pareça desnecessariamente difícil. "Não, obrigado por sugerir o diário do sono, o exercício pela manhã e a restrição do sono... Vou apenas tomar algumas das pílulas para dormir que você deve ter no armário do seu consultório e depois vou embora." Sedação e sono nem sempre são a mesma coisa.

Assistência médica administrada: sem tempo para tratar o sono

Você quer saber o outro grande motivo por que as pessoas gostam tanto das pílulas de dormir quanto gostam do wi-fi gratuito das livrarias Barnes & Noble? Porque a situação econômica da assistência médica nos Estados Unidos não permite que os médicos tenham tempo suficiente para atender às necessidades de cada paciente. Como os clínicos gerais[*] não

---

[*] Nos Estados Unidos (e em outros países), o paciente que tem um plano de saúde não pode procurar diretamente um especialista. Ele é sempre atendido primeiro por um clínico geral que, quando julga necessário, encaminha o paciente para um especialista. (N. T.)

podem adicionar horas ao dia e os planos de saúde muitas vezes reduzem o valor de cada consulta, o tempo que os médicos podem passar com cada paciente está encolhendo cada vez mais, e adivinhe o que é eliminado? O sono. O clínico geral age com um raciocínio de triagem. A pressão arterial e o diabetes estão no topo da lista, com a obesidade e os problemas de colesterol também bem no alto. Depois de lidar com essas questões importantes, não resta muito tempo para falar sobre os problemas de sono com uma sala de espera cheia de pacientes... esperando. O que um médico deve fazer? Receitar uma pílula para dormir e cruzar os dedos.

As pílulas para dormir foram projetadas para uso esporádico, e em alguns casos específicos elas funcionam muito bem. Não foram projetadas para sedar as pessoas e fazê-las dormir todas as noites. Pense novamente na analogia da comida. Quantas vezes você se sentou para fazer uma refeição e não estava com fome? O que você fez? Eu entro em pânico no mesmo instante, pensando nos efeitos da desnutrição no meu corpo e tomo remédios que estimulam o apetite para ficar artificialmente com fome e engulo de qualquer jeito um pouco de comida. É claro que comer dessa maneira faz com que eu tenha dificuldade para sentir fome quando chega a hora da refeição seguinte, de modo que continuo apenas a tomar um número cada vez maior de pílulas. Fora isso, estou indo muito bem.

Isso soa ridículo, e é. Se você não está com fome na hora do almoço, você não almoça; não é nada de mais. Por que é então que quando um paciente diz ao médico que está tendo dificuldade para dormir, muitas vezes ele receita pílulas para dormir? Se sua resposta for "porque o paciente não consegue dormir. Esse paciente não é apenas alguém que sofre de insônia de vez em quando. Ele tem uma insônia grave e, se alguma coisa não for feita, poderá morrer", você na verdade está errado. Repita cem vezes para si mesmo: todo mundo dorme. Você se lembra dos impulsos primários do Capítulo 2?

Sem tempo para educar os pacientes e sem tempo para ouvi-los, uma situação complicada muitas vezes se estabelece quando os médicos tratam a insônia. O paciente está descontente e desesperado por ajuda, compreensão e compaixão. O médico, contudo, já está uma hora atrasado no seu horário de consultas e não tem tempo para uma conversa detalhada a respeito do que abordamos neste livro. O que ele tem tempo para fazer é pegar seu receituário e escrever mais uma vez "Ambien 10 mg". Ele fica satisfeito por poder seguir em frente e atender os outros pacientes. O paciente fica satisfeito porque as pílulas sempre funcionam. Eles se despedem, com cada um esperando que a insônia simplesmente vá embora.

Mas ela não vai. O paciente invariavelmente voltará e o médico invariavelmente dará a ele outra receita porque o paciente agora diz que não consegue dormir sem o remédio. Sem ter consciência disso, esse doutor Smith se transformou no doutor Frankenstein... porque criou um monstro.

Quinze anos depois, o monstro de Frankenstein invade meu consultório em pânico porque o doutor Frankenstein enfureceu o monstro não apenas por ter se recusado a criar uma companheira para ele, mas também por ter se recusado a repetir a receita por estar preocupado com a possibilidade de um vício estar se formando ou devido ao crescente conjunto de evidências que associam o uso prolongado de algumas dessas pílulas à perda de memória, à confusão ou, até mesmo, à demência. Acredite em mim: é bem mais fácil lidar com a insônia no início (insônia simples) do que nesse ponto da sua evolução.

Se a insônia fosse uma queixa relativamente incomum, poderíamos justificar essa linha de abordagem, mas não é. A insônia está sempre entre as dez principais queixas dos pacientes dos clínicos gerais mas, tendo em vista o que sabemos a respeito da forma como o sono é tratado no ambiente da clínica geral, essa queixa é muitas vezes desconsiderada, a não ser pela prescrição de pílulas. Eis os principais problemas dos pacientes:

| dor abdominal | dor de cabeça |
| dor nas costas | *insônia* |

dor no peito	entorpecimento
tontura	falta de ar
fadiga	inchaço

Não é de causar surpresa que a dor esteja bem representada. Em geral, ela é a primeira da lista. Trabalhando então nessa suposição, podemos reduzir essa lista para sete itens, com a *dor* abrangendo a dor abdominal, a dor nas costas, a dor no peito e a dor de cabeça.

dor	entorpecimento
tontura	falta de ar
fadiga	inchaço
insônia	

Uma vez mais, vemos a palavra *fadiga* na lista. Os pacientes geralmente usam termos como *fadiga* e *sonolência* de forma alternada, de modo que agora temos as duas principais categorias da medicina do sono representadas entre as queixas mais comuns recebidas pelos clínicos gerais: "Não consigo dormir" e "Sinto muita sonolência".

Os pacientes com problemas de sono – inclusive os pacientes de insônia – representam grande parte do universo de pessoas que procuram os clínicos gerais. Esses médicos precisam conhecer mais a fundo a medicina do sono e parar de pensar nas pílulas como uma solução significativa a longo prazo.

E, para ser justo, acho que eles estão fazendo isso. Estou vendo um número cada vez maior de médicos orientando seus pacientes sobre os perigos das pílulas para dormir. Seu potencial viciante está sendo discutido. Os médicos estão se conscientizando mais das estratégias de orientação psicológica e da TCC-I. Os clínicos gerais estão pelo menos estabelecendo limites. Quando os pacientes querem duplicar a dose do Ativan para ajudar a iniciar o sono, os médicos estão começando a dizer: "Acho que seus problemas de sono estão além da minha qualificação. Vou encaminhá-lo a um especialista". Aleluia!

Tipos de pílulas para dormir

Antes de falarmos sobre as situações nas quais as pílulas para dormir podem ser úteis e apropriadas para os pacientes, creio que entender como funcionam os diferentes tipos de pílulas para dormir poderá ajudá-lo a compreender qual é a pílula certa para você, se for este o caso.

Pílulas para dormir de venda livre

O sonho de toda pílula é um dia alcançar um grande sucesso e ter sua própria seção nas grandes redes de farmácias. As pílulas para dormir de fato alcançaram grande sucesso, com prateleiras e mais prateleiras de pílulas para dormir disponíveis para você escolher enquanto espera que suas receitas sejam aviadas.

Dei recentemente um pulo numa filial de uma grande rede de farmácias para dar uma olhada nas várias opções à disposição dos consumidores. Se você está procurando variedade em pílulas para dormir de venda livre, está sem sorte. Apesar do incrível conjunto de caixas coloridas, medicamentos genéricos e promoções do tipo leve dois pelo preço de um, os componentes ativos das pílulas para dormir de venda livre são basicamente os mesmos: anti-histamínicos.

Você se lembra da histamina do Capítulo 5?[67] Sua estrutura química se parecia com um espermatozoide. Ah, agora você se lembrou. A histamina nos faz sentir despertos e alertas. Bloquear a histamina com um anti-histamínico tem o efeito que você acha que teria. Você fica sonolento. Os anti-histamínicos funcionam? Sim, mas eles não são particularmente fortes. Esses medicamentos podem causar alguns efeitos colaterais negativos nos idosos, como a perda de memória e confusão no dia seguinte, de modo que você deve usá-los com cautela.

---

[67] Se você toma uma grande quantidade de anti-histamínicos, talvez não se lembre, porque eles podem afetar a memória.

Melatonina

Uau, vamos voltar ao Capítulo 3 e à melatonina. A melatonina, como você sabe, é a "substância química da luz". Algumas pessoas tomam melatonina para ajudá-las a dormir. Ela é popular entre os pediatras para auxiliar no sono de crianças. Não sei exatamente por quê. Meu palpite é que ela é percebida, de um modo geral, como inofensiva.

O medicamento parece ser mais benéfico para o caso de problemas circadianos, como o *jet lag*. Como sedativo de longo prazo, sua eficácia é questionável.

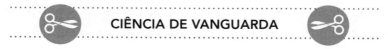

Hoje em dia, todo mundo usa melatonina. Ela está – como posso dizer? – na moda. Ela realmente ajuda a dormir? Um estudo de 2014 demonstrou que a eficácia da melatonina para evitar o *jet lag* e promover a sedação é "fraca". O estudo foi muito completo e parece conduzir à conclusão de que a melatonina é provavelmente tão eficaz, mas também mais ou menos tão nociva, quanto dormir virado 180 graus na cama. Pense nesse estudo se você sentir que não consegue dormir sem a sua melatonina.

O Valium e a gangue dos benzodiazepínicos

Em 1955, o cientista Leo Sternbach acidentalmente sintetizou a primeira benzodiazepina, o clordiazepóxido, um precursor do Valium. O medicamento se tornou popular no mundo inteiro, porque as pessoas o tomavam e paravam de se importar com as coisas. A repentina popularidade do Valium entre as donas de casa inspirou a música dos Rolling Stones "Mother's Little Helper", uma referência ao medicamento.

Esses tranquilizantes logo foram adotados para o controle das convulsões, relaxamento muscular, para o controle da ansiedade e para ajudar no sono. Embora geralmente seguros da perspectiva da tolerabilidade, suas propriedades sedativas, combinadas com sua qualidade viciante, produziram alguns maus resultados, sobretudo quando esses tranquilizantes eram misturados com bebidas alcoólicas e outros medicamentos sedativos. Recentemente, surgiram relatórios relacionando esses medicamentos com o declínio cognitivo em fases posteriores da vida, tornando essas pílulas muito menos agradáveis e bastante assustadoras. Mas os médicos da "velha guarda" ainda os utilizam em grande quantidade.[68] Essa seria uma excelente ocasião para verificar se alguns desses medicamentos estão na lista de remédios da sua avó. Se você encontrar algum, talvez seja interessante marcar uma consulta para ela com outro médico.

Além do Valium (diazepam), há muitos medicamentos na família dos benzodiazepínicos: alprazolam (Xanax), clonazepam (Klonopin), estazolam (ProSom), flurazepam (Dalmane), lorazepam (Ativan), midazolam (Versed), temazepam (Restoril) e triazolam (Halcion).

Também está comprovado que esses medicamentos suprimem o sono de ondas lentas. Esta é uma lastimável conclusão para quem deseja se sentir melhor no dia seguinte. É aqui que a sedação e o sono se separam. Lembre-se de que um sono de qualidade precisa incluir uma boa quantidade de sono profundo e de todas as coisas reparadoras que o acompanham. Isso é sono. Simplesmente sedar alguém não produz esse efeito. Embora ninguém saiba de fato o que causou a morte de Elvis Presley, o Valium era um medicamento geralmente associado ao

---

[68] Toda comunidade tem um desses médicos exercendo a profissão. Em geral ele tem cabelos brancos e um nome que saiu de moda, como Jebediah, Alastair ou talvez Mathias. Ele é cético com relação à necessidade de lavar as mãos, odeia computadores (às vezes usa a palavra máquina ou robô em vez de computador) e desconhece qualquer medicamento que tenha surgido depois do governo Carter. Esse médico receita benzodizepinas para qualquer sintoma, de coriza à *tinea cruris*.

Rei do Rock e considerado por muitos como tendo contribuído para sua morte prematura. A sedação às vezes pode ser perigosa e nunca deve ser confundida com o sono.

O Ambien e suas colegas imidazopiridinas

Apesar da diversão que todas as pessoas estavam tendo com os benzodiazepínicos interferindo com a capacidade de respirarem no sábado à noite quando tomavam muitos comprimidos junto com o vinho, a busca por um medicamento novo e mais seguro continuava. Entra em cena, em 1993, o Ambien (zolpidem). Era um milagre, pois parecia proporcionar apenas um efeito que promovia o sono, sem toda a sordidez associada à benzodiazepina. O mundo estaria salvo porque a insônia com certeza seria erradicada como a varíola.

Lamentavelmente, e ainda não temos certeza do que aconteceu, este não foi o caso. Apesar desse novo remédio, as pessoas continuaram a ter insônia. Além disso, seus usuários começaram a fazer algumas coisas muito bizarras durante a noite. Expressar os sonhos em ações, comer sem se lembrar de ter feito isso no dia seguinte, até mesmo dirigir e fazer sexo. Essas coisas conduziram a um controle mais rígido e a advertências mais fortes, sobretudo no caso das mulheres.

Não seja por isso; é possível escolher outros medicamentos que funcionam como o Ambien. ZolpiMist é basicamente um *spray* nasal de Ambien. Intermezzo é uma dose menor de zolpidem projetada para pessoas que acordam durante a noite e não conseguem voltar a dormir. Ambiem CR é uma fórmula de ação prolongada para quando a pessoa precisa de mais Ambien. Sinceramente, não tenho a menor ideia de quem usa Ambien CR e por que faz isso. Mais nem sempre é a resposta. Vá procurar um especialista em sono agora mesmo! A empresa que fabrica o remédio adverte os usuários de que eles não devem dirigir depois de usar Ambien CR. Não acredita em mim? Copiei o trecho abaixo diretamente da bula que vem junto com o medicamento:

5.1 Efeitos calmantes no SNC e redução da capacidade no dia seguinte.

AMBIEN CR é um calmante do sistema nervoso central (SNC) e pode prejudicar a função diurna de alguns pacientes mesmo quando usado conforme receitado. Aqueles que receitam o remédio devem fazer o monitoramento para verificar possíveis efeitos calmantes excessivos, mas a redução da capacidade pode ocorrer na ausência de sintomas subjetivos, e pode não ser confiavelmente detectada por um exame clínico comum (ou seja, menos do que um teste psicomotor formal). Embora a tolerância farmacodinâmica ou adaptação a alguns dos efeitos calmantes adversos de AMBIEN CR possam se desenvolver, os pacientes que usam AMBIEN CR precisam ser advertidos de que não devem dirigir, envolver-se em outras atividades arriscadas ou em atividades que requeiram uma completa vigilância mental no dia seguinte ao uso.

É difícil tratar os pacientes com insônia, e eles não abrem mão das suas pílulas para dormir sem lutar. Uma das desculpas favoritas deles é que precisam tomar o Ambien para dormir e poder trabalhar e não perder o emprego. Mas até mesmo a pessoa que sofre de insônia e se sente muito feliz com a pílula precisa reconhecer que se o seu emprego requer que ela se levante da cama e dirija até o local de trabalho, tomar esse medicamento não é compatível com essa atividade.

A indústria farmacêutica não parou no Ambien. Sonata (zaleplon) tem uma meia-vida realmente curta, de modo que é usado por pessoas que têm dificuldade para dormir ou que acordam à noite e não têm tempo para tomar um medicamento de ação mais prolongada antes que tenham que acordar e dirigir pela manhã. Mas, no caso desse fármaco, também há advertências quanto a "dirigir dormindo" e a dirigir, de um modo geral, no dia seguinte à ingestão da pílula.

Lunesta (Eszopiclona)

Lunesta é outro não benzodiazepínico que pertence à família das ciclopirrolonas. Lunesta é o único medicamento dessa família comercialmente disponível nos Estados Unidos. Ela vem em doses de 1, 2 e 3 miligramas para que o usuário possa escolher a dosagem. As doses de 1 miligrama são geralmente para problemas simples de iniciar o sono e as doses de 3 miligramas são mais para problemas da sustentação do sono ou para quando a pessoa acorda cedo demais pela manhã.

Rozerem (Ramelteona)

Em 2005, o Rozerem causou sensação quando foi aprovado para tratar a insônia. Ao contrário dos benzodiazepínicos e dos não benzodiazepínicos, foi o primeiro medicamento que não teve como alvo o GABA, um neurotransmissor inibitório no cérebro, para produzir seus efeitos sedativos. Em vez disso, atua no receptor de melatonina. Ele também tem a característica distintiva de ser o primeiro medicamento aprovado para uso a longo prazo. Estudos à parte, o fármaco nunca causou uma grande sensação; muitos usuários ficaram pouco impressionados com seus efeitos. Em resumo: chocho.

Suvorexant (Belsomra)

Você quer algo novo e brilhante? O que você precisa é Suvorexant. Esse medicamento foi aprovado para insônia em 2014 e atua como um antagonista dos receptores de orexina (que faz você ficar acordado), o que basicamente significa que impede a orexina de fazer com que você se sinta desperto. No todo, a dosagem é baixa e os efeitos são considerados relativamente suaves. Como ele afeta o mesmo neurotransmissor que é deficiente na narcolepsia, estudos mostram que alguns dos sintomas incomuns da narcolepsia, como a paralisia do sono e a cataplexia (sentir-se paralisado de repente), podem ocorrer durante o uso desse medicamento. A descrição desses efeitos colaterais durante o comercial do Belsomra deixou minha esposa horrorizada ao mesmo tempo que divertiu muito meus filhos.

Silenor (Doxepina)

Silenor é um antidepressivo tricíclico muitas vezes utilizado para tratar a insônia. Outros tricíclicos, como a amitriptilina, também são usados com frequência. Esses medicamentos já são conhecidos há bastante tempo. A doxepina foi introduzida em 1969 e a amitriptilina em 1961. Essas drogas podem agravar a síndrome das pernas inquietas em algumas pessoas.

Antidepressivos/Antipsicóticos (e outros medicamentos que não devem ser usados para ajudar no sono)

Rápido, adivinhe qual medicamento controlado é mais receitado para o sono? Acabou o tempo. Eis uma dica: é um antidepressivo aprovado pela FDA[*] que não tem nenhuma aprovação da FDA para o tratamento de distúrbios do sono. Desistiu? É Trazodona. Trazodona é apenas um de uma longa lista de antidepressivos usados muitas vezes para tratar distúrbios do sono. Outro é o Remeron. A parte positiva em relação ao Remeron é que o nome dele implica que tomá-lo vai ativar o REM. Infelizmente, muitas vezes ele também ativa o aumento de peso.

Entediado com os antidepressivos? Eu estou. A nova diversão é pular os antidepressivos e ir direto para os antipsicóticos. Medicamentos como o Seroquel (quetiapina), Zyprexa e Risperdal (risperidona), que eram usados exclusivamente em pacientes com mania ou psicose, estão hoje sendo usados de modo irregular para tratar a insônia simples.

---

[*] Food and Drug Administration. É o órgão regulador do governo norte-americano que testa, controla e inspeciona alimentos e remédios. Tem uma função semelhante à da ANVISA no Brasil. (N. T.)

Na realidade, há uma opinião crescente de que os benefícios desses medicamentos não superam seus riscos no tratamento dos distúrbios do sono. Não existe nenhuma literatura real que respalde sua utilização irregular para ajudar os pacientes a adormecer mais rápido ou até mesmo para permanecer dormindo. Para mim, esses medicamentos resumem as práticas casuais, mal informadas e perigosas de alguns médicos que não entendem sobre distúrbios do sono e tampouco sabem como tratá-los.

Acho que vou em frente e também incluir o propofol aqui, já que tenho conhecimento de pelo menos um médico que o utilizou para ajudar no sono de um paciente. Esse paciente era Michael Jackson, que morreu por causa da ignorância do seu médico, assim como minha paciente com um aneurisma aórtico morreria se me pedisse para corrigi-lo. Não sou cirurgião cardiotorácico, de modo que deixarei a cirurgia do coração a cargo das pessoas que são especialistas nessa área. Ei, cirurgiões, por que vocês não deixam que eu cuide da insônia dos seus pacientes? Imagino que isso nos deixará todos fora de encrencas.

Uma última informação: até a data de publicação deste livro, nenhuma pílula para dormir jamais demonstrou aumentar o desempenho diurno. Por outro lado, a descontinuação dos hipnóticos teve esse efeito!

Quando as pílulas para dormir são aceitáveis

Embora a grande maioria das pessoas que têm dificuldade para dormir não precise de pílulas para dormir, estas podem ser uma ferramenta útil em algumas situações. Entender quando uma pílula é útil e apropriada ou não é essencial para a eficácia do medicamento.

As pílulas para dormir são mais indicadas quando as pessoas têm problemas específicos e transitórios com o sono. Eis alguns exemplos:

"Viajo a trabalho algumas vezes por mês, e tenho dificuldade para dormir nos hotéis em que minha empresa me hospeda. Fora isso, não tenho nenhum problema."

"Meu marido acaba de ser diagnosticado com câncer, e estou com dificuldade para relaxar e dormir à noite."

"Acabo de voltar de uma viagem de duas semanas na Índia, e estou com dificuldades para dormir por causa do *jet lag*."

É aceitável ter dificuldade para dormir de vez em quando. Na realidade, é mais normal ter uma dificuldade ocasional para dormir do que passar a vida inteira sem jamais ter um problema para adormecer. Todos vivemos situações na vida que precipitam a insônia. Isso é aceitável!

As pílulas para dormir podem proporcionar uma solução temporária para a dificuldade de pegar no sono (embora eu deva preveni-lo de que algumas pílulas para dormir pioram a qualidade do sono depois que você adormece). Pense nelas como um descongestionante nasal. Todos ficamos com o nariz congestionado de vez em quando. Usar um descongestionante de venda livre pode ser uma maneira perfeitamente apropriada para que seu nariz volte ao normal. Mas se você usá-lo por tempo demais, o seu entupimento pode se tornar crônico. As pílulas para dormir não são diferentes. O uso delas em determinadas situações é perfeitamente apropriado. Usá-las diariamente... já não é tanto. Lembre-se de que a insônia, assim como o nariz entupido, é um sintoma, não um diagnóstico.

O segredo do uso de uma pílula para dormir é ter um plano. Qual é o plano para o uso da sua pílula para dormir? Você vai tomá-la durante um mês para lidar com o trauma da perda do cachorro da sua família? Você vai tomá-la enquanto faz a transição do turno diurno para o noturno e é obrigado a dormir durante o dia? Você vai levá-la quando for à China e tiver que dormir em um hotel barulhento em Pequim? Independentemente do seu motivo para usar a pílula, você e seu médico precisam de um plano.

Um componente essencial do plano é determinar quando você não vai tomar a pílula ou quando vai parar totalmente de tomá-la. Você pode tomar o medicamento durante um mês enquanto estiver chorando a morte do seu cachorro. Você pode se permitir usar a pílula durante alguns dias depois que seu turno no trabalho mudar do dia para a noite. Ela pode ficar na sua mala e ser usada somente durante as viagens. Em todos esses casos, o plano determina quando você toma, durante quanto tempo você toma e quando você não toma a pílula. Essa é uma maneira inteligente de usar a medicação para dormir.

No entanto, muitos médicos têm um grande problema com essa parte do plano. Para muitas pessoas, o plano parece ser "tome uma pílula todas as noites antes de dormir até que você veja uma luz brilhante e amigos e parentes falecidos acenando para que você se reúna a eles. Aviar 30 pílulas. Reposições: 600". É assim que a receita é escrita e isso é um grande problema. Em outras palavras, o plano parece ser receitar essa pílula pelo resto da vida do paciente, e esse não é um plano adequado para ajudar no sono de ninguém.

O problema é que os médicos não costumam discutir um plano de longo prazo quando receitam remédios para dormir. Estranhamente, esse plano não está ausente em outros problemas que os médicos tratam. Você consegue se imaginar indo se consultar com seu clínico geral porque está com hemorragia nasal e, em resposta ao problema, o médico coloca uma bola de algodão na sua narina e diz para você retornar em alguns dias? Isso pode ser razoável, mas o que aconteceria se você voltasse e a bola de algodão fosse removida, levando o sangue a jorrar continuamente do seu nariz? Você ficaria surpreso se o médico fizesse exatamente a mesma coisa: mais algodão e um retorno? Quantas consultas você suportaria até por fim perguntar a ele: "Doutor, você não vai fazer alguma coisa para tentar descobrir de onde esse sangue está vindo e o que fazer para parar o sangramento?". A ministração de pílulas para dormir durante meses e anos sem uma tentativa de descobrir por que existe um problema com o sono não é diferente de colocar cada vez mais algodão no nariz!

 CAÇA AO TESOURO DA PÍLULA PARA DORMIR

1. Pegue papel e lápis.
2. Faça uma lista de todas as pílulas para dormir que você está tomando atualmente. Para este exercício, qualquer

pílula que você tome que seja especificamente para o sono conta, mesmo que ela não seja tecnicamente uma pílula para dormir (por exemplo, Seroquel é um antipsicótico, mas ele está sendo receitado como remédio de sono para muitas pessoas). Dê a si mesmo um ponto para cada uma delas. Se o medicamento for uma substância controlada ou se você precisar de uma nova receita cada vez que for comprá-lo, você recebe 2 pontos.

3. Adicione à sua lista quaisquer remédios que você tenha tomado no passado para dormir. Se você descontinuou um medicamento porque ele era ineficaz, você recebe 1 ponto. Se parou de tomá-lo porque o médico estava preocupado com a dose que você precisava para pegar no sono, você recebe 2 pontos. Novamente, qualquer substância controlada vale 2 pontos.
4. Adicione a esta lista a data em que você começou e, quando apropriado, a data em que você parou de usar cada uma dessas pílulas. Para qualquer medicamento que você tenha começado a tomar há mais de dez anos, dê a si mesmo 1 ponto de bônus. Para qualquer medicamento que você tenha tomado continuamente durante mais de cinco anos, dê a si mesmo 1 ponto de bônus.
5. Se você teve problemas para descontinuar o uso de algum remédio, dê a si mesmo 3 pontos.

Parabéns. Você agora tem uma lista completa dos medicamentos que você tomou para seus problemas de sono. Isso será útil se você procurar um especialista no futuro.

Em 2015, o time de futebol americano San Francisco 49ers teve um escore baixo, de 14,9 pontos por jogo em média. Você obteve mais pontos do que esse time? Se não teve, chegou perto? Faça a si mesmo uma pergunta simples: "Por que essas pílulas não estão funcionando?".

Se chegou perto, deve pensar a respeito daquela indicação para procurar um especialista...

No caso de muitas pessoas que usam pílulas para dormir de maneira crônica, o efeito químico do medicamento não é nada comparado ao conforto psicológico que ele proporciona. Em outras palavras, a pílula se torna o cobertorzinho preferido com o qual essas pessoas dormem. Meus três filhos tiveram um cobertor como esse (nós o chamávamos de "Boo"). O sono sempre era magnífico se a criança fosse para a cama com Boo. Sem o Boo... é melhor você encontrar um lugar para se esconder! Eu me lembro de fazer viagens com eles, e enquanto preparávamos as crianças para dormir no hotel eu perguntava à minha mulher onde ela tinha colocado os Boos e ela respondia: "Eu pensei que você os tivesse pegado quando colocou os travesseiros no carro". Esse diálogo era muitas vezes acompanhado por olhares zangados, porém silenciosos e apavorados, que trocávamos um com o outro, enquanto as crianças, de olhos arregalados, começavam a preparar o cérebro para ficarem acordadas no futuro imediato.

Como pode um pedaço de pano inanimado fazer uma diferença tão grande no sono de uma criança? Crença, hábito e medo! O uso de uma pílula para dormir em geral não é diferente. O paciente *acredita* que ela é útil e tem o *hábito* de utilizá-la todas as noites. O mais importante é que o paciente *tem medo* do que irá acontecer se não tiver aquela muleta. Mas se você leu o livro até aqui, sabe que não há nada a temer – exceto, talvez, tomar a pílula!

A maioria das pessoas que ficam viciadas em pílulas para dormir o faz de uma maneira muito inocente. Elas começam por uma boa razão, mas não têm um plano que determine quando está na hora de parar... e por isso nunca param.

Quem precisa de pílula para dormir? Esta lista é relativamente pequena:

1. Durante breves períodos de estresse agudo resultante de estressores ou perturbadores do sono claramente identificáveis: a perda de um ente querido, a perda do emprego, divórcio, dor crônica e assim por diante.

2. Questões ambientais: dormir em um hotel, acampar com a família ou outros eventos ocasionais que temporariamente o colocam em um ambiente onde é difícil dormir.
3. Distúrbio do trabalho em turnos: quando uma pessoa que, em decorrência do seu emprego, dorme em horários não tradicionais e tem, como resultado, perturbações no sono e sonolência.
4. *Jet lag*: tentar dormir em um lugar onde seu relógio interno difere do ambiente externo.
5. Alguns acrescentariam a "insônia primária" a essa lista. Essas são as pessoas "que simplesmente não conseguem dormir sem um medicamento". Acredito que existem pacientes que têm uma excitação maior do que os outros, mas receitar uma pílula por medo que o paciente não durma... não engulo isso. O escore de sonolência deles é sempre menor do que o meu! Esses pacientes precisam de terapia comportamental, não de uma pílula.

Ao examinar os pontos 3 e 4, fica muito claro que o *timing* do sono da pessoa pode ser um importante fator tanto no desenvolvimento de um problema de sono quanto no seu tratamento. O próximo capítulo examina a incrível importância das programações e dos fatores circadianos quando se trata do sono. Em outras palavras, entender o sono, e saber o que você entende, é um importante primeiro passo. Preparar-se adequadamente para dormir eliminando os maus hábitos e se livrando das pílulas também é fundamental. Agora a pergunta que fica é a seguinte: quando você deve dormir? Por sorte, eu também sei a resposta!

REVISÃO DO CAPÍTULO 11

1. As pílulas para dormir são apropriadas quando usadas em situações específicas e para um propósito específico. Entre elas estão as situações estressantes, o *jet lag* e as dificuldades com o trabalho em turnos.
2. Mas se você tomar uma pílula para dormir, não deixe de ter um plano para usá-la. Antes mesmo de começar a tomá-la, decida com seu médico em que circunstâncias você vai tomar a pílula, durante quanto tempo e quando você vai mudar para outra forma de terapia ou intervenção.
3. Se você é atualmente viciado em pílulas para dormir, converse com seu médico a respeito de como deixar de tomá-las. Se você fizer isso, dormirá melhor.

Espero que agora você tenha algumas novas preocupações a respeito das suas pílulas para dormir. Você tentou todas elas, mas elas não funcionam. O que você pode fazer para melhorar o seu sono? Vamos pensar novamente na terapia cognitivo-comportamental. Você é inteligente, você entende seus sentimentos a respeito do sono e você usa a cama apenas para dormir. A restrição do sono e a consideração da programação são essenciais. Abra o seu aplicativo de agenda; precisamos fazer algumas alterações na sua programação.

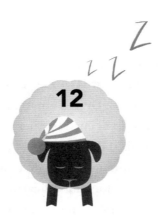

Programações de Sono
Eu adoraria ficar e bater um papo, mas estou atrasado para dormir

A pergunta a seguir tem sido feita a mim com frequência ao longo dos anos: "Qual é o seu conselho mais importante para que uma pessoa durma da melhor forma possível?". Para mim é fácil: escolha uma hora para acordar e atenha-se a ela!

Se eu lhe perguntar: "A que horas você acorda pela manhã?", a resposta deve ser um horário específico. Se a sua resposta a essa pergunta for "Eu me levanto às 6h45 e geralmente vou à academia ou vou correr", você recebe uma estrelinha dourada.

No entanto, você provavelmente tem um problema se responder algo como: "Geralmente vou me deitar às 23 horas, a não ser nos fins de semana, quando saio com meus amigos e ficamos nos divertindo até as duas ou três horas da manhã. Nesses dias muitas vezes acordo por volta do meio-dia... mas não passo das duas da tarde. Às terças-feiras tento me deitar cedo, mais ou menos às 21 horas, porque às quartas-feiras tenho que levantar cedo para minha aula de ginástica funcional. Nesses dias, durmo durante 45 minutos dentro do meu carro na hora do almoço. Eu me sinto bastante exausto no final da semana e muitas vezes pego no sono bem cedo. Quando faço isso, tenho dificuldade para continuar a dormir e também fica difícil adormecer mais tarde. É um problema para mim acordar para trabalhar na segunda-feira... É comum eu chegar atrasado. De vez em quando, no máximo uma vez por mês, uso um dos dias de licença médica a que tenho direito e fico em casa para poder dormir o dia inteiro...

Uau, perdi por um pequeno espaço de tempo a consciência devido ao tédio agudo durante essa longa explicação. Mas devo lhe dizer que trata-se da história real de um paciente. O ideal é que a pessoa tenha uma hora fixa para ir dormir e, o que talvez seja ainda mais importante, uma hora regular para acordar. Lamentavelmente, em geral não é o que acontece com as pessoas que têm problemas de sono. O horário de dormir dessas pessoas pode variar consideravelmente e é triste constatar que elas não parecem reconhecer que esse estilo de vida irregular é responsável por grande parte do seu problema. Mais que isso, elas estranhamente o encaram como uma tentativa de alcançar uma solução.

Algumas pessoas têm total controle sobre sua programação de sono. Independentemente do que aconteça na sua vida, elas estão de pé às seis da manhã e pouco depois estão na academia fazendo sua aula de *body pump*. Essas pessoas são cachorros que abanam o rabo (o cachorro está no controle, e abana o rabo). Outras pessoas se levantam e fazem exercício caso sua noite tenha sido perfeitamente de acordo com o plano, mas a programação vai por água abaixo se seu sono é problemático em uma determinada noite. Se demoram uma ou duas horas a mais do que o normal para adormecer, descartam os planos de exercício para dormir mais. Para essas pessoas, a hora de acordar depende da qualidade do seu sono. Elas não estão no controle, de modo que no caso delas, é o rabo que abana o cachorro. Eu as chamo de "abanadoras de cachorro". Sua programação de sono é determinada pelos seus sucessos ou fracassos no sono.

Eis alguns exemplos de falas de abanadores de cachorro:

"Fui para a cama cedo ontem à noite porque na véspera tive dificuldades para dormir no apartamento da minha namorada."

"Meu despertador tocou às seis horas da manhã, mas como eu só tinha conseguido adormecer às três, apertei o *snooze* e telefonei mais tarde para o trabalho dizendo que estava doente."

"Minha mulher estava me deixando louco porque eu havia colocado massa corrida na parede do porão no mês passado, mas ainda não tinha pintado, e por isso ontem passei quase a noite inteira acordado fazendo isso. Tirei um grande cochilo quando cheguei hoje do trabalho, de modo que agora estou totalmente alerta."

Quando uma pessoa dorme dessa maneira, várias coisas ruins estão acontecendo. Você está ensinando seu corpo a só dormir quando está exausto. Como uma vaca que pasta o capim aos poucos, você está pastando o sono. Se você é rico, independente e não precisa trabalhar, meus parabéns! Talvez a programação do sono não se aplique a você e você possa continuar com a sua programação desregrada pelo tempo que desejar. Mas, para o restante de nós, o mundo está repleto de compromissos, prazos finais e muitas ocasiões em que precisamos estar bem despertos.

Sempre brinco com meus pacientes dizendo que se eu não conseguir resolver os problemas de sono deles, eles deverão entrar para as forças armadas. O exército é um ambiente maravilhoso para dormir. Eles fazem com perfeição tudo o que está relacionado com o sono. A hora de acordar é precisa. Pular da cama às cinco horas. Cansado? Você superará isso rapidamente enquanto seu pelotão se encaminha para o treinamento físico. Trocar de roupa para tomar café exatamente à mesma hora todos os dias. Atividades, mais exercício, almoço, jantar e, finalmente, de volta à cama para que você possa se levantar e repetir exatamente a mesma programação no dia seguinte. Em poucos dias no campo de treinamento, você terá muitos problemas maravilhosos e estimulantes... mas pegar no sono à noite muito provavelmente não será um deles. Sempre penso nesses soldados quando um paciente me diz que tem dificuldade para se acalmar à noite porque sua "mente se recusa a desligar". Eu imagino que depois de um dia de exercícios exaustivos, tendo sido agredido verbalmente e depreciado, e tendo sentido saudades da sua família enquanto se perguntava como foi se meter nessa roubada, você talvez tivesse alguns pensamentos passando velozmente pela sua cabeça. Ainda assim, esses homens e essas mulheres dormem.

Então, quando você deve ir para a cama? Quando você deve se levantar? A essa altura, imagino que você já tenha percebido por que temos que começar por essa última pergunta. Você precisa escolher uma hora para acordar que funcione para sua vida. Se você tem que estar no trabalho às nove horas e leva meia hora para chegar lá, acordar uma hora mais cedo pode funcionar para você. No entanto, você terá que escolher outro horário se quiser tomar café, tomar um banho ou se exercitar, ou se tiver filhos que precisam se preparar para a escola. O importante é escolher um horário realista. E não deixe de incluir algum tempo para de fato se sentir acordado.[69] Ninguém abre os olhos pela manhã se sentindo como se tivesse visto um passarinho verde, pelo menos ninguém com mais de 3 anos de idade. Portanto, não deixe de dar a si mesmo algum tempo para passar de grogue a humano.

Mais um detalhe importante: não existe hora boa ou hora ruim para acordar. Isso mesmo, dependendo se você é uma pessoa noturna ou diurna, uma programação pode funcionar melhor do que outra. Você é uma pessoa diurna? Acordar às seis horas pode ser melhor do que acordar ao meio-dia. Sempre foi uma pessoa noturna? Aquela ideia de acordar às 5h30 para andar de bicicleta com alguns amigos pode não ser ideal. Programações do cérebro à parte, não estou aqui para julgar ninguém. As pessoas do sul dos Estados Unidos falam

---

[69] Acho impressionante como muitas pessoas julgam a qualidade do sono pela maneira como se sentem logo que acordam. Eu me sinto como Han Solo, de *Star Wars*, depois de se libertar daquele bloco de carbonita. Mas, alguns minutos depois, eu sinto que sou eu mesmo.

sobre dormir até mais tarde como falam de sexo: em sussurros envergonhados. Não há nada de errado em ser uma pessoa noturna. Isso não é um pecado.

Estabelecer uma hora regular para acordar é o primeiro e mais importante passo na definição da sua programação e na solução dos seus problemas de sono. Uma vez que você tenha escolhido uma hora para acordar, a grande questão é: "Quanto tempo eu preciso dormir?".

Você sabia que as pessoas comem em média sete *cookies* da marca Chips Ahoy! quando abrem um pacote? Ok, tudo bem, eu inventei esse número. Mas vamos seguir essa ideia. Agora, vamos imaginar que fomos ao *shopping center* e escolhemos aleatoriamente cem pessoas "médias" e demos a cada uma delas um prato com sete *cookies*. Isso significa que todas comeriam os sete *cookies*? Não. Algumas comeriam menos *cookies*, ao passo que outras pediriam mais *cookies*. As que comem menos deveriam se preocupar com isso? Não.

Cada um de nós precisa de uma quantidade de sono diferente. Não fique obcecado por reportagens que afirmam que você precisa dormir de oito a nove horas todas as noites para ter uma saúde ideal. Há uma forte probabilidade de que o número de horas que eles estão jogando para cima de você não seja o ideal para o seu caso específico, seja qual for esse número.

 DESAFIO DO BALDE DE GELO

Se você tem dificuldade para adormecer ou para permanecer dormindo, este é um exercício maravilhoso que você vai adorar!

1. Determine o horário que você precisa acordar e ajuste vários despertadores para essa hora.
2. Encha um balde com água gelada e deixe-o perto da sua cama. Dê instruções ao seu cônjuge para derramar a água em você caso os despertadores espalhados pelo quarto não forem suficientes para acordá-lo.

3. Conte cinco horas e meia para trás a partir da hora que você precisa acordar. Esta é a sua nova hora de dormir. Em outras palavras, se seu despertador estiver ajustado para tocar às 6h30, sua hora de dormir é 1h00!
4. As regras são simples. Você pode ir para a cama na hora determinada para dormir ou em qualquer momento *depois* dela. Não está com sono a 1h00? Sinta-se à vontade para dormir tão tarde quanto desejar!
5. Você precisa estar acordado e fora da cama às 6h30 ou mais cedo. Não é permitido dormir nem pouquinho mais. Lembre-se do balde!
6. Não é permitido cochilar. Você não pode dormir na mesa de trabalho, pegar no sono antes do jantar nem cochilar no sofá à noite. Você só tem permissão para dormir durante seu período de sono noturno: entre 1h00 e 6h30!

É difícil completar este exercício. Por outro lado, é fácil desistir dele. Por que alguém iria adotar essa programação? Como é possível que um exercício como este seja a chave para o sucesso do seu sono? Seja paciente... Uma semente não germina de imediato.

Observe como seu sono apresenta poucas mudanças nos primeiros dias. Isso na verdade não está funcionando nem um pouco, doutor. A única coisa que parece estar acontecendo é que eu estou ficando muito sonolento durante o dia e achando cada vez mais difícil ficar acordado até 1h00!

Exatamente![70]

É bem provável que várias coisas passem a acontecer quando você começar o Desafio do Balde de Gelo. A primeira é que ele não vai funcionar no início. Nosso cérebro tem uma estrutura chamada *núcleo supraquiasmático*, que é o cronômetro interno do nosso cérebro. Essa estrutura nos ajuda a cronometrar praticamente tudo que nosso corpo faz. Ela regula quando ficamos com sono e quando nos sentimos

---

[70] Repetindo, *exatamente*!

despertos. Ela regula quando nosso corpo libera certas enzimas e hormônios. Ela regula as flutuações de temperatura do nosso corpo. E assim por diante.... Esses ritmos podem demorar a mudar; portanto, não fique desanimado se o seu problema não for resolvido no primeiro dia.

À medida que o tempo vai passando, as interrupções de sono começam a desaparecer lentamente conforme o corpo tenta desesperadamente satisfazer sua necessidade de sono tornando as cinco horas e meia, durante as quais ele tem a oportunidade de dormir, o mais eficiente possível. Em outras palavras, desde que você não esteja trapaceando (e apertar o botão *snooze* dez vezes com certeza é trapacear – pare de fazer isso), seu cérebro começará a exibir uma tendência cada vez mais forte de dormir assim que você se deitar, porque ele está chegando à conclusão de que, se quiser dormir, só poderá fazer isso naquelas preciosas cinco horas e meia.

Você tem um filho que se recusa a jantar? Confisque todas as guloseimas dele e reduza o almoço dele à metade. Observe o que acontece nas duas semanas seguintes na hora do jantar. O princípio do Desafio do Balde de Gelo é o mesmo.

À medida que o tempo for passando, o cérebro começará a se ajustar. O sono se torna mais contínuo e profundo; uma maneira natural de compensar a falta de horas de sono é aumentar a qualidade do sono. Com o tempo, as dificuldades para pegar no sono ou permanecer adormecido se tornam coisa do passado. O maior problema da pessoa agora é permanecer acordada durante o dia!

Outra coisa está acontecendo. Uma das peças mais importantes do quebra-cabeça está se encaixando. Enquanto antes havia o medo de não dormir, existe agora uma crescente confiança na capacidade de ir para a cama e pegar no sono. Nada de pílulas... nada de aplicativos de relaxamento do iPod, nada de preparados de valeriana e melatonina... apenas ir para a cama e adormecer. À medida que as noites consecutivas de iniciação do sono bem-sucedida vão se acumulando, a pessoa continua a se sentir ansiosa com relação ao seu emprego, aos seus entes queridos, aos seus times esportivos favoritos, ao casamento de Kim

Kardashian e Kanye West – mas ela está lentamente se desfazendo da sua ansiedade a respeito de não conseguir dormir.

A técnica que acabo de apresentar chama-se *restrição do sono*, e é parte integrante da terapia cognitivo-comportamental (TCC-I). Muitos pacientes ficam espantados quando lhes digo que precisam passar menos tempo na cama para corrigir seu sono. Alguns saem do meu consultório resmungando a respeito das pílulas que achavam que eu lhes receitaria. Você agora sabe que o sono é um impulso primário e que as pílulas não são necessárias. E aqueles que suportarem a dor a curto prazo desfrutarão o ganho a longo prazo de uma tranquila noite de sono – e aprenderão muita coisa a respeito de quanto sono precisam de fato para se sentirem bem.

Isso é comovente, mas à medida que esse problema desaparece, seu novo problema do aumento da sonolência diurna está se tornando um grande inconveniente. Não há com o que se preocupar... sabíamos que isso aconteceria com o Desafio do Balde de Gelo. Eis a solução. Mantenha firme a hora de acordar às 6h30, mas vá para a cama à 00h45 em vez de a uma hora. Isso dará à pessoa 15 minutos adicionais de sono todas as noites, ou seja, quase duas horas de sono a mais por semana!

O que acontece? Bem, se isso resolver o problema da sonolência excessiva durante o dia, seu trabalho está concluído! Você parece precisar oficialmente de 5h45 de sono nesse momento da sua vida. Improvável, mas possível. Se a sonolência diurna excessiva não tiver ido embora, novas alterações da hora de dormir (não da hora de acordar) precisam acontecer até que você consiga se deitar, pegar no sono em mais ou menos 15 minutos, permanecer adormecido e se sentir bem no dia seguinte. Embora existam casos muito raros de pessoas que conseguem sobreviver com menos de seis horas de sono, os pacientes que se submetem ao treinamento da restrição do sono geralmente tendem a precisar de seis horas e meia a sete horas. Mas lembre-se de que cada um tem uma necessidade de sono diferente e que essa necessidade muda (geralmente encolhe) com o tempo.

O ritmo circadiano do nosso corpo pode ser o segredo para definirmos uma programação capaz de finalmente corrigir para sempre seus problemas de sono. Enquanto uma programação bem elaborada pode oferecer a muitas pessoas a salvação para o sono, uma programação mal elaborada pode ser a via de acesso para o purgatório!

Distúrbios do ritmo circadiano

As programações de sono e o nosso ritmo circadiano são importantes. Quando tudo funciona bem e está bem cronometrado, nosso corpo trabalha tão suavemente quanto uma bela orquestra sinfônica, com cada sistema orgânico entrando na música no momento certo.

Imagine agora a orquestra sem um maestro... ou, talvez, uma analogia melhor seria uma orquestra comandada por um maestro embriagado. Os metais entram cedo demais; os instrumentos de percussão estão muito atrasados. Essa é a imagem mental que eu quero transmitir para você quando pensamos a respeito dos distúrbios do ritmo circadiano. O corpo está adiantado demais, está atrasado demais ou simplesmente não parece ter nenhuma indicação.

As pessoas que trabalham em turnos: a elite das pessoas que realmente têm problemas de sono

Se eu pudesse colocar um asterisco ao lado de qualquer parte deste livro, esta seria a escolhida. Ninguém enfrenta problemas de sono mais desafiantes do que as pessoas que trabalham em turnos.

As pessoas que trabalham em turnos são, por definição, qualquer grupo de pessoas que trabalham em um horário "não tradicional", o que significa qualquer trabalho que não aconteça entre as nove e as dezoito horas. Em outras palavras, você não precisa trabalhar de meia-noite às seis da manhã para ser uma pessoa que trabalha em turnos. Você pode trabalhar das catorze às 22 horas, ou trabalhar em um turno normal alguns dias e em um turno não tradicional em outros. As possibilidades de distúrbios do sono são ilimitadas.

Milhões de pessoas trabalham em turnos. Nos Estados Unidos, aproximadamente 15% dos trabalhadores não trabalham em um horário tradicional. Muitas dessas pessoas lidam bem com isso, mas cerca de um quarto delas têm dificuldades com a programação não natural e enfrentam problemas em consequência disso. Doenças do coração, problemas de humor, problemas de peso e câncer têm sido associados ao trabalho em turnos.

Não é um espetáculo divertido. E essas são apenas as consequências para a saúde. As consequências para a vida em família podem ser igualmente devastadoras. Tentar coordenar as programações e fazer com que o resto da família as compreenda pode ser muito penoso. Vou me arriscar aqui ao afirmar que isso é especialmente difícil para as mulheres que trabalham em turnos porque, além do emprego, elas ainda são, em muitos casos, responsáveis por fazer as compras, cozinhar, cuidar da casa e dos filhos.

Por via de regra, o trabalho em turnos torna-se cada vez mais difícil à medida que envelhecemos porque, com o passar do tempo, vamos ficando menos voltados para a noite e mais voltados para o dia. Isso é importante porque os notívagos lidam melhor com programações variáveis do que as pessoas diurnas, de modo que com a idade nos tornamos menos adequados para o trabalho em turnos.

Os trabalhadores que são obrigados a dormir durante o dia dormem menos do que os que têm uma programação normal, ficam doentes com muito mais frequência e têm mais desafios na vida pessoal. O mundo que funciona das nove às dezoito horas "não está aberto" quando eles estão acordados. Eles normalmente são obrigados a sacrificar o sono para ir ao banco ou à academia. Isso significa que as pessoas que trabalham em turnos estão muitas vezes alternando suas programações. Você se lembra do núcleo supraquiasmático? Sem uma programação, ele tem dificuldade para calcular o *timing* do corpo, de modo que esses indivíduos estão muitas vezes sonolentos quando deveriam estar despertos, e despertos quando tentam dormir.

É fundamental que o sono das pessoas que trabalham em turnos – quando podem dormir um pouco – seja normal. Sem ter poder sobre os ciclos do Sol, cabe à pessoa recriar a escuridão da noite para poder dormir um pouco, mesmo que tenha que fazer isso quando o Sol estiver raiando. Seu cérebro não é estúpido... ele sabe o que está acontecendo. É preciso tomar providências para eliminar a luz.

A utilização da exposição à luz e evitação da luz pode ser útil para essa população. A programação delas também se torna fundamental. É relativamente fácil ir para a cama à noite quando está escuro, já que todos seus amigos e a família estão dormindo, e a programação da televisão se resume a programas de televendas e reprises de *Friends*. Não há nada para fazer. Compare isso com a situação de uma pessoa que terminou seu turno noturno às seis horas da manhã, está saindo da usina nuclear e indo para casa. O sol está nascendo. O dia está lindo. Ela não vai à academia. Precisa passar no supermercado porque está sem leite, suco de laranja e ovos. Quando chega em casa, a CNN está noticiando o levante de uma milícia enquanto seus filhos brigam para ver quem leva os últimos biscoitos recheados na lancheira. Seu parceiro tem uma reunião cedo na empresa (como de costume) e não pode deixar as crianças na escola. "Você pode levá-las rapidinho antes de se deitar?" Contas, contas e mais contas... Basicamente, o que estou querendo dizer é que dormir durante o dia é difícil.

Não sou fã de pílulas para dormir, mas para esse grupo elas podem ser muito úteis. As pessoas que trabalham em turnos podem se beneficiar de medicamentos não apenas para manter a vigília, mas também para adormecer. O diagnóstico do distúrbio do trabalho em turnos é atualmente aceito pela FDA e um motivo válido para a prescrição de medicamentos para promover a vigília, como o modafinil. O distúrbio do trabalho em turnos deve ser um diagnóstico médico do mesmo nível da gota ou da dermatofitose? Não cabe a mim decidir. O que posso dizer é que esse distúrbio representa uma ameaça maior para a vida de um paciente quando ele sai do trabalho e pega no volante do seu carro do que a gota e a dermatofitose juntas. Os medicamentos destinados a melhorar a vigília podem não apenas melhorar a produtividade no trabalho como também ajudar a garantir que o motorista chegue vivo em casa.

O trabalho em turnos é dispendioso para os empregadores porque é duro para quem o executa. Esses trabalhadores usufruem menos dos benefícios do sono do que seus congêneres que trabalham de dia. Esse tipo de trabalho é perigoso para a saúde sob vários aspectos e, dada a quantidade de pesquisas que estão surgindo abordando os riscos dessa prática, acredito que o trabalho em turnos não existirá mais daqui a vinte anos da maneira como o conhecemos hoje. Os piores vilões já começaram lentamente a fazer mudanças positivas. Quando comecei minha residência médica, não havia nenhuma restrição ao número de horas que podíamos trabalhar. Você sabe por que isso se chama *residência*? Porque os médicos da geração anterior à minha de fato residiam em pequenos apartamentos dentro do hospital. O hospital era seu lar. No último ano da minha residência, os donos do poder acabaram com o trabalho irrestrito dos residentes e o limitaram a oitenta horas semanais. A mudança é lenta.

Comparo o trabalho em turnos com o amianto. Trata-se de um excelente isolante, sua fibra é resistente ao fogo e o material funciona bem como isolante acústico. O amianto tem muitas propriedades químicas úteis e é abundante. O problema é que ele também pode nos matar.

Do mesmo modo, o trabalho em turnos é uma excelente maneira de aumentar a produtividade do seu negócio em um dia de trabalho de 24 horas. Há muitos trabalhadores disponíveis e geralmente são necessários menos gerentes na equipe da noite. Como você agora sabe depois de ter lido o Capítulo 1, tanto o amianto quanto o trabalho em turnos podem causar a morte. Estou certo de que foi bastante desalentador para muitas pessoas saber que haviam descoberto que um material muito comum usado para isolar casas e prédios causava câncer. Imagino que tenha surgido um grande sentimento de "como vamos corrigir esse imenso problema que criamos?". Me sinto assim quando penso no trabalho em turnos e nas descobertas sobre os seus efeitos perniciosos sobre o sono. Como podemos corrigir um problema que afeta de forma tão fundamental a maneira como a nossa cultura está estruturada?

Fase retardada do sono *versus* fase avançada do sono

Sempre fui notívago. Adoro ficar acordado até tarde. Penso melhor de madrugada. Quando eu era jovem, gostava das escalas com os horários mais tardios. Provavelmente é por isso que sou médico. Não sou um gênio, mas sempre tive facilidade para ficar acordado até tarde e ser bastante funcional enquanto os gênios se esforçavam para permanecer acordados.

Como mencionei anteriormente neste capítulo, todos temos nossas preferências de *timing*, também conhecidas como cronotipo. O *cronotipo*, em tradução livre "tipo de tempo", é exatamente isso: o tipo de tempo preferido pelo nosso cérebro.

Quando pensamos no sono de uma pessoa, há duas principais variáveis a considerar. A primeira é quanto tempo de sono a pessoa precisa. Abordamos isso no Capítulo 2. A segunda variável é quando queremos dormir. É isso o que o cronotipo representa.

Antes que você comece a se estressar a respeito do cronotipo que você deseja ter, adivinhe. Isso já foi mais ou menos decidido para você. Seu cronotipo é influenciado pela genética, por genes específicos chamados genes do relógio. A idade também parece ser um fator a ser considerado, uma vez que as pessoas têm uma tendência a serem notívagas na juventude e se tornarem progressivamente mais voltadas para a manhã à medida que a idade avança. Os cronotipos em geral não são absolutos e podem ser manipulados, pelo menos temporariamente, por meio de mudanças disciplinadas na exposição à luz, na escolha do momento das refeições, na programação dos exercícios, na interação social e na programação do sono.

O termo técnico para a tendência de uma pessoa para ser notívaga é *fase retardada*. A pessoa diurna é considerada como de *fase avançada*. Ser de fase retardada ou de fase avançada não representa necessariamente um distúrbio do sono. No entanto, quando o cronotipo de alguém é incapaz de se ajustar ou atender às necessidades da sua programação no trabalho ou na escola, isso pode então ser diagnosticado como um distúrbio do ritmo circadiano.

Muitos jovens são de fase retardada. Eles gostam de ficar acordados até tarde batendo papo em código a respeito dos seus pais incompetentes, chamando uns aos outros de BFF[*] e usando o Snapchat. Por fim, às três da manhã, eles pegam no sono. Infelizmente para eles, a escola começa cedo – realmente cedo em alguns lugares. Isso criou uma situação que faz o primeiro período do dia parecer uma cena de *The Walking Dead*, com alunos sonolentos por toda parte – desmotivados, preguiçosos, desligados. Assim que o sinal toca indicando que eles estão livres para ir para casa, os jovens começam a acordar.

Nesse exemplo, alguns jovens podem ter de fato dificuldades para se destacar nessas circunstâncias. Eu nunca me senti particularmente às mil maravilhas durante as primeiras aulas do dia na faculdade de medicina. Essas pessoas podem ser classificadas como portadoras de um distúrbio do ritmo circadiano, um tipo de fase especificamente retardada.

O distúrbio da fase avançada do sono é diferente. Ele pode ser observado na sua querida vovozinha que mora em Sarasota, na Flórida. Ela passou um dia maravilhoso na Lido Beach, volta para casa para almoçar, assiste à *Newshour* na BBC e depois está pronta para ir para a cama. O quê? Ainda não são oito horas da noite. Tudo bem. Bem, boa noite, vovó. De repente, são quatro horas da manhã e ela está na cozinha batendo gelo, couve e leite de coco no liquidificador para o café da manhã. Por que ela se levanta tão cedo?

Vovó se levanta às quatro horas porque seu ritmo circadiano é muito avançado. Tão avançado que ela às vezes se sente frustrada por

---

[*] Sigla para *Best Friends Forever* [Melhores Amigos para Sempre]. (N. T.)

acordar entre duas e três horas e não conseguir voltar a dormir. A combinação da sua idade (que reduz sua necessidade de sono), seu nível de atividade mais baixo, sua programação flexível (que possibilita que ela cochile durante o dia) e seu cronotipo avançado (que a leva a dormir mais cedo e acordar mais cedo) pode causar o distúrbio.

Transtorno do sono-vigília não de 24 horas

Como a luz é um regulador muito importante do ritmo circadiano, as pessoas cegas têm muita dificuldade para manter um ritmo circadiano adequado. Sem a luz para estabelecer seu ritmo circadiano, o sono e outros processos circadianos (como comer) podem ficar confusos, fazendo com que elas tenham problemas com o sono. Existem medicamentos específicos que podem ser muito úteis para essa população.

O tratamento dos distúrbios do ritmo circadiano

As medicações para ajudar o sono podem ser úteis para todos esses distúrbios circadianos (trabalho em turnos, fase retardada do sono, fase avançada do sono e o transtorno do sono-vigília não de 24 horas). No entanto, repetindo, se você planeja utilizá-las, lembre-se de que precisa primeiro ter um plano adequado para fazer isso.

 Embora os medicamentos para o sono possam ajudar no tratamento dos distúrbios do ritmo circadiano, eles precisam estar aliados a outras terapias para ter sucesso a longo prazo. As terapias mais importantes para todas as pessoas, exceto para os pacientes do transtorno do sono-vigília não de 24 horas, envolvem a luz. Como a luz promove a vigília, a vovó precisa dela por mais tempo para ajudá-la a permanecer acordada depois que novela das dezoito horas termina. Seu neto precisa de luz quando acorda e até mesmo enquanto assiste às primeiras aulas do dia para permanecer alerta. No caso das pessoas que trabalham em turnos, os medicamentos e a luz são muitas vezes usados combinados para ajudar a promover a vigília. Essas intervenções podem ser bastante importantes para ajudar as pessoas a permanecer concentradas durante o trabalho ou enquanto dirigem.

SUGESTÃO DE PRODUTOS

Com o advento da luz LED barata e brilhante, as caixas de luz para o tratamento dos distúrbios circadianos se tornaram muito mais acessíveis. Adoro a Lightphoria, da Sphere Gadgets. Ela está disponível *on-line* e é mais brilhante do que o Sol! Se você não quiser ficar preso no mesmo lugar, pense na Re-Timer, uma luz azul-esverdeada recarregável e que pode ser usada junto ao corpo, fazendo você ficar parecido com Tron.

E não se esqueça dos óculos Uvex que mencionei anteriormente. Eles evitam que a luz do computador afete nosso sono, bloqueando a luz azul que nos mantém acordados. Óculos escuros que bloqueiam a luz azul podem prepará-lo para dormir depois do seu turno noturno.

O *jet lag* também é uma forma de distúrbio do ritmo circadiano, por isso certifique-se de que protetores de ouvido e uma máscara para dormir confortável estejam sempre com você nas suas viagens. No seu próximo voo, em vez de um volumoso travesseiro de pescoço para apoiar sua cabeça, pense em um NapAnywhere (www.Napanywhere.net). Esse apoio de cabeça dobrável é confortável, leve e pode ser dobrado na forma de um *frisbee* e guardado em uma bolsa de *laptop*. Eu não vou a lugar nenhum sem o meu!

O exercício, as escolhas inteligentes e amigáveis ao sono (mencionadas no capítulo anterior) e a adoção de uma programação adequada são essenciais para impedir que os distúrbios circadianos criem problemas na sua vida.

REVISÃO DO CAPÍTULO 12

1. A atitude mais importante para alcançar um sono bem-sucedido é ter uma hora regular para acordar.
2. Uma vez definido isso, você pode escolher a hora de ir para a cama que funcione para você.
3. De uma maneira ou de outra, todos, jovens ou idosos, precisam de uma programação para dormir.
4. Essa programação não precisa ser de oito a nove horas para todo mundo.
5. As pessoas que trabalham em turnos têm uma necessidade ainda maior de programações sólidas, e mesmo assim podem precisar de ajuda adicional com a sonolência e a vigília.

Às vezes, até mesmo as melhores programações podem perder o rumo e tornar necessário algum sono adicional. Como devemos cochilar? Onde devemos cochilar? Quando devemos cochilar? As respostas estão no próximo capítulo...

O Cochilo
O melhor amigo ou o pior inimigo?

Eu adoro um bom cochilo. Poucas pessoas não gostam. De alguma maneira, para muitas pessoas o sono durante a noite soa como trabalho, mas a pequena soneca que você tira quando se deita no sofá sábado à tarde depois de levar as crianças para o treino de futebol pela manhã é diferente... mais relaxada... mais prazerosa.

Com exceção da pergunta "quanto tempo devo dormir?", as perguntas que mais me fazem estão relacionadas ao cochilo, se é aceitável cochilar e por quanto tempo devemos fazer isso. São perguntas excelentes. Vamos falar sobre esse assunto.

Para descobrir o papel que o cochilo deve desempenhar na nossa vida, precisamos chegar a algumas conclusões a respeito do nosso sono, e do que o torna "bom". Um dos fatores que as pessoas mais relacionam com o bom sono é a eficiência. A eficiência do sono é basicamente uma equação matemática:

Tempo Dormindo ÷ Tempo na Cama × 100 = Eficiência do Sono (%)

Admita que isso é muito fácil. É simplesmente o percentual do tempo que você está dormindo quando está na cama. E qual seria a eficiência normal de sono? Existem algumas pequenas controvérsias nesse ponto, mas para nossos propósitos, vamos dizer que a meta seja entre 85% e 90%. Por que não ter como meta 100%? Para responder a isso, vamos dar uma olhada em alguns exemplos simples.

Considere uma pessoa que vá para a cama às 21 horas. Essa mulher leva uma hora para pegar no sono. Depois que adormece, ela geralmente dorme por três horas. Quando acorda, ela vai ao banheiro, checa seus e-mails e volta a dormir cerca de 30 minutos depois. Ela então dorme profundamente até as sete horas, quando então acorda, fica na cama durante 45 minutos e depois se levanta. Preparem as calculadoras!

Então essa pessoa vai para a cama às 21 horas e se levanta às sete horas. Isso dá a ela um tempo na cama (TNC) de dez horas. Seu tempo de sono é consideravelmente menor:

10 horas − (1 hora + 30 minutos + 45 minutos) = 7 horas e 45 minutos

Assim, inserindo essas informações na nossa equação da eficiência do sono, temos:

7,75 horas ÷ 10 horas × 100 = 77,5% de eficiência[71]

Neste exemplo, apesar de a pessoa ter dormido durante quase oito horas, sua eficiência do sono é relativamente baixa. Por essa razão, em geral ela não se sentirá nada bem pela manhã. Quando uma pessoa entra no meu consultório se queixando de que "não dorme", na maior parte das vezes ela está na verdade se queixando de uma eficiência do

---

[71] Classicamente, a eficiência do sono é calculada por meio de uma TNC que começa assim que um paciente adormece. Neste exercício, estou deliberadamente usando o tempo que ele leva para adormecer a fim de ilustrar melhor a questão.

sono insatisfatória. A eficiência do sono insatisfatória sempre equivale à sonolência? De jeito nenhum. Em 2000, Kenneth Lichstein descobriu na sua ampla análise da literatura sobre insônia uma ausência sistemática de deficiência ou sonolência diurna. Os pacientes que se queixam de que não dormem ou de uma baixa eficiência do sono muitas vezes apresentam escores normais na Escala de Sonolência de Epworth. Apesar disso, esses pacientes se "sentem" mal? Com certeza. Passar doze horas na cama para dormir sete horas pode não deixar você se sentindo sonolento no dia seguinte, mas muitas vezes deixa você se sentindo como se tivesse sido atingido por um trem.

Quando eu estava fazendo minha residência, passávamos o dia inteiro e a noite inteira de sobreaviso. Quando havia muitos chamados, dormíamos apenas de vez em quando durante a noite. Eu ficava impressionado com quanto me sentia mal depois das noites em que eu só conseguia dormir cinco ou seis horas fragmentadas. Assim como neste exemplo, a quantidade de sono era aceitável, mas a eficiência era muito ruim. Nossa meta é 85%, de modo que 77,5% nos faz sentir péssimos.[72]

Um ponto interessante a ser destacado neste exemplo é que o fato de a pessoa se sentir um trapo faz muitas vezes que ela chegue à conclusão de que seu sono é insatisfatório. Embora essa seja uma conclusão apropriada, as soluções que ela adota para corrigir o problema estão longe de ser.

1. "Estou tão cansado que em vez de ir para a cama às 21 horas, vou me deitar às 20h30 para dormir um pouco mais."

---

[72] Um especialista em sono me disse certa vez que o sono é como uma orquestra sinfônica. Imagine ir a um concerto no qual a orquestra para de tocar a cada 20 minutos, mesmo quando está no meio de uma composição. Imagine os músicos fazendo esses intervalos muitas vezes durante a apresentação. Você com certeza ficaria muito frustrado no final da noite, embora tecnicamente os músicos tivessem tocado cada nota que haviam prometido tocar. Assim como a música, o sono é mais eficaz quando flui ininterruptamente.

2. "Meu sono foi horrível ontem à noite, e por isso vou tirar um cochilo."

Tentar corrigir o problema indo para a cama mais cedo é algo que vejo toda semana. Essa solução usa a mesma lógica de que se você não está com fome para jantar às dezenove horas, faz sentido ir para o restaurante uma hora mais cedo para comer um pouco mais.

O cochilo faz sentido porque a pessoa normalmente fica muito cansada depois de dormir tão mal. No entanto, qual será a influência do cochilo na eficiência da noite seguinte?

Este capítulo trata do cochilo, não de matemática nem de reservas antecipadas no restaurante, de modo que vamos rever a pergunta original: quando devemos tirar um cochilo e por quanto tempo? É aceitável cochilar quando:

1. Sua noite de sono é eficiente, mas mesmo assim você ainda se sente sonolento (não me refiro a estar fatigado, e sim sonolento).
2. O cochilo não perturba sua programação de sono para o período noturno.

Então, o que devemos pensar a respeito do exemplo da mulher apresentado antes? Ela teve uma noite de sono eficiente? Sinto muito, mas 77,5% não atende aos critérios, de modo que o cochilo não é apropriado nesse caso, embora seja provável que essa pessoa deseje cochilar. Eu sei que você deve estar pensando que eu sou muito mau por não permitir que essa pobre alma "recupere" um pouco o sono que perdeu na noite anterior, mas se examinarmos a situação por um ângulo diferente você verá que trata-se da única coisa racional a ser feita.

Adoro comparar o ato de dormir com o ato de comer (como você com certeza já percebeu). E não existe melhor analogia quando se trata do cochilo. Imagine que você tenha em casa uma criança que "come mal". Ela belisca o jantar e vive dizendo que não está com forme, completamente imune ao discurso das "crianças famintas no (insira o nome de um país do terceiro mundo)". Toda noite o jantar se transforma numa verdadeira batalha para que ela coma alguma coisa. Sentindo-se impotente, você telefona para o médico, desesperada por um conselho. Enquanto você fala com ele a respeito da rotina diária da criança, menciona algo que chama a atenção do médico.

"Então ele chega da escola por volta das 15h30, come pizza no lanche e vai brincar. Algumas horas depois, na hora do jantar, ocorre aquele problema que descrevi para o senhor. Não consigo entender." Você suspira.

"Como é esse 'lanche de pizza'?", pergunta o médico.

"Oh, nada de mais. Ele gosta de comer algumas fatias de pizza quando chega em casa. É um costume que ele tem."

Neste ponto, o médico provavelmente daria a entender que o problema alimentar do seu filho não é de fato culpa dele. Talvez o lanche de pizza reforçado esteja afetando o apetite dele algumas horas depois, quando ele se senta para jantar. Em outras palavras, recorrendo a um trecho anterior deste livro, o fato de o menino já ter comido enfraquece sua necessidade de satisfazer aquele impulso primário (fome).

Voltando ao sono. Quais são os fatores que fazem uma pessoa ter uma eficiência do sono de 77,5%? Um importante elemento é o fato de a pessoa estar "fazendo um lanche" de sono. Qual é outro nome para isso? Cochilo.

Quando uma pessoa está com dificuldades para sustentar o sono durante a noite, a última coisa que queremos é expandir o período durante o qual ela tenta dormir (indo mais cedo para a cama ou dormindo até mais tarde, por exemplo). Também não queremos adicionar períodos de cochilo, já que eles invariavelmente reduzirão o impulso da pessoa de dormir à noite.

O cochilo se destina basicamente a complementar ou aprimorar uma noite de sono eficiente. Ele não se destina a compensar o sono perdido quando a pessoa teve a oportunidade de dormir, mas não dormiu.

Essa última frase é tão importante que vou repeti-la:

O cochilo não se destina a compensar o sono perdido quando a pessoa teve a oportunidade de dormir, mas não dormiu.

Este é, sem dúvida, o maior erro que as pessoas cometem em relação ao seu sono e esse erro é particularmente nocivo quando as pessoas se aposentam. Por quê? Porque não há nada que impeça os aposentados de cochilarem durante o dia quando seu sono é insatisfatório à noite. O excesso de cochilos leva à incapacidade de pegar no sono à noite quando eles querem fazer isso, e o ciclo invariavelmente piora.

Vamos considerar outra pessoa. Esse homem vai dormir meia-noite e meia e adormece de imediato. Dorme profundamente até o despertador tocar, às seis horas, e meia hora depois ele está na academia. Faz pilates durante 45 minutos, toma um banho e passa a manhã trabalhando com fundos *hedge*. Às 11h30, ele está cansado e quer tirar um cochilo de 15 minutos. O que você acha do plano dele? Vamos reexaminar nossos critérios de cochilo:

1. O nosso homem dorme de uma maneira eficiente? Decididamente. O cara mal se mexe... um perfeito "sono de princesa".[73]
2. O cochilo de 15 minutos desse homem vai afetar seu sono mais tarde, à noite? Provavelmente não. Em primeiro lugar, seu cochilo vai durar apenas 15 minutos. Se pensarmos no menino que não queria comer, seria como trocar seu prato cheio de pedaços de pizza por algumas uvas. Isso não vai estragar o jantar de ninguém, e um cochilo de 15 minutos provavelmente não vai impedir que essa fera durma quando se deitar na cama à noite.

---

[73] O sono de princesa é aquele em que você se mexe tão pouco quando dorme que pode literalmente fazer a cama arrumando o lençol apenas um pouquinho.

Uma palavra sobre a eficiência do sono, porque a eficiência desse homem, ao que tudo indica, está próxima de 100%. Ao contrário de todas as outras coisas na vida dele, quando se trata de eficiência do sono, mais não é necessariamente melhor. Uma eficiência de 85% é ótima, e de 90% provavelmente também é aceitável. Uma eficiência do sono maior que essa não é algo especialmente bom. Eu sei o que você está pensando: acertar 100% das questões no seu teste de história da Europa é bem melhor do que acertar 90%. Sempre visamos 100%. Por que um A+ não é bom para a eficiência do sono? Bem, para começar, os seres humanos acordam durante o sono. Isso não é apenas aceitável, como normal. Mesmo que você não tenha consciência de que está acordando, você acorda, o que faz de 100% uma meta irreal. Além disso, pense no que acontece quando você está de fato com privação de sono... como quando fica acordado dois dias tentando arrumar a bagagem para uma longa viagem ou fazendo o imposto de renda à medida que o prazo final se aproxima. O que acontece então com a eficiência do sono? Ela fica bem alta. Isso é algo bom? Ir dormir às quatro horas e acordar às 6h30, o que perfaz uma eficiência de praticamente 100%, significa que seu sono é excelente? Não exatamente, de modo que tome cuidado com percentuais de eficiência de sono muito elevados, porque muitas vezes eles indicam apenas privação de sono.

Outro ponto a ser considerado neste caso é a escolha da hora do cochilo. O cochilo desse homem está acontecendo antes do almoço. Mesmo que o cochilo cumpra sua tarefa de reduzir sua sonolência, ele ainda tem bastante tempo para encontrar mais sonolência antes de se deitar à noite. Os especialistas em sono têm uma máxima: um cochilo cedo é adicionado ao sono da noite anterior, mas um cochilo tardio é subtraído do sono da próxima noite. Nunca vi um estudo que comprove essa ideia, mas ela faz sentido para mim, e como este livro sobre o sono é meu, vamos concordar com ela.

Embora o cochilo que acontece na parte da manhã seja melhor, sua programação é fundamental para que ele seja realmente eficaz. Lembre-se de que o cérebro prefere antever as coisas, e não reagir a elas.

Com o cochilo não é diferente, e é por isso que um cochilo programado sempre funciona melhor a longo prazo do que um cochilo aleatório.

Se você pensar a respeito, verá que isso faz sentido. Você se lembra de como é importante ter uma hora regular para acordar? Com o cochilo não deve ser diferente. Escolha um horário para seu término que seja o mesmo todos os dias. Isso não quer dizer que você precisa tirar um cochilo todos os dias; significa apenas que, quando tirar um cochilo, deve ser sempre na mesma hora.[74]

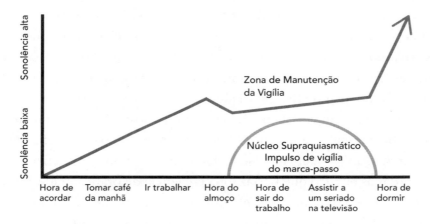

Figura 13.1. Examinando a escolha do horário do cochilo da tarde.

Mais um rápido retrospecto. Você se lembra da figura mostrada acima?

Se você observar com atenção, verá que há um pequeno pico de sonolência depois do almoço. Essa é a hora em que vivenciamos um aumento natural da nossa sonolência diurna. Muitos pesquisadores do sono e diversas culturas acreditam não apenas que esse é um excelente momento para cochilar, mas também que fomos evolucionariamente projetados para cochilar nesse horário.

---

[74] E pais, se vocês estão tendo dificuldade em fazer seus filhos pequenos cochilar, esta é a primeira coisa a considerar. Seus filhos estão cochilando de acordo com uma programação regular, ou simplesmente "quando eles apagam"?

A duração do cochilo é um fator importante. Um cochilo de 20 a 30 minutos é ideal para proporcionar um impulso à sua vigília sem causar o desânimo pós-cochilo, aquela sensação nebulosa e embotada que experimentamos quando um cochilo se estende demais, que vem acompanhada de uma leve dor de cabeça. Quando uma pessoa cochila por muito tempo ou de maneira irregular ou não programada, o cérebro pode entrar no sono profundo. Acordar desse sono pode causar uma sensação horrível, de modo que o desânimo pós-cochilo é basicamente seu cérebro tendo entrado em sono profundo e não querendo sair dele. O sono profundo é tão bom assim.

Outro toque do passado:

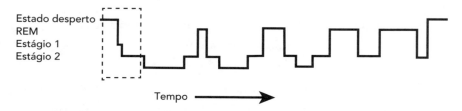

Figura 13.2. O retorno do hipnograma.

Você reconhece esse diagrama? Bem, você deveria reconhecê-lo! Ele faz parte do Capítulo 4. Repare como o sono inicialmente começa em estágios mais leves (no retângulo tracejado). Em teoria, o cochilo só deve abranger os dois estágios mais leves do sono, como no diagrama a seguir.

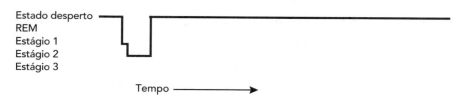

Figura 13.3. Hipnograma de um bom cochilo.

Agora, olhe além do retângulo tracejado na Figura 13.2. Que estágio vem em seguida? Isso mesmo, o do sono profundo. Se a pessoa não tomar cuidado, o estímulo revigorante de um rápido intervalo com um sono leve será substituído por um mergulho pesado no sono profundo. Então, a pessoa acordou durante N3. Não é de causar surpresa que ela esteja sentindo um desânimo pós-cochilo!

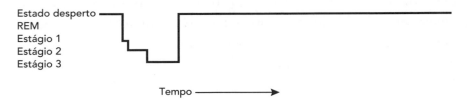

Figura 13.4. "Por que você deixou que eu cochilasse durante tanto tempo?"

Assim como quando você desperta depois de uma noite de sono, o cochilo deve sempre ter um final definitivo. Em outras palavras, o cochilo deve sempre seguir uma programação. "Eu cochilo toda tarde de treze horas às 13h25." Independentemente de você dormir muito bem ou não dormir, o cochilo termina às 13h25 nos dias em que você decidir tirá-lo. Para um estímulo adicional, encerre seu cochilo todos os dias com um pouco de luz solar e algum exercício. Criar uma relação entre a luz solar e o término do cochilo regular causa um efeito mais intenso no seu cérebro.

Preparar o terreno para o cochilo é fundamental. Em nenhum lugar isso é mais visível do que nos cochilos que vejo acontecer no esporte profissional. Esses atletas têm acesso aos melhores e mais modernos recursos e a tudo que precisam para atingir o melhor desempenho possível. Suas instalações de treinamento são *showrooms* dos equipamentos com tecnologia de ponta, das opções alimentares mais nutritivas e metabolicamente equilibradas, e das possibilidades de conforto mais sofisticadas. Compare isso com a imagem de um homem adulto usando uma toalha como travesseiro improvisado para dormir no chão do depósito de suprimentos de um time da liga principal de beisebol norte-americana. Essa história é verídica. Eu, literalmente, encontrei esse homem dormindo em uma saleta cheia de barras energéticas e latas de proteína em pó. "Sai daqui!", resmungou ele quando abri a porta procurando algo para comer. Eu obedeci.

A maioria das pessoas não passaria a noite no chão de uma despensa, mas quando se trata de cochilar, elas se viram com o que têm à mão. Esse tipo de cochilo de guerrilha é muito comum.[75]

Por que o jogador estava no depósito de suprimentos? Por duas razões: (1) O cochilo requer um espaço silencioso e escuro, e esse foi o único lugar que ele conseguiu encontrar que se encaixava nesses critérios. (2) Cochilar significa que você é fraco e preguiçoso, de modo que precisa ser escondido do público. Quando você estiver escolhendo o local onde vai cochilar, espero que você leve em consideração apenas a primeira razão. Se você precisa considerar as duas coisas, será que existe algo que você possa fazer para conscientizar seus superiores da sonolência no local de trabalho e do quanto ela afeta a sua produtividade? Há razões para que um número cada vez maior de corporações adotem salas de cochilo (ou cochilódromos)!

Ao escolher um lugar para cochilar, é preferível um ambiente silencioso e escuro. Encontre um lugar onde você não será perturbado. Quando eu cochilo, desligo o celular e minha assistente, Tammy, sabe que, com exceção da minha mulher, ninguém pode me incomodar durante esse período de 20 minutos.

Tiro meu cochilo em uma sala escura e silenciosa. Meu consultório é muito tranquilo, mas mesmo assim uso protetores de ouvido ou uma máquina de som para condicionar o nível de ruído da sala.

---

[75] O cochilo de guerrilha é basicamente qualquer tipo de cochilo irregular no qual usamos os recursos disponíveis no local para cochilar, muitas vezes de maneira furtiva e, não raro, menos completa ou confortável do que a maneira como dormimos à noite.

SUGESTÃO DE PRODUTOS

Há anos, a Dohm fabrica a máquina de ruído branco que considero referência no mercado. Para uma gama mais variada de sons, também gosto da máquina de som Sound Oasis. Ela é pequena, portátil e funciona com bateria, além de ter um adaptador de corrente alternada. Além do ruído branco, ela também tem sons de temporais com trovões, do oceano e de riachos na floresta, além de sons indutores do sono mais populares (carrilhões alfa). Esse aparelho também tem uma entrada para fone de ouvido, o que evita que as outras pessoas precisem ouvir os pássaros chilreando. E por falar em pássaros chilreando, esse aparelho é excelente para evitar o *looping* dos sons, de modo que seu cérebro não percebe os padrões. Ele parece realmente natural e orgânico.

Tenho no meu escritório uma cadeira reclinável com um descanso oculto para a perna que permite que eu me deite totalmente. Isso é importante, porque levamos o dobro do tempo para adormecer sentados em comparação a quando estamos deitados.

Fique numa posição confortável. Use um travesseiro de verdade, não uma toalha dobrada, para apoiar a cabeça. Se você costuma usar lavanda em casa, esse também é um excelente lugar para utilizá-la, porque o aroma vai sugerir ao seu cérebro que você está em casa e dormindo na sua cama.

Tenha um cobertor disponível. Tenho um que parece feito de pele de animais. A pele é falsa, claro. Assim como ocorre com o aroma de lavanda, a textura incomum do cobertor ajuda meu cérebro a entender que está na hora de dormir. Se você usa muita pele animal na sua rotina diária, isso não funcionará tão bem.

PRODUTO PARA O SONO

A lavanda estimula o sono se você usá-la com regularidade no quarto de dormir, mas alguns estudos indicam que ela pode promover intrinsecamente o sono. Em um pequeno e muito bem estruturado estudo realizado por George Lewith, da Universidade de Southampton, a lavanda pareceu ajudar a promover o sono quando impregnada no quarto. Um estudo de 2014 realizado no Hospital Johns Hopkins constatou a melhora do sono na população de uma unidade de tratamento intensivo exposta ao aroma dessa planta. Meu *spray* favorito de lavanda é Aura Cacia Pillow Potion, de 60 ml. Gosto dele porque tem menos de 100 ml, o que permite levá-lo na minha bagagem de mão (para borrifá-lo no meu quarto do Hotel Marriott) sem risco de que seja confiscado pelos agentes de segurança da companhia aérea.

Eis mais uma dica. Você precisa de um bom presente para um chá de bebê? Compre um bicho de pelúcia com aroma de lavanda no enchimento. Esses bichinhos podem ser aquecidos no micro-ondas antes de serem colocados ao lado do bebê na cama. Enquanto as outras pessoas compram macacões que parecem uniformes de marinheiro e que a criança perde em três semanas, seu presente ajudará o bebê – e os pais dele – a dormir. Eles vão amar você, e o aroma ajudará a dissimular o cheiro da Diaper Genie!*

Observação: a associação que reúne os pediatras norte-americanos recomenda que animais de pelúcia só sejam colocados no berço depois que o bebê completar 1 ano.

Agora está na hora de dormir. Meu truque é nunca me deitar para cochilar com a intenção de dormir. Minha meta é ficar deitado no quarto escuro e pensar no que quer que surja na minha mente. Não fujo dos pensamentos loucos. Eu os abraço. Vá em frente e pense na lista do supermercado. Pense no que vai dizer para seu chefe numa

---

* Uma lixeira para fraldas com tampa especial. (N. T.)

conversa sobre as razões que fazem você merecer um aumento. Muitas pessoas têm dificuldade para adormecer porque não conseguem desligar a mente. Não seja essa pessoa. Deixe a mente ligada e ativa. Não se preocupe – se você precisar dormir, você dormirá no intervalo que reservou para o cochilo. E mesmo que não durma, você se levantará se sentindo descansado.

A dívida de sono e como saldá-la

A dívida de sono é um assunto importante no mundo do sono, e os jornalistas adoram escrever sobre isso nas revistas. Uma dívida de sono é exatamente o que parece ser. Uma noite com uma quantidade insuficiente de horas de sono. Em outras palavras, você fica acordado até tarde lendo um romance, você tem dois empregos ou seu voo atrasa e você precisa passar a noite em Atlanta. Seja qual for o motivo, você dormiu de maneira inadequada. Trata-se de algo muito comum na nossa cultura atual de 24 horas. Um estudo francês com 1.004 voluntários de 25 a 45 anos de idade estimou que 38% deles estavam adquirindo uma dívida de sono ou dormindo rotineiramente menos de seis horas e meia por dia.

Uma dívida de sono crônica não é benéfica, e isso não deve ser uma surpresa para você que leu este livro. Tenha em mente que quando falamos de dívida de sono não estamos falando de insônia. Estamos falando de alguém que está se privando de sono de propósito. (Ok, você não planejou assistir compulsivamente à série *House of Cards*, mas ela não pode assistir a si mesma, certo?) Estudos recentes mostram que essa dívida de sono tem terríveis consequências para a saúde, entre elas aumento de peso e deficiências no controle do açúcar no sangue.

A questão é: seria possível repor esse sono perdido? Aquele cochilo quita de maneira adequada a dívida de sono? Se quita, e eis a pergunta que não pode deixar de ser feita: durante quanto tempo tenho que pagar essa dívida? Preciso cochilar no dia seguinte? Ao longo da semana seguinte? Por duas semanas? Por um mês?

A resposta breve é que não sabemos ao certo, mas as evidências mostram que a dívida de sono de curto prazo pode ser compensada se fizermos isso com relativa rapidez. Enquanto um estudo de 2008 concluiu que uma noite de sono reparador pode não ser suficiente para neutralizar os efeitos danosos de uma modesta dívida de sono, um estudo de 2016, conduzido por Josiane Broussard, mostrou que duas noites de um sono reparador (depois de quatro noites dormindo 4h30) pareciam normalizar os níveis de insulina e o risco de desenvolver diabetes.

Eis minha opinião, e ela é composta por cerca de 50% de certeza científica e 50% de conjectura. Creio que podemos quitar modestas dívidas de sono desde que isso seja feito de forma rápida e completa. Você ficou acordado a noite inteira se divertindo na véspera de Ano-Novo? Sem problema; apenas não deixe de quitar essa dívida nos próximos dias, porque à medida que o tempo passa, acho que a janela para desfazer esse minúsculo golpe ao seu corpo se fecha. Em outras palavras, a janela para que eu possa saldar a dívida de todas as noites que eu passei acordado de sobreaviso na minha residência médica está oficialmente fechada, e o que quer que isso tenha causado à minha saúde provavelmente já está feito. Tudo o que podemos fazer é olhar para o futuro!

REVISÃO DO CAPÍTULO 13

1. Pode ser aceitável cochilar se isso for feito sabiamente. Assim como você deve ter um plano para acordar regularmente à mesma hora pela manhã, você também deve ter um plano para a hora que acorda do seu cochilo.
2. O cochilo é aceitável se for eficiente e satisfatório. É melhor tirar um cochilo cedo durante o dia, e ele não deve durar mais do que meia hora.

3. Se em uma determinada noite você ficar acordado até tarde, compense sua dívida de sono o mais rápido que puder.

Você agora sabe tudo e está controlando o que é capaz de controlar: sua atitude, quanto você dorme, a escolha do momento do sono. Você é uma estrela. Vamos agora voltar nosso foco para algumas coisas que estão fora do seu controle. Vamos começar por aquele ruído que sai do seu quarto à noite e que soa como um cruzamento entre uma motosserra e um zumbi de *The Walking Dead*...

O Ronco e a Apneia
Não é apenas um som horrível

Chegamos finalmente à parte essencial dos distúrbios do sono. Trata-se da apneia do sono, e seu companheiro atrevido é o ronco.

O ronco provavelmente afeta algo entre um terço e metade das pessoas com mais de 30 anos. Quando completei 30 anos, lembro-me de que Ames me disse que quando eu dormia de costas eu serrava algumas toras. Durante anos, assim como a maioria dos homens que vêm à minha clínica, eu parti do princípio de que minha esposa estava mentindo. Todo mundo sabe que as mulheres não têm nada melhor para fazer do que acompanhar seus maridos nas consultas médicas e inventar histórias a respeito da respiração deles à noite. (Novamente, isso é sarcasmo. Você sabe que ela está dizendo a verdade.)

Durante algum tempo, meu ronco pareceu desaparecer e voltar. Quando eu cursava a faculdade de medicina e ficava estudando até tarde, eu recebia mais memorandos da chefe dizendo que eu estava roncando. Durante um período particularmente estressante, a coisa ficou tão ruim que procurei tratamento para o ronco na internet, o que não foi uma proeza fácil com minha conexão à internet discada.

O primeiro tratamento que eu tentei foi o método de "costurar uma bola de tênis na camisa". Esse método ainda existe e foi um pouco refinado, mas a premissa permanece a mesma: tornar realmente desconfortável para a pessoa que ronca virar de barriga para cima. O método é eficaz para algumas pessoas porque a via aérea fica em uma posição mais estável quando nos deitamos de lado[76] e é útil para aqueles que são acometidos pelo *ronco posicional*. Achei esse procedimento muito eficaz para eliminar a sensação confortável nas costas à qual eu me acostumara a vida inteira, porque eu invariavelmente acordava deitado sobre a bola de tênis. A descrição da dor que eu sentia quando acordava sobre a bola está em algum ponto entre a *câimbra* e aquele golpe final especial no *videogame Ultimate Fighter*, em que um dos jogadores rompe a coluna vertebral do adversário.

Ames ficava impressionada com a minha capacidade de dormir sobre aquela bola. Você se lembra dos impulsos primários? Quando você é um estudante de medicina com privação de sono, consegue dormir em situações de grande desconforto: na cadeira do dentista, durante punções lombares e durante um longo recital de balé no qual sua filha se apresenta no palco por 38 segundos. Eu não tinha nenhuma dificuldade em rolar sobre aquela bola e permanecer sobre ela.

Mas eu não era homem de admitir derrota, de modo que eu tinha um plano B, que era usar durante a noite uma mochila com uma bola de basquete dentro. Eu usava a bola vermelha, branca e azul da ABA (American Basketball Association) em vez da bola laranja padrão. Ela fazia com que eu me sentisse um pouco mais "descolado", o que era importante, já que não havia nada de "descolado" na minha aparência. Minha mulher deve ter se sentido da mesma maneira, porque houve pouco amor por Quasimodo[*] dirigido a mim durante essa experiência.

---

[76] Se você é um bebê gênio, desconsidere o que está lendo e "*Volte a Dormir*". Dormir de costas reduz em grande medida a incidência de síndrome da morte súbita infantil (Síndrome da Morte Súbita do Lactente – SMSL).

[*] Quasimodo é o corcunda do livro *O Corcunda de Notre Dame*, de Victor Hugo. (N. T.)

Se a mochila evitava que eu me deitasse de costas? Claro que sim. Se eu me sentia como Luke Skywalker com Yoda insistindo constantemente comigo para que eu sentisse a Força? Sim, eu também me sentia um pouco assim. Era difícil ficar com aquela coisa a noite inteira. Muitas vezes eu acordava de manhã deitado de costas, com a mochila no chão. Tentei amarrar tiras e fazer nós, mas, assim como Houdini, eu não podia ser contido. Como se eu participasse de algum tipo de número mágico, eu pedia a Ames para que inspecionasse meus nós antes do meu espetáculo noturno. Minha mágica era muito boa, mas ainda desconheço os segredos das minhas escapadas.

Apesar dos meus fracassos, eu pelo menos estava me sentindo mais à vontade com imobilizadores físicos pessoais, de modo que achei que estava na hora de avançar para medidas mais extremas. Como estudante de medicina, eu tinha acesso a todos os tipos de suprimentos e equipamentos médicos. Nas gavetas de luvas de borracha, lubrificantes estéreis e cartões para detectar sangue nas fezes (os prestigiosos itens com os quais os estudantes de medicina adquirem muita experiência), havia também restritores (imobilizadores) psiquiátricos descartáveis. Surrupiei um e horas depois o mostrei a Ames.

Naquele ponto, acho que ela considerou isso menos bizarro do que a mochila, de modo que apenas revirou os olhos, completamente entediada com o plano C.

Havia uma expectativa no ar quando me preparei para dormir naquela noite, enquanto eu me atava à cama, de bruços. Ames gentilmente ligou meu despertador, já que eu não era capaz de fazer isso. Demos um beijo de boa-noite com o mínimo alvoroço possível e apagamos a luz.

Fiquei acordado durante algum tempo, sem achar aquilo nem de longe tão desconfortável quanto eu esperava. Quando os últimos vestígios de consciência estavam se esvaindo do meu cérebro, Ames sussurrou no escuro: "E se o prédio pegar fogo?". Dane-se.

Acabei adormecendo e dormi bem. Não fiz nenhum número de mágica para me livrar das tiras e por sorte não acordei com vontade de urinar (nota para mim mesmo: roubar hoje um coletor de urina do almoxarifado do hospital). Eu não me senti diferente, Ames ficou agradavelmente surpresa e pareceu que meus problemas de ronco estavam resolvidos. Repeti o processo e com o tempo me habituei a dormir numa única posição: de lado.

O ronco posicional é diferente da apneia obstrutiva do sono. Você pode pensar no ronco como um som alto associado a uma via aérea que vibra. A apneia ocorre quando uma vida aérea se fecha. Em outras palavras, a apneia afeta a respiração ou a quantidade de oxigênio que um paciente recebe durante a noite. Você pode roncar sem ter apneia? É claro que sim. Você pode ter apneia sem roncar? Em alguns casos sim, mas em geral o ronco é uma pista para o potencial de apneia. Na realidade, o repentino desaparecimento do ronco poderá alertá-lo de que seu parceiro de cama não está respirando. Pode acontecer que, quanto mais grave se tornar a apneia, menos barulho a pessoa faça.

O cérebro usa uma grande quantidade de oxigênio. Apesar de pesar apenas cerca 1,5 kg, ele usa 20% do oxigênio do corpo. Se o oxigênio fosse petróleo, nosso cérebro seria os Estados Unidos – altamente dependente.

Por causa dessa dependência, o cérebro fica mal-humorado quando é privado de oxigênio. Quando uma pessoa tem apneia do sono, ela está constantemente privando seu cérebro de oxigênio durante toda a noite. Em alguns casos, esses breves intervalos podem acontecer vinte, quarenta, sessenta vezes por hora, ou mais. Em outros casos, muito mais.

Então, como isso se relaciona com o sono? É simples. A cada distúrbio respiratório, o cérebro precisa tomar uma decisão. Permanecer adormecido e deixar a sufocação continuar ou acordar e respirar.

Os efeitos que a apneia do sono tem sobre a qualidade do sono são igualmente problemáticos. Você se lembra dos gráficos que mostravam os diversos estágios do sono? Você se lembra de como o sono profundo nos fazia sentir descansados? Quando a pessoa está com dificuldade de respirar e fica acordando para fazê-lo, é difícil descer aos estágios profundos do sono. Quanto ao sono REM, esqueça-o. Lembre-se de que o sono REM em geral é acompanhado pela paralisia. Essa paralisia pode tornar consideravelmente mais difícil manter a via aérea da pessoa aberta à noite devido ao tônus muscular reduzido dessa região, o que faz com que o sono REM seja muitas vezes gravemente afetado pela apneia do sono.

 EXERCÍCIO DE EXPLORAÇÃO DO RECIFE SUBMERSO

1. Pegue um avião e vá para Cozumel, no México, com uma amiga!
2. Vocês dois precisam vestir roupa de praia e alugar um barco para levá-los a um recife profundo.
3. Equipe-se com um tanque de ar comprimido e dê à sua amiga um *snorkel* e uma máscara de mergulho.
4. Vocês dois pulam na água.
5. Diga à sua amiga que vocês vão explorar um recife profundo e que ela ficará maravilhada quando o vir.
6. Desça nadando até o recife.
7. Repare como é fácil para você descer até o recife e contemplar todos os lindos peixes e corais. Repare também como sua amiga começa a descer, mas quando o oxigênio dela se esgota, ela precisa reverter rapidamente o curso e nadar de volta para a superfície. Depois de respirar um pouco, ela tenta novamente, mas o sucesso é passageiro.
8. Depois que você terminar sua incrível experiência no recife, suba, encontre sua amiga e volte para a orla.

O "Exercício de Exploração do Recife Submerso" é, em poucas palavras, a apneia do sono. Assim como a pessoa que usa o *snorkel*, o cérebro quer desesperadamente descer para a paz jubilosa do sono profundo, mas não consegue. Ele apenas precisa acordar para que possa voltar a respirar. Repetidamente...

Por que exatamente isso acontece?

Várias coisas acontecem quando você para de respirar. Os níveis de oxigênio dentro do seu corpo começam a cair. Quando você vai ao médico e ele coloca a pequena luz vermelha no seu dedo, ele está medindo os níveis de oxigênio no seu sangue. Além da queda dos níveis de oxigênio, os níveis de dióxido de carbono sobem, já que você não está respirando para expelir esse gás residual.

O cérebro está constantemente monitorando esses níveis de oxigênio e dióxido de carbono, no esforço de manter o equilíbrio dentro do corpo. Quando o equilíbrio é perturbado pela apneia do sono, o corpo emprega uma estratégia para ajudar a garantir a respiração e a sobrevivência: o cérebro basicamente o assusta para que você acorde e comece a respirar. Pense nas outras coisas que acompanham o susto: frequência cardíaca acelerada, ansiedade, um solavanco na pressão arterial. Isso mesmo, essas coisas também estão presentes!

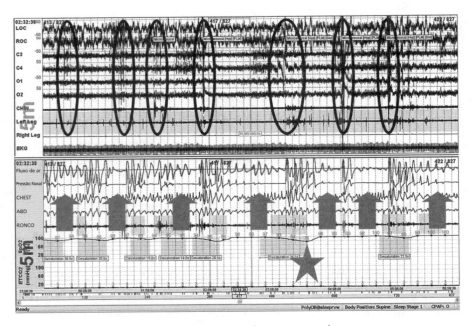

Estudo do sono mostrando a apneia do sono.

Examine esse corte de 5 minutos de um estudo do sono. Você está vendo o bonito traçado que sobe e desce ao lado das palavras "Fluxo de ar" e "Pressão nasal"? Ótimo. Você está lendo seu primeiro estudo do sono. Repare como aquele padrão de respiração que sobe e desce sobe e desce bem menos nas áreas onde estão localizadas as setas. Ao olhar para algumas dessas setas, você se pergunta se o paciente está respirando. Ele não está.

Elas são chamadas de apneias (quando o paciente para completamente de respirar e não movimenta o ar) ou hipopneias (quando o paciente está movimentando um pouco de ar, mas não o bastante para impedir que seu nível de oxigênio sofra um colapso). Por falar em oxigênio, vamos dar uma olhada nele. Ele está identificado como "SpO_2". Uau, é uma montanha-russa! Na verdade, seria uma linha reta monótona em 98% do tempo, ou em torno disso. Olhe para o topo da estrela. O nível de oxigênio do paciente desce a 78%! Isso não é bom e, no caso de muitos pacientes, fica bem pior!

Mas a diversão está apenas começando! Como o ronco toca nessa festa de sufocação? Olhe para a linha no gráfico identificada como "Ronco". Você vê como pequenas explosões de atividade parecem acontecer no final dos períodos em que o paciente não está respirando? Elas representam a pessoa ofegando para respirar em uma luta desesperada para não sufocar e morrer. O paciente, em geral, não tem consciência do que está acontecendo, embora quando a apneia do sono se torna de fato grave, alguns pacientes sentem que não estão conseguindo respirar. O parceiro de cama, as pessoas com quem você está dividindo o quarto de hotel ou os outros caras na barraca do acampamento têm *muita* consciência dos seus problemas respiratórios e sentem vontade de colocar um travesseiro sobre o seu rosto.

Por fim, dê uma olhada nas formas ovais na parte superior do gráfico. Essa parte do estudo do sono é o EEG... a seção da onda cerebral. Repare como o EEG ou atividade cerebral muda da tranquilidade fora das formas ovais para explosões de atividade dentro delas. Durante essas explosões de atividade dentro das formas ovais, o cérebro está acordando. Essa pessoa acorda por um tempo suficiente para se lembrar de que acordou? Em geral não, mas não se lembrar que acordou não significa que isso não esteja acontecendo, porque está, e está destruindo a qualidade do sono. É por esse motivo que essas pessoas sentem uma enorme sonolência no dia seguinte... Elas na verdade não dormiram!

Vamos então reunir todas as informações fornecidas por esse quadro para que possamos entender o que acontece durante a apneia do sono:

1. Você vai para a cama.
2. Pega imediatamente no sono.
3. Começa a roncar. Isso é ruim para seu parceiro ou para qualquer outra pessoa da família, mas é bom para você, porque você pelo menos está respirando e levando oxigênio para o cérebro.
4. A apneia tem início quando sua via aérea sofre um colapso, impedindo você de respirar.
5. O oxigênio no sangue começa a cair.
6. O cérebro entra em pânico porque é incontrolavelmente viciado em oxigênio. Ele diz: "Que se dane o sono. Acorde. Preciso respirar!".
7. Um ronco alto anuncia o retorno da respiração. Você começa a respirar de novo e os níveis de oxigênio sobem.
8. Você pega novamente no sono e... (vá para o passo 3 e repita tudo outra vez).

Esse processo, repetido por meses, anos e décadas em alguns casos, causa um enorme prejuízo ao seu corpo. Gosto de comparar a apneia do sono com a ferrugem. Se você encontrar um pequeno ponto de ferrugem no seu carro, é um problema sem importância. O problema adquire importância se você não lixar e pintar o carro até a semana seguinte? De jeito nenhum. Mas se você não fizer nada durante dois anos, talvez tenha que gastar muito dinheiro para consertar o estrago.

É assim que a apneia do sono afeta seu corpo. Se você não der atenção a ela durante algum tempo, provavelmente não acontecerá nada de mais. No entanto, se você não der atenção ao que sua mulher, seu médico e seus amigos vêm dizendo para você há anos, você estará abreviando sua vida e piorando a qualidade dela.

As pesquisas foram feitas e estão disponíveis. A apneia do sono afeta a pressão arterial, o açúcar no sangue (causando diabetes), o humor (levando à depressão), e aumenta o risco de um ataque do coração, de um acidente vascular cerebral, de uma fibrilação atrial e da morte de uma forma geral. Em resumo: a apneia do sono está matando você aos poucos. Acredite.

Uma última observação: muitos pacientes com apneia do sono acordam com dor de cabeça e vão ao banheiro muitas vezes durante a noite. Adivinhe o que um paciente que nunca foi diagnosticado com apneia do sono recebe quando descreve os sintomas de dor de cabeça e urinação frequente para seu médico. Um pedido para que ele faça um estudo do sono para determinar se tem apneia do sono? Ah... de jeito nenhum! Ele recebe uma prescrição de pílulas; se tiver sorte, de vários tipos de pílulas. Se ele tiver muita sorte, as pílulas não estarão incluídas no seu plano de saúde e ele pagará um preço exorbitante por elas.

Não caia nessa armadilha. Se você acorda toda manhã com uma dor de cabeça prolongada e urina muito mais à noite do que quando está acordado, peça ao seu médico para verificar se você não tem apneia do sono.

Tratamentos para a apneia do sono

Os tratamentos para a apneia do sono são concebidos para eliminar a obstrução respiratória do paciente. A pressão positiva contínua na via aérea [CPAP, Continuous Positive Airway Pressure] é o tratamento mais utilizado. Trata-se basicamente de um dispositivo na via aérea que usa ar para mantê-la aberta. É o tratamento mais comum e, ao que tudo indica, o mais temido.

Os dispositivos de CPAP foram desenvolvidos no início da década de 1980 por um médico australiano chamado Colin Sullivan. Como se em um sonho, ele teve uma ideia para tratar os eventos noturnos de respiração obstrutiva. Sua visão envolveu desmontar o motor de uma Jacuzzi e, com alguns tubos e uma máscara improvisada fixada ao rosto do paciente, a pressão gerada manteria a passagem aérea aberta e evitaria os distúrbios respiratórios noturnos.

A ideia não apenas funcionou, mas funcionou tão bem que a CPAP é até hoje considerada o modelo de excelência nos cuidados da síndrome da apneia obstrutiva do sono. Hoje em dia, esses dispositivos podem ajustar a pressão automaticamente e até mesmo fornecer informações a respeito do sono do usuário durante a noite.

Além da CPAP, há outros tratamentos para a apneia obstrutiva do sono. Em alguns casos, dormir de lado pode ajudar. Perder peso também, porque isso muitas vezes reduz a pressão na vida aérea. Dispositivos orais, em geral feitos por dentistas, criam mais espaço na via aérea deslocando o maxilar para a frente mais ou menos como foi feito com Marlon Brando no filme *O Poderoso Chefão*. Quando o maxilar é deslocado para a frente, a língua se afasta da via aérea, criando uma abertura maior e mais estável.

A cirurgia é outra opção de tratamento. Ela pode ser básica, como uma tonsilectomia, ou avançada, que envolve romper o maxilar e restaurá-lo ou inserir peças de plástico no céu da boca para evitar que ele despenque. Uma opção cirúrgica mais recente envolve o implante de um dispositivo que estimula os nervos que controlam os músculos responsáveis por manter a via aérea aberta à noite. O procedimento ainda é um tanto experimental, mas poderá oferecer no futuro um recurso a pacientes refratários a outros tratamentos. Outros procedimentos que poderiam ser citados envolvem *lasers* ou um ultrassom projetado para encolher a parte da língua que está obstruindo a via aérea.

REVISÃO DO CAPÍTULO 14

1. A apneia do sono e o ronco não são a mesma coisa.
2. A apneia do sono pode causar sérios problemas de saúde (ataques do coração, acidente vascular cerebral, hipertensão, insuficiência cardíaca, diabetes e acidentes automobilísticos) e uma sonolência excessiva.

A apneia do sono é muito proeminente e está em toda parte. Depois de muitos, muitos anos, as pessoas estão finalmente começando a prestar atenção a esse devastador distúrbio do sono. Mas esse não é o único distúrbio do sono. Há outros problemas que podem afetar de maneira negativa o descanso noturno. Vamos examinar mais de perto outros problemas que podem levar a uma má noite de sono.

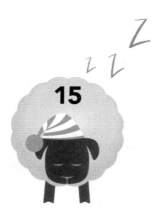

Outros Problemas de Sono tão Estranhos que Devem Ser Sérios

Sempre atendo na minha clínica pacientes que dizem coisas como: "Fiz um estudo do sono, mas o resultado não indicou apneia do sono, e por isso os médicos não sabem explicar por que eu adormeço toda hora quando estou dirigindo meu trator".

A apneia do sono contribui em grande medida para a sonolência que sempre vemos durante as cerimônias religiosas. No entanto, ela não é a única causa da excessiva sonolência diurna. Não obstante, muitos médicos e alguns laboratórios de sono a tratam como se fosse. Em outras palavras, muitos profissionais de saúde agem de acordo com o seguinte raciocínio:

Ausência de apneia do sono = sono normal

Essa conclusão não poderia estar mais distante da verdade. Você disse que não tem apneia do sono? Parabéns! Você não precisa usar a máscara do Darth Vader. Tudo bem, eliminamos a apneia do sono. Mas e quanto aos muitos outros diagnósticos de sono que existem?

Por que um centro de sono prestaria tanta atenção à apneia do sono, desconsiderando, em alguns casos, outros diagnósticos? Geralmente por causa de uma entre várias razões:

1. O laboratório de sono que atende esse centro opta por se concentrar na apneia do sono. Isso é mais comum nos laboratórios do pulmão e do sono (ou laboratórios dirigidos por pneumologistas – ou seja, médicos que tratam do pulmão), mas não se limita a eles. Esse é um dos motivos pelos quais você deve bater um pouco de perna para se certificar de que está se tratando em um centro de sono que lida com todos os diagnósticos de sono, e que não tenha apenas um laboratório de apneia do sono.
2. A apneia do sono dá dinheiro... ou pelo menos dava quando escrevi este livro. As coisas mudam rápido, mas pelo menos no momento em que estou digitando, o tratamento para esse distúrbio é reembolsado pelos planos de saúde nos Estados Unidos. Ultimamente, inclusive, eles estão tentando obrigar os médicos a recorrerem a mais estudos feitos em casa para diagnosticar o problema.

É importante que você tenha ciência de que há muitos distúrbios que podem perturbar o sono de uma pessoa e deixá-la sonolenta durante o dia.

Síndrome das pernas inquietas

Você sem dúvida vai achar que o problema de sono que vou descrever agora é inventado, mas garanto que não é. As indústrias farmacêuticas tampouco estão criando essa doença para vender pílulas para dormir, como sugeriram alguns pacientes e até mesmo alguns médicos confiáveis. O fato de até mesmo o programa *Saturday Night Live* ter tomado conhecimento do problema e feito um esquete a respeito da "síndrome do pênis inquieto" é suficiente para provar que o problema soa absurdo.

Apesar do título, a síndrome das pernas inquietas (SPI) é um distúrbio bastante real e que afeta muitas pessoas.

Imagine terminar seu jantar e se acomodar para assistir ao *reality show Project Runway*[*] enquanto belisca batatas fritas. Você está lá, Heidi está lá, os concorrentes estão lá, inclusive aquela que é muito legal, porém um pouco arrogante com os outros no local de trabalho... o que poderia ser melhor? Você está deitado no sofá, Heidi está explicando o desafio da noite, "você está dentro ou está fora" etc. Espere. Essa posição não está confortável. Você puxa as pernas para cima e as cruza como um yogue: melhor assim. O que foi mesmo que Tim disse? Alguma coisa a respeito de manter um olho crítico. Ai meu Deus, o que está acontecendo com as minhas pernas? Você está muito desconfortável... como se insetos estivessem rastejando dentro das suas pernas... como uma coceira interna que você não consegue coçar! De repente, tudo o que você deseja fazer é se mexer, e quando você faz isso, se sente melhor. Agora, com as pernas puxadas para cima, ajoelhado no sofá, você se sente um pouco melhor, mas seu ânimo está esmorecendo e seu interesse por um grupo de pessoas que estão criando peças de roupa a partir de amostras de carpete e revestimentos está desaparecendo rapidamente. Vinte minutos depois, você está em pé e andando de um lado para o outro sentindo como se houvesse lagartas se arrastando bem profundamente nas suas pernas. À medida que a noite avança, torna-se muito óbvio que cada vez que você se senta, suas pernas adquirem vida, com novas sensações estimulantes e incômodas.

Com seus planos para a noite destruídos, você se retira, impotente, para a cama, resignado a encerrar as atividades daquela noite. Lamentavelmente, esse não é um problema que você possa curar dormindo. Na realidade, deitar-se piora muito a situação e só faz aumentar a frustração da noite. Seu corpo cansado implora para dormir, mas suas pernas parecem não entender a mensagem.

---

[*] O *reality show* é exibido no Brasil pelo canal de TV a cabo Lifetime. (N. T.)

Que distúrbio é esse que parece desconectar suas pernas do resto do corpo? Trata-se da síndrome das pernas inquietas, um distúrbio que alguns pacientes acham quase impossível descrever apesar do fato de que pode afetá-los todas as noites. Eles geralmente tentam descrever o problema para seu clínico geral.

"Dói?", pode perguntar o médico.

"Ahn, não, na verdade não."

"É como uma câimbra?"

"Não, não é uma câimbra."

"É como se seus pés estivessem pegando fogo, ou talvez entorpecidos?"

"Não. É muito difícil descrever o que eu sinto."

Nesse ponto, é bem provável que o médico perca o interesse pelo problema do paciente, que não parece ser urgente ou letal. O médico então pode sugerir que ele faça exercícios ou tome água rica em minerais (o distúrbio às vezes está relacionado com uma deficiência de minerais) enquanto acompanha até a porta um paciente frustrado e levemente constrangido. Embora essas sejam sugestões perfeitamente válidas e que podem funcionar para algumas pessoas (exercitar-se três vezes por semana tem comprovadamente ajudado algumas pessoas que sofrem da SPI), elas não são suficientes em muitos casos. Na realidade, o exercício paradoxalmente agrava a situação de alguns pacientes afligidos por esse problema.

A síndrome das pernas inquietas é um distúrbio incomum. Não surgia nada tão horrivelmente desagradável desde que apareceu o Vegemite[*] e, no entanto, é algo impossível de ser descrito de uma maneira inteligente. Quando as indústrias farmacêuticas publicaram anúncios procurando pacientes para participar de alguns dos primeiros testes de medicamentos para o distúrbio, muitos dos inscritos foram diagnosticados pela primeira vez depois de lerem os anúncios nas

---

[*] *Vegemite* (marca registrada) é uma pasta australiana feita do que sobra no tanque após a produção da cerveja. Basicamente, consiste em fermento, caldo de legumes cozidos e muito sal. Embora muitos australianos a apreciem, trata-se definitivamente de um paladar peculiar e, segundo algumas pessoas, horrível. (N. T.)

salas de espera dos médicos. Os pacientes com SPI, que até participarem desses estudos não tinham a menor ideia de que o que sentiam não era normal, puderam então dar um nome ao seu problema e, possivelmente, ter uma cura ao alcance das mãos. Quantos pacientes acometidos por enxaqueca ou convulsões não têm consciência de que o que sentem não é normal?

Com possivelmente 10% da população adulta sofrendo de SPI, segundo um estudo epidemiológico de 2015, por que os médicos não estão se esforçando mais para diagnosticar o distúrbio e tratá-lo? Ouvi muitas vezes pessoas dizerem que ele é desconsiderado porque é novo. Isso é conversa fiada. A SPI já é conhecida há muito tempo. Sir Thomas Willis foi o primeiro a fazer uma descrição detalhada do distúrbio, nos idos de 1685.

> Alguns, quando vão para a cama, transportam-se ao sono, e logo depois seus braços e pernas saltam e ocorrem contrações dos tendões, e tão grande é a inquietude e a agitação dos seus membros que se segue que os enfermos não conseguem mais dormir, como se mantidos em um lugar onde estivessem sendo submetidos a uma grande tortura.
> – THOMAS WILLIS, *The London Practice of Physick*
> (Londres: Basset and Crooke, 1685)

Não tenho a menor ideia de como uma pessoa *se transporta*, mas estou certo de que não desejo estar em "um lugar onde eu fosse submetido a uma grande tortura". Lamentavelmente, já tive pacientes que descreveram sua experiência com a SPI de uma maneira semelhante, não raro desejando amputar as próprias pernas para poder descansar um pouco à noite.

Então, o que foi feito para divulgar a SPI ao longo dos últimos trezentos anos? Praticamente nada. Nós, médicos, somos muito competentes em não dar atenção às coisas que não compreendemos e ainda mais competentes em desconsiderar aquelas que não podemos tratar.

Hoje em dia, as informações a respeito da SPI e dos tratamentos para essa enfermidade estão amplamente difundidas. Uma das principais constatações foi que o problema não está exatamente nas pernas. O problema é o cérebro.[77] Eis como a coisa funciona.

Nosso cérebro é basicamente uma gelatina de substâncias químicas que são segregadas aqui e ali, fazendo as coisas acontecerem. Às vezes, quando uma substância química é liberada, ela bloqueia a si mesma. Outras substâncias químicas também podem bloqueá-la ou acentuá-la. Trata-se de uma rede incrivelmente complexa de forças cooperativas e conflitantes, responsáveis por tudo que o nosso corpo faz. Essa batalha permanente garante, entre outras coisas, que nem o sono nem a vigília jamais consigam obter uma vantagem definitiva na nossa vida.

Para prepará-lo melhor para que você explique isso de uma maneira inteligente para seus amigos no Facebook (ou para seu clínico geral), substitua o termo *substância química* por *neurotransmissor* e vejam só, deixe crescer o cabelo e pare de lavar sua calça jeans – você agora está no nível de um estudante de pós-graduação. Existem muitos neurotransmissores no cérebro. Um particularmente importante é a dopamina, e por diversas razões. O mais relevante, como você viu no Capítulo 5, é que ela é a grande estrela quando se trata do prazer. Sem ela, ninguém fumaria nada nas festas das faculdades, que acabariam por volta das 21 horas, com todos indo para casa lúcidos e dormindo sozinhos.

O que mais a dopamina faz? Ela nos desperta. Ela é liberada de uma maneira muito circadiana, com níveis mais elevados durante o dia e mais baixos à noite. Isso é perfeito, porque é daí que vem nossa preferência por ficarmos acordados durante o dia e sonolentos à noite. Compare os efeitos da dopamina com os efeitos da melatonina (Capítulo 2). Repare como ambas promovem a sonolência à noite: os níveis de dopamina declinam e os níveis de melatonina aumentam. Repare também como você está compreendendo a natureza química do sono. Você não está satisfeito por ter decidido recorrer a este livro? Parabéns.

---

[77] É sempre o cérebro!

A dopamina tem alguma outra função? Acontece que tem... e muitas. Uma importante função é a modulação da atividade muscular. Se você tem dúvidas quanto a isso, passe algum tempo com uma pessoa diagnosticada com a doença de Parkinson ou assista no YouTube a algum trabalho recente de Michael J. Fox, um incansável e valente entusiasta da conscientização e da pesquisa da doença de Parkinson,[78] uma condição médica causada pela perda significativa da atividade da dopamina no cérebro. Se você estiver passando algum tempo com um paciente que sofra dessa doença, convide-o para fazer uma caminhada acelerada com você. Antes de começarem, certifique-se de que ele esteja sem tomar os medicamentos há vários dias. Pronto? Comece a andar! Mais rápido... vamos lá, exija bastante de si mesmo. Termine com firmeza. Excelente esforço... agora, tome fôlego. Como você se saiu? É bem provável que quando você olhar para trás, para a linha de partida, veja seu oponente começando a se levantar da cadeira. Observe como ele se move lentamente e como seus braços balançam pouco enquanto caminha. Você também pode perceber um tremor. Talvez ele tenha decidido mandar essa competição às favas e simplesmente adormecido.

Isso faz sentido a partir de tudo o que sabemos a respeito da dopamina. A falta dessa substância química deixa a pessoa cansada, sem entusiasmo, provavelmente até mesmo deprimida (alguns antidepressivos como Wellbrutrin aumentam a produção de dopamina).

Voltemos à SPI. Por sorte, é muito fácil diagnosticar a síndrome das pernas inquietas. Você mesmo pode fazer isso. Experimente. Faça as seguintes perguntas a um amigo:

1. "Meu amigo, você às vezes tem sensações desconfortáveis nas pernas?"
2. "Mexer as pernas, andar e outras atividades desse tipo ajudam a melhorar essas sensações?"

---

[78] Para mais informações, acesse o site The Michael J. Fox Foundation for Parkinson's Research, em www.michaeljfox.org. Esteja com seu cartão de crédito à mão para fazer uma doação generosa... A doação por si só vai ajudar você a dormir à noite.

3. "Sentar-se faz com que piorem?"
4. "Isso acontece com mais frequência ou com mais intensidade à noite?"

Se a pessoa estiver concordando entusiasticamente com a cabeça depois de cada pergunta, você pode ter encontrado algo, porque os pacientes que descrevem esses sintomas têm alta probabilidade de sofrer da SPI. É importante compreender esse diagnóstico, pois, na maioria das vezes, ele é cercado por muita confusão, sobretudo porque *o diagnóstico da SPI em geral não exige um estudo do sono*. Esse é um ponto crucial porque (1) muitos pacientes precisam de ajuda para seus problemas de sono, mas têm medo de se submeter a um estudo do sono e (2) se um laboratório de sono estiver insistindo para que uma pessoa se submeta a um estudo do sono para diagnosticar esse problema, ela deve procurar outro laboratório de sono.

Uma vez diagnosticada, há vários medicamentos aprovados pela FDA para tratar a SPI. Alguns aumentam os níveis de dopamina no cérebro.[79] Em geral eles são bem tolerados e podem ser muito eficazes. Como diz o comercial: "Converse com seu médico".

 VERIFIQUE SUAS PERNAS

1. Se você tem um Fitbit ou algum outro monitor de *fitness*, misture as coisas e prenda-o no tornozelo em vez de no pulso. Se você não tiver, pode pedir emprestado a alguém.
2. Este exercício funciona melhor se você estiver usando um dispositivo há algum tempo, porque neste caso poderá

---

[79] Desse modo, esses medicamentos são úteis não apenas para a síndrome das pernas inquietas, mas também para a doença de Parkinson, o que pode deixar os pacientes que sofrem da SPI preocupados ao descobrir que o medicamento que estão utilizando também é usando para a doença de Parkinson. O fato de ter a SPI não significa que você esteja desenvolvendo a doença de Parkinson.

comparar essas informações com os dados registrados nas noites em que o usou no pulso.
3. Depois de várias noites com o dispositivo no tornozelo, dê uma olhada nas informações. O dispositivo indica muito mais movimento quando você o usa no tornozelo? Você pode estar apresentando movimentos periódicos nos membros inferiores durante a noite. Cerca de 70% dos pacientes com SPI manifestam esses minúsculos solavancos ou chutes nas extremidades inferiores durante a noite. Esses movimentos acordam as pessoas, assim como os distúrbios da apneia do sono, fazendo com que se sintam cansadas e pouco repousadas durante o dia.
4. É interessante que esses movimentos não afetem tanto as extremidades superiores, de modo que os monitores de *fitness* podem não detectá-los. Se houver uma grande discrepância, o uso do dispositivo poderá ajudá-lo a entender seu problema.

Um último comentário sobre a SPI. Ela apresenta uma tendência hereditária muito acentuada. Tenha consciência de que se sua mãe e suas irmãs também dormem mal e não conseguem se sentar quietas quando a família se reúne... pode haver algo a ser investigado.

Narcolepsia

Por causa da série de televisão *Seinfeld*, o desmaio induzido pelo riso às vezes é chamado de "síndrome de Seinfeld". Essa é uma maneira agradável de descrever um problema sério. É bem possível que pessoas com tendência a perder o controle dos músculos e cair quando estão rindo sofram de narcolepsia, que, como já mencionamos antes, é um distúrbio que causa excessiva sonolência diurna e prejudica a capacidade da pessoa de estabilizar de maneira adequada sua vigília. Em outras palavras, as pessoas normais ficam de modo geral acordadas desde o momento em que se levantam até a hora em que vão dormir... o que é uma proeza e tanto se você pensar naquela adenosina que está sempre se acumulando no nosso cérebro. Os pacientes que sofrem de narcolepsia muitas vezes perdem o ponto de apoio na vigília e podem adormecer ou vivenciar de súbito aspectos do sono enquanto estão acordados e conscientes.

Uma substância química chamada orexina* é produzida dentro do nosso cérebro e nos ajuda a permanecer acordados. Os pacientes com narcolepsia têm deficiência de orexina e por isso manifestam sintomas incomuns de distúrbios do sono, todos baseados na incapacidade de permanecer despertos. Os cinco principais sintomas da narcolepsia são:

1. Excessiva sonolência diurna e ataques de sono repentino (100% dos pacientes com narcolepsia são sonolentos – uma forte tendência para adormecer é um sintoma básico para o diagnóstico).
2. Alucinações quando os pacientes estão adormecendo ou despertando. As visões que ocorrem no momento em que as pessoas estão pegando no sono são chamadas de alucinações hipnagógicas e as visões verificadas quando estão acordando são chamadas de hipnopômpicas. Em geral, essas alucinações são relativamente inofensivas, como um gato atravessando o quarto, mas costumam dificultar a distinção entre realidade e sonho.
3. Cataplexia: enfraquecimento repentino na ocorrência de riso ou de outras emoções fortes. Os músculos que estabilizam os joelhos ou a parte superior dos braços e os ombros são em geral os mais afetados. Isso não significa que a pessoa vá necessariamente cair. Embora esse distúrbio seja muitas vezes descrito pelos pacientes e por testemunhas como um desmaio, na realidade não é. O desmaio, na maior parte das vezes, envolve uma queda e a perda da consciência relacionada com a redução do

---

* Também chamada de hipocretina. (N. T.)

fluxo sanguíneo para o cérebro. No caso da cataplexia, a consciência é mantida durante o período de repentina fraqueza. Em outras palavras, a pessoa que desmaia com frequência "perde a noção do tempo" durante o acontecimento, ao passo que aquela que sofre de cataplexia permanece consciente durante toda a difícil situação, que em geral dura apenas entre alguns segundos e poucos minutos. Essa informação pode ser muito útil para ajudar a diferenciar a cataplexia do desmaio (ou síncope) e das convulsões, já que estes dois últimos geralmente resultam em alguma perda de consciência.
4. Paralisia do sono: a pessoa acorda e fica consciente, mas a paralisia que acompanha o sono REM permanece durante algum tempo.
5. Sono noturno interrompido. Você poderia pensar que os pacientes que sofrem de narcolepsia, tendo em vista sua elevada sonolência, dormem muito bem. Infelizmente não é isso que ocorre, já que eles costumam acordar várias vezes durante a noite.

É impossível enfatizar o bastante quanto essas pessoas se sentem prejudicadas e incapacitadas na sua rotina diária, sempre sonolentas sem nenhuma razão aparente para isso. Estranhamente, é comum que esses pacientes não tenham a menor ideia de que são portadores da disfunção. Creio que eles acham que todo mundo está sempre pensando no sono, assim como eles. Quando um paciente que sofre de narcolepsia acorda pela manhã, ele se espreguiça e começa de imediato a pensar quando poderá dormir de novo.

Uma das minhas conversas favoritas com pacientes portadores de narcolepsia teve relação com uma pergunta que um deles certa vez me fez: "Você se lembra de quando era pequeno e ia com seu pai à loja de material de construção, e só pensava em tirar algumas latas de tinta da prateleira, subir até lá e dormir?".

Eu acompanhei seu raciocínio até ele falar nas latas de tinta na prateleira. Olhei então para ele e respondi educadamente: "Não tenho a menor ideia do que você está falando".

Esse homem partia do princípio que sua experiência de estar sempre com sono era compartilhada por todas as pessoas, que quase todo mundo passava por isso. Para ele, crescer querendo dormir em uma loja de material de construção era tão natural quanto crescer e descobrir as alegrias do sexo oposto.[80] Mas isso não é natural. Não é natural pegar no sono durante sua prova de seleção para o mestrado. Não é natural sentir uma sonolência irresistível no sofá perto da sua instrutora de arte dramática enquanto ela o orienta para a cena seguinte. Não é natural deitar-se na grama durante uma prática de atletismo e ser pego dormindo pelo treinador quando ele está arrumando o local depois da prática. Essas são apenas algumas histórias que ouvimos.

Um pai me disse o seguinte, quando sua filha recebeu o diagnóstico de narcolepsia: "Isto é terrível". Olhei para ele e disse: "Não... só é terrível quando esses pacientes não são diagnosticados". Sem um diagnóstico, essas pessoas começam a enfrentar dificuldades, porque sua necessidade de sono começa lentamente a sacrificar coisas como a escola e o tempo junto com pessoas importantes para elas. Não raro, pacientes com narcolepsia podem se sentir inferiores ou "burros". De acordo com a minha experiência, esses pacientes são tudo menos burros. Eles se sentem relativamente enérgicos e motivados – o que eles precisam é não ficar atrás de todos aqueles que não sofrem de narcolepsia.

Por sorte, há vários medicamentos capazes de reduzir a sonolência desses pacientes e até mesmo a frequência dos ataques de cataplexia. Embora a maioria dos remédios que usamos para essa população seja estimulante (Ritalin, Adderall) ou que promove a vigília (Provigil/

---

[80] Ou do mesmo sexo, de ambos os sexos ou de nenhum dos dois sexos... o que quer que estimule você.

modafinil e Nuvigil/armodafinil), o Xyrem é mais semelhante ao gama hidroxibutirato (GHB). Em doses elevadas, o GHB pode ser usado como droga de estupro. No entanto, o Xyrem é excepcionalmente eficaz para os pacientes que sofrem de narcolepsia.

Infelizmente, o mal-entendido e o medo que ronda esse medicamento dentro da comunidade médica muitas vezes impede que ele chegue às mãos dos pacientes que mais precisam dele. Verdade seja dita, esta é a razão mais importante pela qual eu me empenho em defender o Xyrem. Há muitas pessoas que sofrem de narcolepsia e não são diagnosticadas. O tempo médio para a obtenção de um diagnóstico pode chegar a quinze ou vinte anos. Uma vez que essas pessoas são diagnosticadas, elas merecem que lhes sejam oferecidos todos os medicamentos aprovados que funcionam. É função do paciente, e não do médico, decidir qual desses medicamentos é melhor para ele. A era do paternalismo na medicina já deveria ter acabado.

Existem atualmente cerca de 85 distúrbios do sono conhecidos. Embora abordar todos eles esteja além do escopo deste humilde livro, é preciso conhecer mais alguns distúrbios realmente estranhos, porém muito reais.

Distúrbio de comportamento do sono REM

Em geral nosso cérebro é bastante competente em nos paralisar durante o sono. Isso é algo bom. Quando sonho que estou tentando rechaçar um grupo de macacos bugios, é excelente que meu cérebro pense em desligar o motor antes do sonho; caso contrário, Ames provavelmente vai receber uma cotovelada no nariz.

No distúrbio de comportamento do sono REM, o sinal que cria a paralisia no corpo deixa de ser enviado ao cérebro. O resultado é uma pessoa livre para se mexer e traduzir seus sonhos em ação durante a noite.

Esse distúrbio é importante porque pode estar relacionado com a doença de Parkinson. Na verdade, pode ser um sinal precursor desse mal em muitos casos. Não estou dizendo isso para assustá-lo, e sim para que você fique ciente de que não deve desprezar os sinais caso seu avô de repente comece a reencenar episódios da guerra.

Bruxismo/Ranger de dentes

Ranger os dentes, ou bruxismo, é uma queixa comum nas clínicas de sono. O interessante é que o ranger de dentes em geral não é observado durante o sono e sim nos períodos de transição entre o sono e a vigília. Você se lembra do estudo de sono dos pacientes com apneia do sono que você decodificou tão habilmente? Todas aquelas vezes em que eles acordam para recuperar o fôlego são períodos preferidos para ranger os dentes.

A maioria dos dentistas trata do bruxismo com protetores bucais – uma barreira física entre os dois molares. Muito ocasionalmente são usados medicamentos. No entanto, descobrir por que um paciente está acordando durante a noite e tratá-lo pode por si só reduzir em grande medida o bruxismo, ou até mesmo eliminá-lo.

Parassonias: falar durante o sono (sonilóquio), sonambulismo, alimentos que têm relação com o sono, fazer sexo dormindo

Falar durante o sono, sonambulismo, comer dormindo e fazer sexo durante o sono representam um grupo de distúrbios classificados como parassonias, que são muito interessantes e pouco comuns. Falar vez ou outra durante o sono provavelmente não tem muita importância e não constitui de fato um distúrbio. Gritar obscenidades todas as noites e aterrorizar seu parceiro é algo que com certeza merece ser investigado.

Esses distúrbios ocorrem, na maior parte das vezes, quando a pessoa desperta de um sono profundo. Algo que contribui em grande medida para esse tipo de comportamento são as pílulas para dormir, em particular o Ambien. Os casos de travessuras noturnas por causa do Ambien estão bem documentados. Tive pacientes que interagiram com os sogros completamente nus, envolveram-se em bate-papos *on-line* com amigos a respeito de temas assustadoramente inapropriados e acordaram comendo chocolate culinário e batatinhas cruas.

O ato de dirigir dormindo tem recebido muita atenção ultimamente, e por que não deveria receber? As pessoas andam dirigindo por aí dormindo e depois não se lembram do que fizeram. Um dos meus primeiros casos de uma pessoa que dirigiu dormindo foi o de uma estudante universitária que saiu do seu dormitório vestindo apenas um minúsculo *short* e uma regata, entrou no seu carro e começou a dirigir. Ela dirigiu durante algum tempo até que ficou um pouco confusa. Então, cinco horas depois de ter saído do dormitório, ela ligou para os pais e perguntou: "Papai, você pode vir me buscar?".

"Querida, vou levar horas para chegar até aí. O que está acontecendo? São três horas da manhã... Onde você está?"

"Oh, esqueça", disse ela, e desligou. Por sorte, a polícia a encontrou pouco depois e a levou de volta para a faculdade em segurança. Ela não tinha nenhuma recordação do evento. E a mesma coisa quase aconteceu de novo na mesma semana.

Não tenho grandes dicas para esses comportamentos além de tomar cuidado com as pílulas para dormir e o álcool. Além disso, isso é algo que você talvez precise trabalhar com um especialista em sono. Pode ser difícil determinar as causas por trás desses comportamentos, e um estudo do sono muitas vezes é necessário. Se você precisar fazer um estudo do sono, não se preocupe. Não é um bicho de sete cabeças. O próximo e último capítulo preparará você para o que vai acontecer.

REVISÃO DO CAPÍTULO 15

1. Quando se trata do sono, assim como acontece com seu carro, muitas coisas podem falhar. Pense na possibilidade da apneia, mas não se concentre exclusivamente nela.
2. Se um amigo, colega de trabalho ou você tiver dificuldade em permanecer acordado em uma determinada situação, pense que um desses distúrbios do sono pode estar presente.

Muito bem, você está pensando no assunto, mas deseja saber se tem ou não um problema. O que fazer? Faça um estudo do sono! Eles são divertidos e lhe dão a oportunidade de gravar um vídeo granulado de você fazendo alguma coisa esquisita em uma cama de hotel – deu certo para Kim Kardashian e Paris Hilton! Como você pode fazer um estudo do sono e o que você pode esperar dele? Já dá para ver a linha de chegada!

Hora de um Estudo do Sono

Os estudos do sono são fantásticos. Mais desconfortáveis do que um *swab** nas amídalas para um teste de estreptococos, porém menos desconfortáveis do que uma colonoscopia. São concebidos para que um especialista em sono possa monitorar diversos aspectos do seu sono, inclusive a respiração, a atividade cerebral e a atividade muscular. Espera-se que, ao observar o sono de um paciente, seja possível descobrir seu problema.

Os estudos do sono são uma importante ferramenta para ajudar seu médico a corrigir o que pode estar errado com você, mas eles têm seus limites e, em alguns casos, não são necessários ou proveitosos.

Tenha em mente que uma pessoa de 30 anos que dorme em média sete horas por noite já dormiu aproximadamente 76.650 horas durante a sua vida. Assim, um estudo do sono de uma única noite representa uma amostra de 0,00009% do histórico de sono dessa pessoa. No

---

* O *swab* é um chumaço de algodão fixado à extremidade de uma haste, é usado para limpar cavidades, aplicar medicamentos ou colher material para exames. (N. T.)

entanto, se feito de forma apropriada, essa minúscula amostra pode conter a chave para tratar os problemas de sono de uma pessoa.

Muitas pessoas têm medo dos estudos do sono. Todo o esquema parece meio estranho. O fato de a maioria dos centros de sono ter salas esterilizadas, como a sala da nave espacial para a qual você imagina que seria levado depois de ter sido abduzido por alienígenas, não ajuda em nada. Entretanto, a cada dia os centros de sono estão dando mais atenção ao conforto do paciente, e é comum que o ambiente dos centros seja quase elegante. Em alguns casos, os estudos podem até mesmo ser feitos na casa do paciente.

Estudo do sono com o paciente na clínica

O que compreende um estudo do sono? Em uma palavra, cola. Prepare-se, porque depois do seu estudo do sono você vai ficar vários dias catando e retirando pedacinhos de cola do cabelo e da parte de trás das orelhas. Se eu não falar para um paciente a respeito da cola antes do exame, é certo que vou ouvir falar nela quando ele voltar para pegar os resultados. Aprendi a avisar as pessoas com antecedência.

A cola é importante porque mantém pequenos fios firmemente fixados aos pacientes durante a noite. Esses fios (ou *leads*) medem minúsculos impulsos elétricos emitidos pelo cérebro ou pelos músculos. Isso, combinado com dispositivos que medem a respiração, a quantidade de oxigênio no sangue e a frequência cardíaca, constitui um estudo do sono, ou polissonografia (polissonograma).

Os estudos de sono combinam esses elementos em uma imagem contínua do sono da pessoa. Na base do estudo está o nível do sono, ou a composição dos estágios. Você se lembra de como o sono pode ser dividido em três estágios: sono de sonhos, sono leve e sono profundo? Bem, é aqui que de fato vemos esses estágios acontecerem – ao vivo – durante a noite. Muito legal.

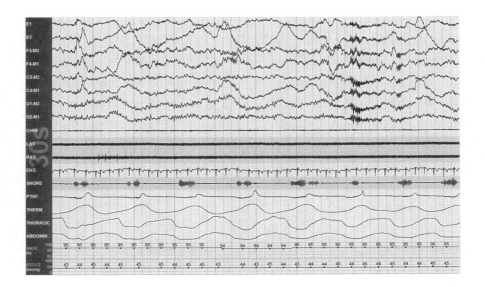

Eu sei o que você está se perguntando. Como é possível distinguir os diferentes estágios do sono? É surpreendentemente fácil. Ao prestar atenção à atividade das ondas cerebrais (EEG, eletroencefalograma), ao movimento dos olhos (EOG, eletro-oculograma) e à atividade muscular (EMG, eletromiografia), podemos determinar os estágios de modo instantâneo.

A figura acima mostra muitas linhas sinuosas. O que você está vendo exatamente? Um teste detector de mentiras? Próximo disso, mas não. É uma captura de tela de um estudo do sono. Todas essas linhas são *outputs* dos *leads* fixados no paciente. Eis o que eles estão medindo, ponto por ponto.

Movimentos dos olhos

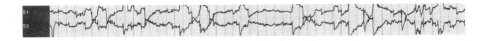

Esse traçado extraído de um estudo do sono mostra o movimento do LOC (olho esquerdo) e do ROC (olho direito).* Por causa da maneira como os eletrodos são colocados no rosto, tem-se a impressão de que os olhos estão movendo-se em direções diferentes. Eles não estão. Os olhos movem-se bastante quando a pessoa está acordada, e menos quando ela está dormindo. Durante o sono REM (ou sono do movimento rápido dos olhos), adivinhe o que eles fazem? Isso mesmo: eles se movem rapidamente. Durante o sono profundo eles se movem muito pouco. Já vemos então uma maneira de começar a distinguir os estágios do sono.

Atividade das ondas cerebrais (EEG)

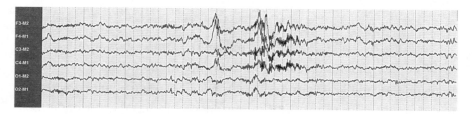

Um componente básico do estudo do sono é a medida da atividade das ondas cerebrais. Preste atenção aos exemplos dos vários estágios do sono e observe você mesmo as diferenças. Algumas ondas são grandes; outras são pequenas. Algumas são rápidas e outras lentas. Quando a pessoa está acordada, como no exemplo apresentado aqui, repare na rapidez com que as ondas sobem e descem, e também como elas são baixas. Os estudos do sono geralmente começam e terminam com a pessoa acordada. Além disso, os pacientes acordam durante os estudos (às vezes, com frequência, tentar descobrir por que é motivo para a realização do estudo). Reconhecer os períodos de vigília é essencial para a interpretação de um estudo do sono.

---

* Respectivamente, LOC (*Left Outer Canthus* – Canto Externo Esquerdo) e ROC (*Right Outer Canthus* – Canto Externo Direito). (N. T.)

Atividade muscular

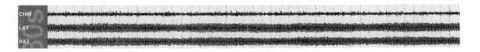

Muitas vezes medimos a atividade muscular a partir de três pontos: o queixo, a perna esquerda (nota: *LAT* corresponde a *left anterior tibialis*, ou tibial anterior esquerdo. Esse músculo é responsável pela elevação do pé, e normalmente é o músculo avaliado) e a perna direita (RAT, *right anterior tibialis*, ou tibial anterior direito). O tônus muscular é elevado quando você está acordado, menor no sono leve e no sono de sonhos, e desaparece quando você sonha.

Combinando essas três medições, fica bem claro como determinamos em que estágio do sono você está.

	VIGÍLIA	SONO LEVE (Estágios N1/N2)	SONO PROFUNDO (Estágio N3)	SONO DE SONHOS (REM)
Movimento dos olhos (EOG)	Intenso, e também muito piscar de olhos!	Menor... lento e ondulante	Nenhum	Detecção de movimentos rápidos dos olhos (daí o nome REM – *rapid eye movement*)
Ondas cerebrais (EEG)	Rápidas e baixas	Mais lentas e um pouco mais elevadas	Muito lentas e marcadamente elevadas	Rápidas e baixas, semelhantes às da vigília
Atividade muscular (EMG)	Muita	Menos	Menos	Nenhuma

O que poderia ser mais fácil? É só olhar para o que a polissonografia está mostrando e você poderá descobrir qual estágio do sono você está vendo. Vamos colocar isso à prova!

EXERCÍCIO VIRTUAL DO ESPECIALISTA EM SONO

"Doutor [seu nome], precisamos da sua ajuda para interpretar este resultado de um estudo do sono. Estamos com um caso muito complexo e vidas dependem dessa resposta. Você pode nos dizer que estágio de sono é esse?"

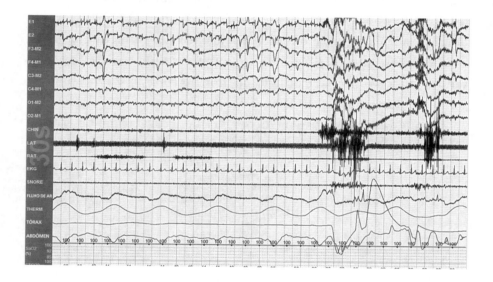

1. Você notou quanto movimento dos olhos?
2. Notou o EEG rápido e curto?
3. Reparou no forte tônus muscular?
4. Dê seu palpite!

Você adivinhou: o paciente está acordado. Eu sei disso porque, enquanto eu registrava isso, perguntei a ele: "Você está bem?", e ele respondeu: "Não muito". Na verdade, eu não estava tão interessado em como ele estava se sentindo. Eu estava interessado em saber se ele estava ou não acordado. Olhe para aquele rápido EEG. Os olhos dele estão examinando o ambiente enquanto divagam em todas as direções. Seu tônus muscular é elevado. Repare também ao lado dos rótulos "Fluxo de Ar", "Tórax" e "Abdômen" como sua respiração... inspira, expira, inspira, expira... parece tranquila.

Sono leve

Como aprendemos no Capítulo 4, o sono leve representa a base de uma noite de sono (mais ou menos 50% do tempo durante o qual dormimos). Então, como reconhecemos o sono leve? Dê uma olhada no exemplo de estudo do sono abaixo. Observe a altura relativamente baixa das oito primeiras linhas. São os registros da atividade do movimento dos olhos e das ondas cerebrais. O sono leve se caracteriza por uma amplitude relativamente baixa (altura) de ondas cerebrais e do movimento dos olhos. Você talvez também se lembre de que o Capítulo 4 explica que há duas categorias de sono leve: N1 e N2. Diferenciamos os dois procurando por duas características distintas chamadas *fusos de sono* e *complexos K*. Os fusos de sono e os complexos K são típicos do sono N2, de modo que quando você os vir, terá se deslocado do sono N1 para o sono N2. Antes de deixarmos o sono N2, dê uma olhada no

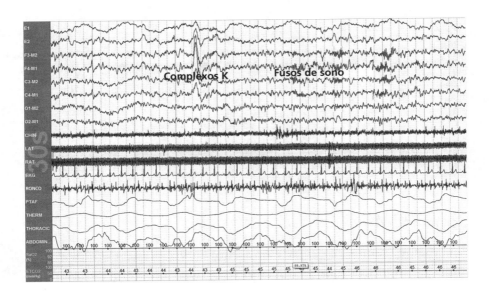

canal rotulado "Ronco". Você vê os períodos intermitentes de ronco? Repare como eles se relacionam com o movimento para cima e para baixo dos canais de respiração imediatamente acima e abaixo.

Sono profundo

Agora nós chegamos à parte boa. O sono profundo, ou N3, é o sono que realmente nos revigora para o dia seguinte. Compare esse exemplo com o caso que você acabou de estudar. Primeiro, olhe para as seis primeiras linhas – a atividade cerebral. Observe como essas ondas são mais altas e amplas do que aquelas vistas no sono leve. Examine a respiração ("Fluxo de Ar", "Tórax", "Abdômen"). Você percebe como ela parece ser perfeitamente regular? No sono N3, a parte pensante do cérebro está no seu estado mais relaxado, com as áreas mais primitivas do cérebro conduzindo o *show*.

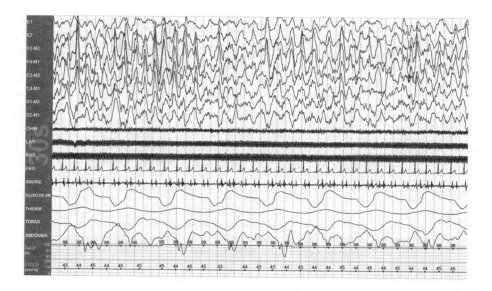

Sono REM

Finalmente, vamos dar uma olhada no sonho. Neste exemplo, você pode ver que esse estágio do sono recebeu o nome de "movimento rápido dos olhos". Observe as enormes ondas nos dois primeiros canais dos olhos (E1 e E2). Essas ondas são produzidas pelos nossos olhos que se movem enquanto sonhamos. Nossos olhos escapam da paralisia muscular muitas vezes presente durante o sono REM. A paralisia que afeta o resto do corpo é claramente vista nas linhas planas dos três canais da atividade muscular ("Queixo", "RAT", "LAT").

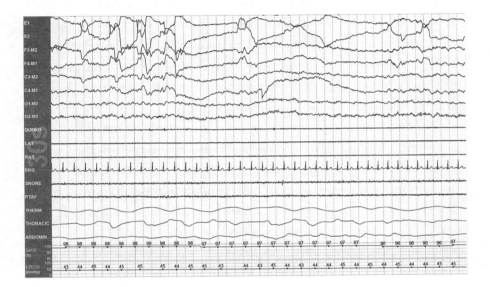

O propósito desses exemplos é apenas dar uma ideia do que os especialistas observam quando um estudo do sono é realizado. Nada de injeções ou agulhas assustadoras. Nada de arrepiantes sondas retais ou outros dispositivos sinistros. Apenas alguns fios e cola, e uma câmera de vídeo, de modo que você deve vestir alguma roupa bonita.

Na maioria dos casos, você vai chegar para o estudo do sono por volta das 20 horas. Às vezes, o centro de sono está localizado dentro de um hospital (boa sorte se você conseguir dormir durante uma ocorrência de parada cardíaca). Outras vezes, o estudo é realizado em um local isolado. Nosso centro do sono, assim como muitos outros, é na verdade um agradável hotel. Quanto maior o seu conforto durante o sono, melhores serão os resultados.

Independentemente do local, você vai se apresentar de pijama e com sua escova de dentes, pronto para começar. Você será recebido por um técnico que o conduzirá ao seu quarto particular e fará com que você se sinta à vontade. Em algum momento, quando você estiver vestido e pronto para ir dormir, o técnico voltará para conectá-lo ao equipamento para o estudo. Isso envolve basicamente fixar pequenos fios a diversas partes do seu corpo com fita adesiva ou cola (eu avisei da cola). Uma vez conectado, você pode se mexer na cama como quiser; você pode até mesmo se levantar para ir ao banheiro com relativa facilidade. Quase todos os fios presos a você entram em uma pequena caixa que é depois ligada a uma tomada perto da sua cama. Se você quiser se levantar, um técnico simplesmente desconecta essa caixa da tomada. Fácil! Não se preocupe. Você não vai ficar amarrado à cama. Uma última observação. Se você em qualquer momento precisar de alguma coisa, tudo o que você tem que fazer é falar alto e o técnico o ouvirá. Tenha em mente que o técnico está monitorando muitas coisas a seu respeito durante a noite, inclusive sua atividade cerebral. É bem provável que ele saiba antes de você o que você precisa!

Quando estiver pronto para dormir, você pode apagar as luzes e dormir. Não se preocupe. Você não precisa ter uma perfeita noite de sono para que o estudo do sono diagnostique o problema. Você nem mesmo precisa ter uma boa noite de sono... algumas horas serão suficientes. Se você está preocupado em conseguir dormir durante seu estudo, vá dormir tarde na véspera para estar um pouco mais sonolento. Isso deve resolver.

Você pode se mexer na cama durante o estudo do sono e dormir em qualquer posição que seja confortável. Você tem sempre a liberdade de levar seus travesseiros, cobertores ou outras coisas que use em casa e que o façam se sentir à vontade. Quando você dormir, não se preocupe com a possibilidade de um fio se soltar... os técnicos estão preparados para lidar com essa situação, caso necessário.

Quando a manhã chegar, geralmente você é liberado na hora que acordar. O técnico lhe ajudará a remover os fios do seu corpo e limpar a cola utilizada para mantê-los no lugar. Para muitos pacientes, remover os pedacinhos de cola do couro cabeludo é a única parte difícil do processo!

O teste de sono em casa

Nos últimos anos, tem havido grandes mudanças no teste de sono em casa, ou HST (Home Sleep Testing). O procedimento envolve o uso de um dispositivo portátil que permite que os médicos especialistas em sono observem seu sono no conforto e privacidade da sua própria cama. Embora a possibilidade de dormir na própria cama seja um ponto muito positivo, os estudos do sono em casa têm seus inconvenientes e limitações. Entender as diferenças entre os estudos do sono no laboratório e o teste de sono em casa, e escolher o procedimento correto é fundamental para que você consiga chegar à raiz do seu problema de sono.

Então o que é um teste de sono em casa? Ele envolve basicamente um simples dispositivo que o paciente coloca e usa durante a noite. Não há nenhum médico, nenhum técnico do sono, apenas você e alguns fios! Os dispositivos mais comumente usados hoje em dia em geral monitoram cinco *outputs* biológicos:

1. O fluxo de ar ou pressão do ar (no nariz, na boca, ou em ambos)
2. O esforço respiratório (mais comumente no tórax)
3. A saturação do oxigênio
4. A pulsação
5. O ronco

Embora essa lista apresente uma incrível gama de elementos a serem monitorados, você notou se está faltando alguma coisa? Você se lembra de todas as coisas que precisamos registrar a fim de determinar se uma pessoa está dormindo ou não, e em que estágio do sono ela está (movimentos dos olhos, atividade cerebral, tônus muscular)? Bem, acontece que a maioria dos estudos feitos em casa não registra nenhuma dessas coisas! Em outras palavras, o que o estudo do sono em casa não estuda é o sono! Por causa disso, muitos médicos especialistas em sono abominam o termo *estudo do sono em casa,* porque ele é em grande medida falso.

Pense nisso. O HST não registra o sono. Trata-se, na verdade, de um estudo da respiração em casa e só é capaz de responder às seguintes perguntas: Meu paciente respira? Meu paciente ronca? Meu paciente tem uma pulsação? Sou capaz de descobrir a resposta para duas dessas perguntas antes que o paciente se sente para ler uma revista na minha sala de espera.

Quem se importa? Detalhes e semântica, certo? Na verdade não, porque para determinar se uma pessoa tem ou não apneia do sono, precisamos saber quanto ela dormiu à noite para podermos usar a nossa equação da apneia do sono:

Número de Problemas Respiratórios ÷ Tempo Dormindo = Número de Problemas Respiratórios por Hora de Sono

Agora você pode ver por que o estudo do sono em casa encerra um grande problema. Ele não mede o sono, de modo que quando as informações de um estudo do sono em casa são analisadas, o médico não é capaz de determinar se o paciente de fato dorme em algum momento.

No lugar do tempo de sono está o tempo do teste, ou quanto tempo o dispositivo fica ligado enquanto é usado pelo paciente. Isso é excelente se o paciente adormecer imediatamente e não acordar até o término do estudo, mas isso nem sempre acontece – principalmente se o paciente de fato sofrer de apneia do sono. O resultado final é que quanto mais o paciente fica acordado durante o estudo (e não tem distúrbios respiratórios), mais esses dispositivos subestimam a gravidade da apneia do sono dele. Como os distúrbios respiratórios não acontecem enquanto o paciente está acordado, o tempo que ele passa acordado e não se esforça para respirar é registrado como tempo de sono com respiração normal.

Esse não é o único problema desses dispositivos. Eles também são passíveis de manipulação. Imagine que você é motorista de caminhão e sabe que se tiver um distúrbio do sono corre o risco de perder sua carteira de motorista profissional. Quando seu médico lhe entrega um dispositivo que testa o sono em casa, deixar que sua mulher o use para garantir que o relatório seja normal parece uma excelente ideia. E isso acontece, acredite.

Os estudos do sono em casa têm a sua utilidade. No caso da pessoa que claramente tem apneia, essa escolha pode resultar em uma economia significativa. Na verdade, eles foram projetados para serem usados nos seguintes pacientes:

1. Pacientes que provavelmente sofrem de apneia do sono ou têm um distúrbio respiratório.
2. Pacientes que não podem fazer um estudo do sono regular por não ter um plano de saúde, por apresentar dificuldades para sair de casa por motivos de saúde ou sociais (uma pessoa que cuida sozinha de um idoso ou de um inválido, por exemplo) ou pessoas que, por outras razões, não podem passar uma noite fora de casa.

O maior problema dos HSTs é a maneira como os planos de saúde determinaram que ele deve ser usado. Se há uma forte probabilidade de que você sofra de apneia do sono, esse é provavelmente um bom teste. Se você é uma mulher de 22 anos que não ronca, sente sonolência há anos e traduz seus sonhos em ação, diga à sua seguradora que você precisa fazer o estudo do sono em uma clínica. Para esse caso, o estudo em casa será tão útil na busca por uma solução para seu problema de sono quanto um exame de próstata.

Uma última palavra a respeito dos estudos do sono. Exija que, quando o estudo terminar, você possa se sentar com o médico que interpretou o estudo e examinar os resultados junto com ele. Seu plano de saúde pode ter acabado de gastar perto de 2 mil dólares no seu estudo, de modo que você merece que os resultados do exame lhe sejam explicados por uma pessoa que entende de sono. O fato de você ter um clínico geral que se interesse pelo sono e tenha sido cuidadoso o bastante para pedir que você fizesse um estudo do sono é uma coisa muito boa. Ainda assim, você merece ter mais explicações sobre o exame do que apenas ouvir o médico ler para você a interpretação escrita no laudo.

REVISÃO DO CAPÍTULO 16

1. Os estudos do sono são muito úteis e não há nada a temer.
2. Os estudos do sono coletam uma tremenda quantidade de informações sobre o sono.
3. Se você for obrigado a fazer um estudo do sono em casa para diagnosticar seu distúrbio do sono e ele não cumprir esse objetivo, insista com o plano de saúde para que ele pague por um verdadeiro estudo do sono em uma clínica. Sugiro também que esse estudo seja solicitado por um especialista em sono, e não pelo seu clínico geral.

Entenda que não há nada a temer em um estudo do sono. Além disso, depois de ler este capítulo, você vai estar apto a se sentar com seu especialista em sono e examinar com ele o resultado do seu estudo de uma maneira esclarecida e preparada.

Por falar em se sentar com o especialista, muitos dos meus pacientes que fizeram estudos do sono no passado dizem que nunca tiveram a chance de falar com um especialista a respeito do seu estudo ou nem mesmo de ter acesso aos resultados do exame. Muitos dizem que foram informados de que o estudo foi "inconclusivo" ou "normal" e não receberam nenhuma ajuda adicional.

Todo estudo do sono fornece informações úteis. Insista em examinar os resultados do seu estudo, porque isso é essencial para que você entenda e trate os seus problemas de sono. Lembre-se de que esse estudo deve marcar o início do seu processo de tratamento do distúrbio do sono e do relacionamento com o seu profissional do sono, não o fim.

Conclusão

Este livro é uma referência completa para o tema do sono? Não, não é, e não foi feito para ser. Há outros livros que cumprem esse propósito. *The Promise of Sleep*, de Bill Dement, é uma investigação maravilhosamente detalhada de muitos distúrbios do sono se você quiser uma explicação melhor do que aquela que pode ser encontrada na Wikipédia.

Este livro lhe proporcionou algo mais do que isso. Espero que ele tenha ajudado a moldar uma visão mais ampla do sono que possibilitará que você identifique melhor o que está acontecendo com seu sono (se é que há algo de fato acontecendo) e como corrigir o problema.

Comecei a escrever este livro enquanto estava sentado no Aeroporto de Hartsfield, em Atlanta, esperando uma conexão para voltar para casa, em Charlottesville, na Virginia. Tudo começou como um exercício para registrar conversas com os pacientes na minha clínica – uma maneira de arquivar as explicações e técnicas que funcionam. As histórias e analogias neste livro foram aprimoradas ao longo de anos durante os quais observei outros médicos e atendi meus pacientes na clínica.

É difícil lidar com problemas do sono, assim como também geralmente é difícil ser objetivo com relação ao sono de uma pessoa. É como tentar arrancar um pelo do meio das costas. Primeiro, é difícil até mesmo ver se o pelo está lá. Para fazer isso provavelmente seria preciso segurar um espelho enquanto você olha para outro – muito difícil. Segundo, mesmo depois de você ter identificado o pelo rebelde, arrancá-lo você mesmo está muito próximo do impossível. Este livro lhe proporcionou uma compreensão melhor sobre o seu sono (como se eu segurasse o espelho para que você enxergasse melhor as suas costas), ao mesmo tempo que lhe ofereceu algumas ideias melhores sobre como "arrancar o pelo".

Tenho um último conselho para você, caro leitor, e ele surgiu por intermédio dos comentários feitos pela primeira editora que leu de verdade o meu livro. Mais ou menos no meio do livro, quando eu estava explicando alguma coisa a respeito da insônia, ela escreveu: "Esta frase é útil para as pessoas que sofrem de uma insônia persistente, não apenas ocasional?" Fiquei desalentado. Tudo o que eu escrevera deixara de mostrar para minha editora que essa pessoa que sofria de uma insônia persistente não era diferente daquela que tinha uma insônia ocasional? Ela deixara de perceber toda a mentalidade da insônia, por assim dizer? Depois de pensar um pouco no assunto, e refletir sobre os milhares de pacientes que atendi ao longo dos anos, formei um pensamento final:

Alcançar a excelência no sono pode levar tempo.

Desenvolver um corpo musculoso quando estamos um pouco acima do peso e fora de forma leva tempo. Aprender a conversar em italiano leva tempo. Nada que é excelente acontece rápido, e receio que com o sono não seja diferente. Desse modo, se você leu o meu livro e estiver dormindo como nunca dormiu na sua vida ao chegar a esta parte, eu não poderia ficar mais contente. Se isso não aconteceu, minha sugestão é que você leve algum tempo digerindo o que aprendeu. Experimente algumas das coisas que sugeri. Com o tempo, você poderá constatar que pode encontrar neste livro as soluções que precisa. É isso que eu espero que aconteça.

Nota do Autor

Não tenho qualquer relacionamento comercial com nenhum dos produtos citados neste livro. Trata-se de produtos que descobri ao longo dos muitos anos em que ajudei as pessoas a dormir melhor, de modo que você pode ter certeza de que ao comprar esses produtos não estará financiando minha coleção de toucas de dormir *vintage*. Atuei como consultor/palestrante remunerado para vários medicamentos para a síndrome das pernas inquietas e para a narcolepsia, porque sinto que muitos médicos precisam de ajuda para reconhecer e tratar de maneira apropriada desses distúrbios. Nunca aceitei dinheiro para dar palestras sobre pílulas para o sono, apesar de ter recebido muitos convites para isso.

Agradecimentos

Meu caminho para me tornar um especialista em sono foi aberto por três médicos incríveis com os quais tive a sorte de trabalhar e aprender ao longo dos anos. Quero aproveitar essa oportunidade para agradecer a esses cavalheiros.

Paul Suratt, ex-diretor do departamento de sono da Universidade da Virginia, foi mais que um mentor para mim. Ele é um amigo e um brilhante modelo de vida que me colocou pela primeira vez em contato com o sono quando eu era aluno da graduação e me mostrou como essa área pode ser incrível. Você está lendo este livro por causa dele. Obrigado, Paul.

Paul me apresentou a Don Bliwise quando fui estudar medicina na Universidade Emory. Ele dirige o Centro de Sono da Universidade Emory. Se Paul forneceu a fagulha, Don acendeu o fogo. Não consigo pensar em outro homem mais bondoso e que não tenha poupado esforços para me ajudar desde então. Ele é generoso com seu tempo e muito querido. Obrigado, Don.

Por fim, para tornar oficial, fiz um curso de pós-especialização em medicina do sono com Brad Vaughn, o diretor do departamento de sono da Universidade da Carolina do Norte em Chapel Hill (UNC – Chapel Hill). Brad me ensinou os detalhes práticos sobre como dirigir um centro do sono, e as coisas que ele não me ensinou eu simplesmente plagiei. Pense no trabalhador mais esforçado que você conhece: Brad cumpria o dia de trabalho dessa pessoa no seu horário de almoço.[81] Embora eu nunca vá estar à altura da sua ética de trabalho, pelo menos eu tenho uma meta a atingir. Muito obrigado, Brad.

Quero agradecer a Justo Campa por ter me convidado há muitos anos para fazer parte da sua clínica e por tê-la confiado a mim quando se aposentou. Desejo agradecer a todos no meu consultório: Perri, Geni, Betsy, Sharon e Johanna por fazerem minha vida profissional tão divertida. Quero agradecer especialmente a Tammy por administrar minha vida agitada com tanta elegância e também por ser meu porto seguro. Você administra meu consultório com extrema competência, e qualquer pessoa que venha a tentar roubá-la de mim vai se encontrar, de repente, em um cenário tirado diretamente do filme *Os Bons Companheiros*.

Agradeço a você, Jeff, por conduzir primorosamente este livro à sua conclusão. O livro tinha se tornado um estranho amigo imaginário. Ele morava no meu computador, mas ninguém conseguia vê-lo apesar do fato de eu me referir a ele de tempos em tempos. Você é verdadeiramente responsável por ele ter adquirido vida.

Obrigado a Claire Zion e às pessoas maravilhosas na Penguin. Vocês realmente se arriscaram comigo, e seu apoio foi evidente desde o momento em que nos conhecemos em Nova York. Vocês terão conselhos gratuitos sobre o sono pelo resto da vida.

Obrigado, David Bowie. Certo dia, sonhei que você tinha me telefonado inesperadamente para falar a respeito de um sonho perturbador que você estava tendo a respeito de flutuar no espaço, e eu o ajudava a resolver as coisas. Estou triste porque isso não vai acontecer. Adoro suas músicas.

Acima de tudo, agradeço à minha família pelo grande apoio que todos me deram neste projeto. Maeve, Tyce e Cam, além de serem as pessoas que melhor dormem no mundo, vocês são jovens muito agradáveis. Dedico este livro a você, Ames, minha mulher, que nunca parou de me perguntar: "Quando você vai fazer alguma coisa com esse livro?".

---

[81] Estou brincando… Brad nunca parava para almoçar.

Bibliografia

INTRODUÇÃO À MEDICINA DO SONO

1. Roth, T. "Insomnia: Definition, Prevalence, Etiology, and Consequences." *Journal of Clinical Sleep Medicine* 3, suplemento 5 (2007): S7-S10.
2. Ohayon, M. M., R. O'Hara e M. V. Vitiello. "Epidemiology of Restless Legs Syndrome: A Synthesis of the Literature." *Sleep Medicine Reviews* 16, nº 4 (2012): 283-95.
3. National Sleep Foundation. *2005 Sleep in America Poll Summary of Findings.* Washington, DC: National Sleep Foundation, 2005.
4. Rosen, R. C., M. Rosenkind, C. Rosevar *et al.* "Physician Education in Sleep and Sleep Disorders: A National Survey of U.S. Medical Schools." *Sleep* 16, nº 3 (1993): 249-54.
5. Teodorescu, M. C., A. Y. Avidan, M. Teodorescu *et al.* "Sleep Medicine Content of Major Medical Textbooks Continues to Be Underrepresented." *Sleep Medicine* 8, nº 3 (2007): 271-76.

CAPÍTULO 1

1. Louveau, A., I. Smirnov, T. J. Keyes *et al.* "Structural and Functional Features of Central Nervous System Lymphatic Vessels." *Nature* 523 (2015): 337-41.
2. Aspelund, A., S. Antila, S. T. Proulx *et al.* "A Dural Lymphatic Vascular System That Drains Brain Interstitial Fluid and Macromolecules." *Journal of Experimental Medicine* 212, nº 7 (2015): 991-99.
3. Xie, L., H. Kang, Q. Xu *et al.* "Sleep Drives Metabolite Clearance from the Adult Brain." *Science* 342, nº 6156 (2013): 373-77.
4. Spira, A. P., A. A. Gamaldo, Y. An *et al.* "Self-Reported Sleep and ß-Amyloid Deposition in Community-Dwelling Older Adults." *JAMA Neurology* 70, nº 12 (2013): 1537-543.

5. Lim, A. P., L. Yu, M. Kowgier *et al.* "Sleep Modifies the Relation of *APOE* to the Risk of Alzheimer Disease and Neurofibrillary Tangle Pathology." *JAMA Neurology* 70, nº 12 (2013): 1544-551.
6. Lee, H., L. Xie, M. Yu *et al.* "The Effect of Body Posture on Brain Glymphatic Transport." *Journal of Neuroscience* 35, nº 31 (2015): 11034-0444.
7. Suzuki, K., M. Miyamoto, T. Miyamoto *et al.* "Sleep Disturbances Associated with Parkinson's Disease." *Parkinson's Disease* 2011 (2011): 10 páginas.
8. Schönauer, M., A. Pawlizki, C. Köck e S. Gais. "Exploring the Effect of Sleep and Reduced Interference on Different Forms of Declarative Memory." *Sleep* 37, nº 12 (2014): 1995-2007.
9. Baron, K. G., K. J. Reid, A. S. Kerne e P. C. Zee. "Role of Sleep Timing in Caloric Intake and BMI." *Obesity* 19, nº 7 (2011): 1374-381.
10. Patel, S. R. e F. B. Hu "Short Sleep Duration and Weight Gain: A Systematic Review." *Obesity* 16, nº 3 (2008): 643-53.
11. Zhang, J., X. Jin, C. Yan *et al.* "Short Sleep Duration as a Risk Factor for Childhood Overweight/Obesity: A Large Multicentric Epidemiologic Study in China." *Sleep Health* 1, nº 3 (2015): 184-90.
12. Sperry, S. D., I. D. Scully, R. H. Gramzow e R. S. Jorgensen. "Sleep Duration and Waist Circumference in Adults: A Meta-Analysis." *Sleep* 38, nº 8 (2015): 1269-276.
13. Van Cauter, E. e K. L. Knutson. "Sleep and the Epidemic of Obesity in Children and Adults." *European Journal of Endocrinology* 159, nº S1 (2008): S59-S66.
14. Taheri, S., L. Lin, D. Austin *et al.* "Short Sleep Duration Is Associated with Reduced Leptin, Elevated Ghrelin, and Increased Body Mass Index." *PLoS Medicine* 1, nº 3 (2004): e62.
15. Hakim, F., Y. Wang, A. Carreras *et al.* "Chronic Sleep Fragmentation During the Sleep Period Induces Hypothalamic Endoplasmic Reticulum Stress and PTP1b-Mediated Leptin Resistance in Male Mice." *Sleep* 38, nº 1 (2015): 31-40.
16. Lundahl, A. e T. D. Nelson. "Sleep and Food Intake: A Multisystem Review of Mechanisms in Children and Adults." *Journal of Health Psychology* 20, nº 6 (2015): 794-805.
17. Killgore, W. D. S., T. J. Balkin e N. J. Wesensten. "Impaired Decision Making Following 49 Hours of Sleep Deprivation." *Journal of Sleep Research* 15, nº1 (2006): 7-13.
18. Asarnow, L. D., E. McGlinchey e A. G. Harvey. "Evidence for a Possible Link Between Bedtime and Change in Body Mass Index." *Sleep* 38, nº 10 (2015): 1523-527.
19. Kanagala, R., N. S. Murali, P. A. Friedman *et al.* "Obstructive Sleep Apnea and the Recurrence of Atrial Fibrillation." *Circulation* 107, nº 20 (2003): 2589-594.

20. Luca, A., M. Luca e C. Calandra. "Sleep Disorders and Depression: Brief Review of the Literature, Case Report, and Nonpharmacologic Interventions for Depression." *Clinical Interventions in Aging* 8 (2013): 1033-039.
21. Finan, P. H., P. J. Quartana e M. T. Smith. "The Effects of Sleep Continuity Disruption on Positive Mood and Sleep Architecture in Healthy Adults." *Sleep* 38, nº 11 (2015): 1735-742.
22. Edwards, C., S. Mukherjee e L. Simpson. "Depressive Symptoms Before and After Treatment of Obstructive Sleep Apnea in Men and Women." *Journal of Clinical Sleep Medicine* 11, nº 9 (2015): 1029-038.
23. Jindal, R. D. e M. E. Thase. "Treatment of Insomnia Associated with Clinical Depression." *Sleep Medicine Reviews* 8 (2004): 19-30.
24. Markt, S. C., A. Grotta, O. Nyren *et al.* "Insufficient Sleep and Risk of Prostate Cancer in a Large Swedish Cohort." *Sleep* 38, nº 9 (2015): 1405-410.
25. Fang, H. F., N. F. Miao, C. D. Chen *et al.* "Risk of Cancer in Patients with Insomnia, Parasomnia, and Obstructive Sleep Apnea: A Nationwide Nested Case-Control Study." *Journal of Cancer* 6, nº 11 (2015): 1140-147.
26. Zhang, X., E. L. Giovannucci, K. Wu *et al.* "Associations of Self-Reported Sleep Duration and Snoring with Colorectal Cancer Risk in Men and Women." *Sleep 36*, nº 5 (2013): 681-88.
27. Chen, J. C. e J. H. Hwang. "Sleep Apnea Increased Incidence of Primary Central Nervous System Cancers: A Nationwide Cohort Study." *Sleep Medicine* 15, nº 7 (2014): 749-54.
28. Wang, P., F. M. Ren, Y. Lin *et al.* "Night-Shift Work, Sleep Duration, Daytime Napping, and Breast Cancer Risk." *Sleep Medicine* 16, nº 4 (2015): 462-68.
29. Phipps, A. I., P. Bhatti, M. L. Neuhouser *et al.* "Prediagnostic Sleep Duration and Sleep Quality in Relation to Subsequent Cancer Survival." *Journal of Clinical Sleep Medicine* 12, nº 4 (2016): 495-503.
30. Straif, K., R. Baan, Y. Grosse *et al.* "Carcinogenicity of Shift-Work, Painting, and Fire-Fighting." *Lancet* 8, nº 12 (2007): 1065-066.
31. Erren, T. C., P. Falaturi, P. Morfeld *et al.* "Shift Work and Cancer: The Evidence and the Challenge." *Deutsches Ärzteblatt International* 107, nº 38 (2010): 657-62.
32. Prather, A. A., D. Janicki-Deverts, M. H. Hall e S. Cohen. "Behaviorally Assessed Sleep and Susceptibility to the Common Cold." *Sleep* 38, nº 9 (2015): 1353-359.
33. Hsiao, Y. H., Y. T. Chen, C. M. Tseng *et al.* "Sleep Disorders and Increased Risk of Autoimmune Diseases in Individuals without Sleep Apnea." *Sleep* 38, nº 4 (2015): 581-86.

CAPÍTULO 2

1. Hull, C. *Principles of Behavior*. Nova York: Appleton-Century-Crofts, 1943.
2. Van Dongen, H. P., G. Maislin, J. M. Mullington e D. F. Dinges. "The Cumulative Cost of Additional Wakefulness: Dose-Response Effects on Neurobehavioral Functions and Sleep Physiology from Chronic Sleep Restriction and Total Sleep Deprivation." *Sleep* 26, nº 2 (2003): 117-26.
3. Cirelli, C. e G. Tononi. "Is Sleep Essential?" PLoS Biology 6, nº 8 (2008): e216.
4. Cano, G., T. Mochizuki e C. B. Saper. "Neural Circuitry of Stress-Induced Insomnia in Rats." *Journal of Neuroscience* 28, nº 40 (2008): 10167-184.
5. Ohayon, M. M., M. A. Carskadon, C. Guilleminault e M. V. Vitiello. "Meta-Analysis of Quantitative Sleep Parameters from Childhood to Old Age in Healthy Individuals: Developing Normative Sleep Values Across the Human Lifespan." *Sleep* 27, nº 7 (2004): 1255-273.
6. Hirshkowitz, M., K. Whiton, S. M., Albert *et al.* "National Sleep Foundation's Sleep Time Duration Recommendations: Methodology and Results Summary." *Sleep Health* 1, nº 1 (2015): 40-3.
7. Knutson, K. L., E. Van Cauter, P. J. Rathouz *et al.* "Trends in the Prevalence of Short Sleepers in the USA: 1975-2006." *Sleep* 33, nº 1 (2010): 37-45.
8. Yetish, G., H. Kaplan, M. Gurven *et al.* "Natural Sleep and Its Seasonal Variations in Three Pre-Industrial Societies." *Current Biology* 25, nº 21 (2015): 2862-868.

CAPÍTULO 3

1. National Transportation Safety Board. "Grounding of the U.S. Tankship Exxon Valdez on Bligh Reef, Prince William Sound Near Valdez, Alaska. March 24, 1989" [relatório de acidente naval] (PB90-916405 NTSB/MAR-90/04).
2. Watson, N. F., M. S. Badr, G. Belenky *et al.* "Joint Consensus Statement of the American Academy of Sleep Medicine and Sleep Research Society on the Recommended Amount of Sleep for a Healthy Adult: Methodology and Discussion." Journal of Clinical Sleep Medicine 11, nº 8 (2015): 931-52.
3. Johns, M. W. "A New Method for Measuring Daytime Sleepiness: The Epworth Sleepiness Scale." *Sleep* 14, nº 6 (1991): 540-45.
4. Goldstein-Piekarski, A. N., S. M. Greer, J. M. Saletin e M. P. Walker. "Sleep Deprivation Impairs the Human Central and Peripheral Nervous System Discrimination of Social Threat." *Journal of Neuroscience* 35, nº 28 (2015): 10135-145.
5. Simon, E. B., N. Oren, H. Sharon *et al.* "Losing Neutrality: The Neural Basis of Impaired Emotional Control Without Sleep." *Journal of Neuroscience* 35, nº 38 (2015): 13194-13205.

6. Burke, T. M., R. R. Markwald, A. W. McHill *et al.* "Effects of Caffeine on the Human Circadian Clock In Vivo and In Vitro." *Science Translational Medicine* 7, nº 305 (2015): 305ra146.
7. Gooley, J. J., J. Lu, D. Fischer e C. B. Saper. "A Broad Role for Melanopsin in Nonvisual Photoreception." *Journal of Neuroscience* 23, nº 18 (2003): 7093-7106.
8. Flourakis, M., E. Kula-Eversole, A. L. Hutchison *et al.* "A Conserved Bicycle Model for Circadian Clock Control of Membrane Excitability." *Cell* 162, nº 4 (2015): 836-48.

CAPÍTULO 4

1. Alapin, I., C. S. Fichten, E. Libman *et al.* "How Is Good and Poor Sleep in Older Adults and College Students Related to Daytime Sleepiness, Fatigue, and Ability to Concentrate?" *Journal of Psychosomatic Research* 49, nº 5 (2000): 381-90.
2. Aserinsky, E. e N. Kleitman. "Regularly Occurring Periods of Eye Motility, and Concomitant Phenomena, During Sleep." *Science* 118, nº 3062 (1953): 273-74.
3. Tilley, A. J. e J. A. Empson. "REM Sleep and Memory Consolidation." *Biological Psychiatry* 6, nº 4 (1978): 293-300.
4. Greenhill, L., J. Puig-Antich, R. Goetz *et al.* "Sleep Architecture and REM Sleep Measures in Prepubertal Children with Attention Deficit Disorder with Hyperactivity." *Sleep* 6, nº 2 (1983): 91-101.
5. Palagini, L., C. Baglioni, A. Ciapparelli *et al.* "REM Sleep Dysregulation in Depression: State of the Art." *Sleep Medicine Reviews* 17, nº 5 (2013): 377-90.
6. Modell, S. e C. J. Lauer. "Rapid Eye Movement (REM) Sleep: An Endophenotype for Depression." *Current Psychiatry Reports* 9, nº 6 (2007): 480-85.
7. Roehrs, T., M. Hyde, B. Blaisdell *et al.* "Sleep Loss and REM Sleep Loss Are Hyperalgesic." *Sleep* 29, nº 2 (2006): 145-51.
8. Vanini, G. "Sleep Deprivation and Recovery Sleep Prior to a Noxious Inflammatory Insult Influence Characteristics and Duration of Pain." *Sleep* 39, nº 1 (2016): 133-42.
9. Van Cauter, E. e G. Copinschi. "Interrelationships between Growth Hormone and Sleep." *Growth Hormone & IGF Research* 10, suplemento B (2000): S57-62.

CAPÍTULO 5

1. Gray, S. L., M. L. Anderson, S. Dublin *et al.* "Cumulative Use of Strong Anticholinergic Medications and Incident Dementia." *JAMA Internal Medicine* 175, nº 3 (2015): 401-07.

CAPÍTULO 6

1. An., H. e S. A. Chung. "A Case of Obstructive Sleep Apnea Syndrome Presenting As Paradoxical Insomnia." *Psychiatry Investigations* 7, nº 1 (2010): 75-8.
2. Case, K., T. D. Hurwitz, S. W. Kim *et al.* "A Case of Extreme Paradoxical Insomnia Responding Selectively to Electroconvulsive Therapy." *Journal of Clinical Sleep Medicine* 4, nº 1 (2008): 62-3.
3. Ghadami, M. R., B. Khaledi-Paveh, M. Nasouri e H. Khazaie. "PTSD-Related Paradoxical Insomnia: An Actigraphic Study Among Veterans with Chronic PTSD." *Journal of Injury and Violence Research* 7, nº 2 (2015): 54-8.

CAPÍTULO 7

1. Kleitman, N. "Periodicity." *Sleep and Wakefulness*. University of Chicago Press, 1963.
2. *The International Classification of Sleep Disorders: Diagnostic and Coding Manual*. Revisado. Westchester: American Academy of Sleep Medicine, 2001.
3. Liira, J., J. Verbeek e J. Ruotsalainen. "Pharmacological Interventions for Sleepiness and Sleep Disturbances Caused by Shift Work." *Journal of the American Medical Association* 313, nº 9 (2015): 961-62.

CAPÍTULO 8

1. Kouider, S., T. Andrillon, L. S. Barbosa *et al.* "Inducing Task-Relevant Responses to Speech in the Sleeping Brain." *Current Biology* 24, nº 18 (2014): 2208-214.
2. Chang, A. M., D. Aeschbach, J. F. Duffy e C. A. Czeisler. "Evening Use of Light-Emitting eReaders Negatively Affects Sleep, Circadian Timing, and Next-Morning Alertness." *Proceedings of the National Academy of Science USA* 112, nº 4 (2015): 1232-237.
3. Drake, C., T. Roehrs, J. Shambroom e T. Roth. "Caffeine Effects on Sleep Taken 0, 3, or 6 Hours before Going to Bed." *Journal of Clinical Sleep Medicine* 9, nº 11 (2013): 1195-200.
4. Afaghi, A., H. O'Connor e C. M. Chow. "High-Glycemic-Index Carbohydrate Meals Shorten Sleep Onset." *American Journal of Clinical Nutrition* 85, nº 2 (2007): 426-30.
5. Grigsby-Toussaint, D. S., K. N. Turi, M. Krupa *et al.* "Sleep Insufficiency and the Natural Environment: Results from the US Behavioral Risk Factor Surveillance System Survey." *Preventive Medicine* 78 (2015): 78-84.
6. Yetish, G., H. Kaplan, M. Gurven *et al.* "Natural Sleep and Its Seasonal Variations in Three Pre-Industrial Societies." *Current Biology* 25, nº 21 (2015): 2862-868.

7. Raymann, R. J., D. F. Swaab e E. J. Van Someren. "Skin Deep: Enhanced Sleep Depth by Cutaneous Temperature Manipulation." *Brain* 131, parte 2 (2008): 500-13.

CAPÍTULO 9

1. Harvey, A. G. e N. Tang. "(Mis)Perception of Sleep in Insomnia: A Puzzle and a Resolution." *Psychological Bulletin* 138, nº 1 (2012): 77-101.
2. Hofer-Tinguely, G., P. Achermann, H. P. Landolt *et al.* "Sleep Inertia: Performance Changes after Sleep, Rest and Active Waking." *Cognitive Brain Research* 22, nº 3 (2005): 323-31.
3. Mednick, S., T. Makovski, D. Cai e Y. Jiang. "Sleep and Rest Facilitate Implicit Memory in a Visual Search Task." *Vision Research* 49, nº 21 (2009): 2557-565.
4. Trauer, J. M., M. Y. Qian, J. S. Doyle *et al.* "Cognitive Behavioral Therapy for Chronic Insomnia: A Systematic Review and Meta-Analysis." *Annals of Internal Medicine* 163, nº 3 (2015): 191-204.

CAPÍTULO 10

1. Van Someren, E. J., C. Cirelli, D. J. Dijk *et al.* "Disrupted Sleep: From Molecules to Cognition." *Journal of Neuroscience* 35, nº 14 (2015): 13889-895.
2. Alapin, I., C. S. Fichten, E. Libman *et al.* "How Is Good and Poor Sleep in Older Adults and College Students Related to Daytime Sleepiness, Fatigue, and Ability to Concentrate?" *Journal of Psychosomatic Research* 49, nº 5 (2000): 381-90.
3. Morin, C. M. *Insomnia*. Nova York: Guilford Press, 1996.
4. Thorpy, M e S. F. Harris. "Can You Die of Insomnia?" [blog post]. *New York Times*, 24 de junho de 2010.

CAPÍTULO 11

1. Weintraub, K. "Do Sleeping Pills Induce Restorative Sleep?" [post em blog]. *New York Times*, 11 de dezembro de 2015; well.blogs.nytimes.com/2015/12/11/ask-well-do-sleeping-pills-induce-restorative-sleep/?_r=0.
2. Costello, R. B., C. V. Lentino, C. C. Boyd *et al.* "The Effectiveness of Melatonin for Promoting Healthy Sleep: A Rapid Evidence Assessment of the Literature." *Nutrition Journal* 13 (2014): 106.
3. Sutton, E. L. "Profile of Suvorexant in the Management of Insomnia." *Drug Design, Development and Therapy* 9 (2015): 6035-042.

CAPÍTULO 12

1. Chung, S. A., T. K. Wolf e C. M. Shapiro. "Sleep and Health Consequences of Shift Work in Women." *Journal of Women's Health* 18, nº 7 (2009): 965-77.

CAPÍTULO 13

1. Riedel, B. W. e K. L. Lichstein. "Insomnia and Daytime Functioning." *Sleep Medicine Reviews* 4, nº 3 (2000): 277-98.
2. Lewith, G. T., A. D. Godfrey e P. Prescott. "A Single-Blinded, Randomized Pilot Study Evaluating the Aroma of *Lavandula augustifolia* as a Treatment for Mild Insomnia." *Journal of Alternative and Complementary Medicine* 11, nº 4 (2005): 631-37.
3. Lytle, J., C. Mwatha e K. K. Davis. "Effect of Lavender Aromatherapy on Vital Signs and Perceived Quality of Sleep in the Intermediate Care Unit: A Pilot Study." *American Journal of Critical Care* 23, nº 1 (2014): 24–29.
4. Léger, D., E. Roscoat, V. Bayon *et al.* "Short Sleep in Young Adults: Insomnia or Sleep Debt? Prevalence and Clinical Description of Short Sleep in a Representative Sample of 1004 Young Adults from France." *Sleep Medicine* 12, nº 5 (2011): 454-62.
5. Bayon, V., D. Leger, D. Gomez-Merino *et al.* "Sleep Debt and Obesity." *Annals of Medicine* 46, nº 5 (2014): 264-72.
6. Sallinen, M., J. Holm, K. Hirvonen *et al.* "Recovery of Cognitive Performance from Sleep Debt: Do a Short Rest Pause and a Single Recovery Night Help?" *Chronobiology International* 25, nº 2 (2008): 279-96.
7. Broussard, J. L., K. Wroblewski, J. M. Kilkus e E. Tasali. "Two Nights of Recovery Sleep Reverses the Effects of Short-term Sleep Restriction on Diabetes Risk." *Diabetes Care* 39, nº 3 (2016): 40-1.

CAPÍTULO 14

1. Honsberg, A. E., R. R. Dodge, M. G. Cline e S. F. Quan. "Incidence and Remission of Habitual Snoring over a 5- to 6-Year Period." *Chest* 108, nº 3 (1995): 604-09.

CAPÍTULO 15

1. Aukerman, M. M., D. Aukerman, M. Bayard *et al.* "Exercise and Restless Legs Syndrome: A Randomized Controlled Trial." *Journal of the American Board of Family Medicine* 19, nº 5 (2006): 487-93.
2. Marelli, S., A. Galbiati, F. Rinaldi *et al.* "Restless Legs Syndrome/Willis Ekbom Disease: New Diagnostic Criteria According to Different Nosology." *Archives Italiennes de Biologie* 153, nºs 2-3 (2015): 184-93.